Luomajoki · Sievinen

Muskeln, Sehnen, Gelenke – Schmerzfrei durch gezielte Bewegungen

Liebe Leserin, lieber Leser,

wenn es um die eigene Gesundheit geht, darf man nichts dem Zufall überlassen. »Für eine bessere Medizin und mehr Gesundheit im Leben«: So lautet das Qualitätsversprechen der Marke Thieme. Ärztlich Tätige, Pflegekräfte, Physiotherapeuten oder Hebammen – sie alle verlassen sich darauf, dass sie von Thieme, dem führenden Anbieter von medizinischen Fachinformationen und Services, die entscheidenden Informationen zur richtigen Zeit am richtigen Ort bekommen. So können sie die Menschen, die sich ihnen anvertrauen, bestmöglich unterstützen. Auch Sie können sich auf die TRIAS Ratgeber mit dem Thieme Qualitätssiegel verlassen! Diese Informationsangebote helfen Ihnen dabei, die richtigen Entscheidungen zu treffen, wenn es um Ihre Gesundheit geht, selbst daran mitzuwirken, gesund zu werden, sich gesund zu erhalten oder das Fortschreiten einer Erkrankung zu vermeiden. Mit einem TRIAS Titel aus dem Hause Thieme überlassen Sie Ihre Gesundheit nicht dem Zufall!

Ihr TRIAS Team

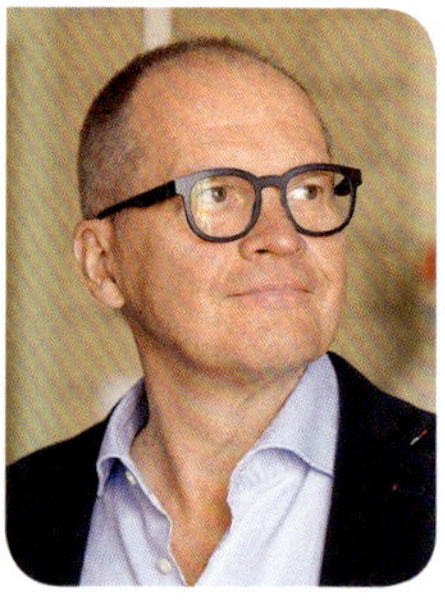

Prof. Dr. Hannu Luomajoki ist Professor für Physiotherapie an der Zürcher Hochschule für angewandte Wissenschaften ZHAW. Zu seinen Schwerpunkten zählen Schmerzphysiologie, evidenzbasierte Physiotherapie und Bewegungskontrolle. Er begleitet Menschen mit Problemen und Schmerzen im Bewegungsapparat auf ihrem Weg zu einer guten Behandlung.

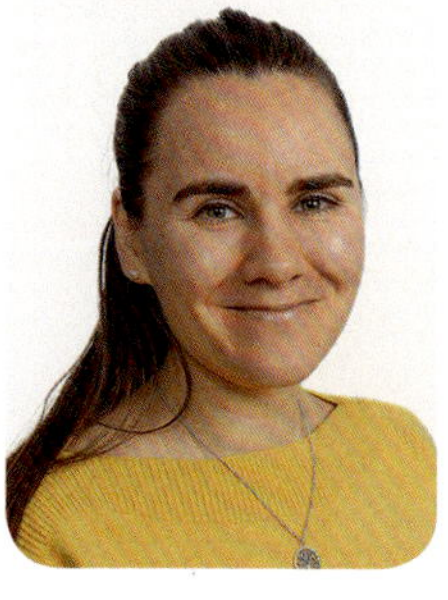

Anna Sievinen ist eine erfahrene finnische Journalistin. Sie hat einen Master-Abschluss in Sozialwissenschaften und hat jahrelang für »Helsingin Sanomat«, die größte Abonnementzeitung Skandinaviens, gearbeitet. Sie schreibt hauptsächlich über geistiges und körperliches Wohlbefinden.

Prof. Dr. Hannu Luomajoki · Anna Sievinen

Muskeln, Sehnen, Gelenke Schmerzfrei durch gezielte Bewegungen

Schmerzen verstehen und aktiv werden.
Strategien gegen die 34 häufigsten Beschwerden.

TRIAS

Einführung

»Ist es gefährlich, wenn meine Gelenke knacken und knirschen?« »Ich höre Knackgeräusche, wenn ich mich bücke, den Kopf drehe oder die Finger beuge.« Hannu Luomajoki, Professor für Physiotherapie, hört diese Frage oft in seiner Praxis. Wenn die Gelenke nicht schmerzen oder anschwellen, ist dieses Knacken und Knirschen aber nicht gefährlich, beruhigt er seine Patienten. Bei manchen Menschen knacken die Gelenke einfach von selbst.

Die Patienten zu beruhigen ist Luomajoki wichtig. Denn ein großer Teil der Beschwerden im Bewegungsapparat ist harmlos. Schmerzhafte Schultern, steifer Nacken und Bandscheibenvorwölbungen bessern sich fast immer von selbst oder mit einer unterstützenden Physiotherapie.

Neben Ängsten sind Muskel-Skelett-Probleme auch mit alten Glaubenssätzen und falschen Vorstellungen verbunden, denen Prof. Luomajoki bei seiner Arbeit häufig begegnet. Manche Menschen glauben immer noch, dass es sich lohnt, bei Rückenschmerzen eine MRT-Untersuchung durchführen zu lassen, oder dass Ruhe das beste Mittel zur Schmerzlinderung ist. Das ist aber nicht der Fall.

Rückenschmerzen zum Beispiel sind wie eine Erkältung. Selbst wenn Sie dieses Jahr nicht erkältet sind, werden Sie es spätestens nächstes Jahr sein. Rückenschmerzen kommen und gehen. Im schlimmsten Fall führen alte Glaubenssätze dazu, dass normale, harmlose Alltagsbeschwerden zu Krankheiten werden. Eine Fliege wird zu einem Elefanten, der mit massiven Eingriffen behandelt werden muss. Skalpell, Spritzen und Medikamente werden eingesetzt – oft vergeblich.

Unser Wissen über die Behandlung von muskuloskelettalen Erkrankungen hat in den letzten Jahrzehnten große Fortschritte gemacht. Die neuesten Forschungsergebnisse sind erhellend, bedeutsam und viel zu wenig bekannt. Das ist genau das, was Prof. Luomajoki vor ein paar Jahren frustriert hat. Deshalb fragte er die Journalistin Anna Sievinen, ob man etwas dagegen tun könne. »Ich halte Vorträge auf Fachseminaren und schreibe Artikel für Fachzeitschriften, aber das reicht nicht aus. Wir müssen das Wissen der Forschung dorthin bringen, wohin es wirklich gehört – zu den betroffenen Menschen«, sagte Luomajoki. »Die Informationen müssen klar und leicht verständlich vorliegen.

Ich neige immer dazu, in einem so umständlichen Jargon zu schreiben, warum machen wir also nicht ein Buch zusammen?«

Sievinen hörte zu, nickte – und so entstand ein Buch über Erkrankungen des Bewegungsapparats, das für alle Menschen geschrieben wurde.

Dieses Buch soll Ihnen helfen, besser zu verstehen, was Muskel-Skelett-Probleme sind, wie Sie besser ohne Schmerzen leben können und was zu tun ist, wenn Sie Schmerzen haben. Auch hier gilt: Wissen ist Macht. Wenn man versteht, worum es bei Schmerzen geht, kann man viel besser mit verschiedenen Situationen umgehen. Außerdem bleiben Sie entspannter und selbstbewusster.

Früher wurde Patienten mit Rückenschmerzen beispielsweise gesagt, sie sollten sich auf der Couch ausruhen, heute werden sie zur Bewegung ermutigt. Bewegung ist Medizin. Bewegung ist auch eine präventive Medizin. In der Tat geht es dem Bewegungsapparat am besten, wenn man sich täglich bewegt, Übergewicht vermeidet und sich geistig wohl fühlt.

Der Mensch wurde geschaffen, um sich zu bewegen, aber die meisten von uns bewegen sich nur noch zum nächsten Stuhl. Wir leben nicht mehr von der Jagd auf Hirsche oder dem Sammeln von Beeren, sondern mit dem Tippen am Computer. Daher richtet sich das Buch vor allem den sitzenden Menschen.

P. S.: Wir haben das Buch im Voraus an einige uns nahestehende Personen verschenkt, die zur Zielgruppe des Buches gehören. Eine von ihnen ist eine Frau in den Sechzigern, die eine sitzende Tätigkeit ausübt. Nachdem sie das Buch gelesen hatte, rief sie mich voller Begeisterung an: »Ich gehe jetzt zum Wassergymnastikkurs. Und dann gehe ich spazieren!« Die Reaktion war erstaunlich. Wir hoffen, dass das Buch auch für Sie eine wichtige Quelle der Informationen, neuer Einsichten und der Begeisterung für ein aktives Leben ist.

Wir wünschen Ihnen viel Spaß beim Lesen
Hannu Luomajoki & Anna Sievinen

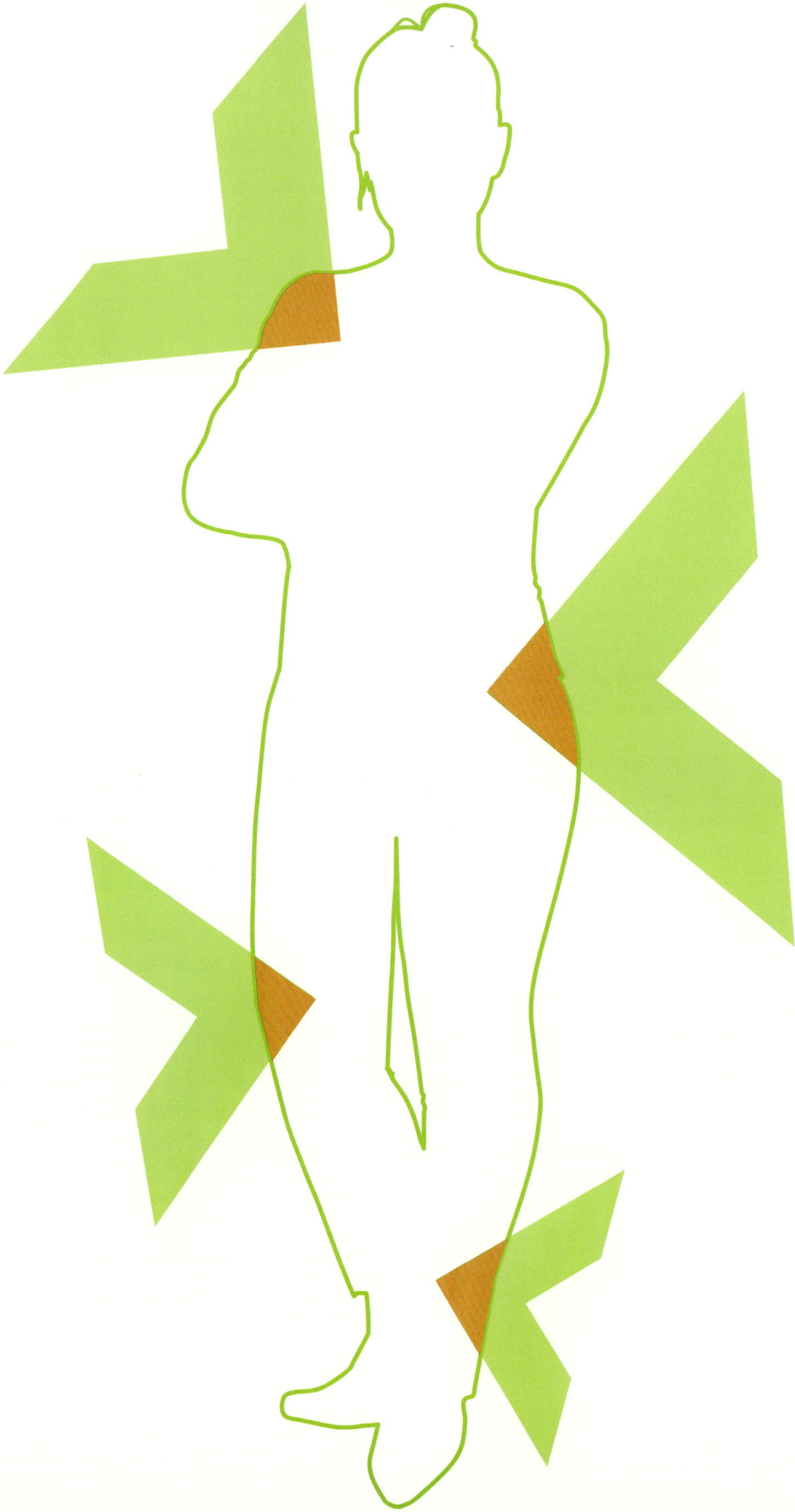

Der Bewegungsapparat und seine Leiden

Wissen hilft: Verstehen Sie, was hinter den Schmerzen steckt und wie sie entstehen. Denn je besser Sie Ihren Schmerz und Ihre Beschwerden verstehen, desto besser können Sie sie kontrollieren.

Kennenlernen des Bewegungsapparats

Auf den folgenden Seiten lernen Sie Ihren Bewegungsapparat mit all seinen Einzelteilen und ihren Funktionen kennen.

Vor etwa zehntausend Jahren geschah etwas Bemerkenswertes. Damals begannen die Menschen sich zu fragen, ob sie nicht etwas Neues ausprobieren sollten. Vielleicht war es an der Zeit, sich niederzulassen und Pflanzen anzubauen?

Jäger und Sammler auf der Bahnhofstraße

Es war vielleicht der bedeutendste Moment in der Geschichte der Menschheit. Davor hatten die Menschen einige hunderttausend Jahre lang als nomadische Jäger und Sammler gelebt. Ein Leben, in dem man viel geht und läuft. Jäger und Sammler verbrachten vier bis sechs Stunden am Tag mit der Nahrungssuche, während sie Wildtiere durch Laufen und Spurenlesen aufspürten. »Manchmal musste mit einer Antilope gerungen werden, und im besten Fall musste ein hundert Kilo schwerer Kadaver zurück ins Lager geschleppt werden. Das war eine gute Übung«, sagt der Bioanthropologe Markku Niskanen. Er untersucht die Knochen und Skelette alter Jäger und Sammler und früher Bauern.

Der Übergang zum Ackerbau veränderte alles, denn die Landwirtschaft war eine mühsamere, aber sicherere Art der Nahrungsbeschaffung. So begann die Zahl der Menschen deutlich zu steigen. Doch die Veränderung hatte ihren Preis: Die durchschnittliche Körperlänge der Menschen verringerte sich und die Knochenmasse wurde schwächer. »Die Ernährung der Bauern wurde eintöniger, da die Menschen nun weniger jagten und fischten und die angebauten Pflanzen weniger Vielfalt boten als die gesammelten. Durch das Leben an einem Ort und die wachsende Bevölkerung wurde auch das Trinkwasser verunreinigt, und es entwickelten sich Krankheiten, Parasiten und Grippe. Die Ernährung der Jäger und Sammler war zeitweise mager, aber oft abwechslungsreich. Der Speiseplan enthielt Wildpflanzen, Wurzeln, Nüsse und mageres Fleisch von Wildtieren. Vom Bison wurde nicht nur das Filet verwendet, sondern alles, auch Hirn und Eingeweide«, sagt Niskanen. Die Jäger und Sammler hatten auch eine Vorliebe für Reptilien, Schlangen, Nagetiere und Larven.

Mit dem Übergang zur Landwirtschaft nahm auch die Knochenmasse der Menschen ab, vor allem in den unteren Gliedmaßen. Das lag daran, dass die Menschen weniger zu Fuß gingen und weniger kletterten. Der menschliche Körper war bisher an das Jagen von Rehen und das Sammeln von Pilzen angepasst, aber um einen Bauernhof zu betreiben, musste man pflügen, säen und tragen. Das belastete Rücken, Knie und Gelenke.

Vor etwa fünftausend Jahren, als sich die Ernährung wieder zu umzustellen begann, nahm die Lebenserwartung der Bauern wieder zu. »Während der kleinen Eiszeit zwischen 1450 und 1850 und während der industriellen Revolution an der Wende zum 19. Jahrhundert, als selbst Kinder lange in Fabriken arbeiteten und der Bedarf an schwerer körperlicher Arbeit durch die Mechanisierung reduziert wurde, kehrte sich das Längenwachstum um und die Knochen wurden schwächer.

»Das Leben der Jäger und Sammler war sicherlich kein Zuckerschlecken. Ihre durchschnittliche Lebenserwartung betrug nur 20 bis 40 Jahre. Das lag an der mangelnden medizinischen Versorgung und der hohen Kindersterblichkeit«, sagt Niskanen. »Viele Frauen starben auch bei der ersten Geburt, Männer wiederum fielen Raubtieren zum Opfer. Infektionen, die heute mit Tabletten behandelt werden, waren lange Zeit tödlich.«

Wenn der Jäger und Sammler Glück hatte, konnte er so alt werden wie ein Mensch des 21. Jahrhunderts. Ein 70-jähriger Jäger und Sammler war nach heutigen Maßstäben bei sehr guter Gesundheit. Er war wahrscheinlich nicht übergewichtig, litt nicht an Bluthochdruck und konnte gut laufen. Die Beine waren auch deshalb kräftig, weil die Jäger und Sammler nicht auf Stühlen saßen, sondern in einer entspannten, tiefen Hockstellung. »Selbst ein 70-jähriger Jäger und Sammler hockte Dutzende Male am Tag. Viele Menschen haben heute Schwierigkeiten, auch nur einmal in die Hocke zu gehen«, sagt Niskanen.

Jäger und Sammler hatten in der Regel auch weder Karies noch Gebissfehler. In der Arktis hingegen verursachte der Kauapparat bereits im mittleren Alter Probleme. Denn die Inuit benutzten ihre Zähne, um Leder weich zu machen. »Stiefel zum Beispiel mussten von Zeit zu Zeit gekaut werden, damit sie angezogen werden konnten. Die Zähne eines 50-jährigen Mannes waren so abgenutzt, dass andere für ihn kauen mussten.«

Oftmals entschieden die älteren Menschen der Gemeinschaft, dass sie den jüngeren nicht zur Last fallen wollten. Also verließen sie die Gruppe und ließen der Natur ihren Lauf.

Die heutigen Menschen müssen sich auf eine ganze Reihe neuer Herausforderungen einstellen. Wir müssen kein Leder mehr weich kauen oder zehn Kilometer hinter einem Reh herlaufen. Jetzt müssen wir in der Lage sein, auf einem Computer und einem Smartphone zu tippen. Der Homo sapiens ist zum Homo iphonus geworden, der in einem Wohnblock lebt, Würstchen im Supermarkt kauft und Pokémon oder Trichterwürmer sammelt, je nach Alter.

Obwohl wir bereits im Zeitalter der digitalen Revolution leben, lebt etwas Tiefsitzendes und Wesentliches in uns noch in der Steinzeit. Etwas, das die Geschwindigkeit des Wandels nicht versteht. »Aus evolutionärer Sicht waren wir gerade noch in den Wäldern und Savannen unterwegs«, gibt der Psychiater Anders Hansen in seinem ausgezeichneten Buch *The Real Happy Pill: Power Up Your Brain by Moving Your Body* zu bedenken.

» *Der Homo sapiens ist zum Homo iphonus geworden.* «

Unsere Gehirne sind im Grunde die gleichen wie die der Jäger und Sammler von vor mehr als 10.000 Jahren. Wir hatten noch gar keine Zeit für ein Upgrade auf die Gegenwart. Wir haben immer noch den Körper, die Physiologie und den Appetit eines Jägers und Sammlers. Wenn ein Mitglied der Informationsgesellschaft in eine Schinkenpizza oder in Milchschokolade beißt, reagiert das Belohnungssystem des Gehirns mit einem Dopaminrausch. Denn das Gehirn ist viel besser auf einen Mangel an Nahrung vorbereitet als auf einen vollen Kühlschrank. Wenn Sie also einen Schokoriegel sehen, denkt Ihr System, dass es sich lohnt, ihn in den Mund zu stecken. Wer Glück hat, soll sein Glück essen – und zwar schnell, damit die Mitglieder des Nachbarstammes keine Zeit haben, ihren Anteil zu bekommen. Und wenn der moderne Mensch nach dem Essen zufrieden auf dem Sofa zusammensackt, ist die Entscheidung verständlich. Das Gehirn denkt, dass das Faulenzen auf der Couch eine gute Möglichkeit ist, Energie zu sparen, falls es morgen keinen frischen Fang gibt.

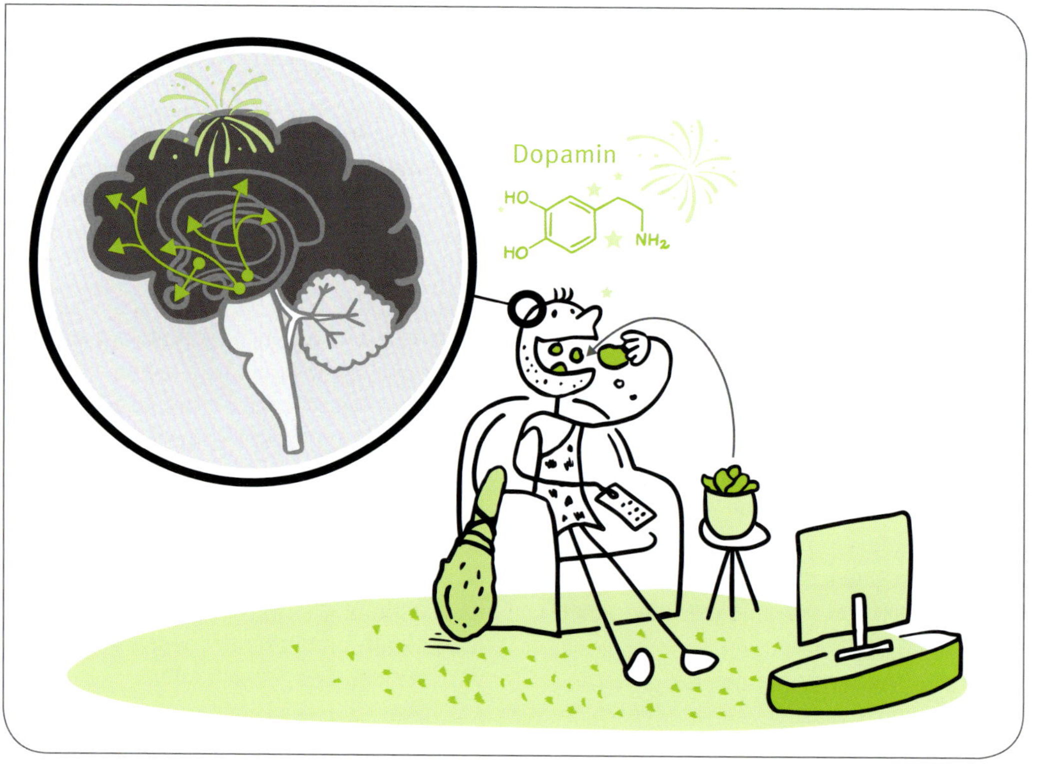

Aus demselben Grund belohnt das Gehirn Sie mit einem guten Gefühl, wenn Sie in Gang kommen. Das Belohnungssystem des Gehirns nutzt Dopamin, um alles zu belohnen, was dem Überleben und der Weitergabe der Gene an die nächste Generation dient. Unser Gehirn ist darauf programmiert, gutes Essen, Sex, Zweisamkeit zu wollen – und Bewegung. Schließlich war die Bewegung das Lebenselixier unserer savannenbewohnenden Vorfahren. Sie gingen und liefen, um zu jagen, zu flüchten und um neue Lebensräume zu finden. Wahrscheinlich aus demselben Grund, aus dem der moderne Mensch Freude daran hat, seine Laufschuhe anzuziehen. Nach einem Lauf findet das Gehirn, dass wir zu unserem Überleben beigetragen haben – und dankt es uns mit einem Gefühl des Wohlbefindens.

Was es mit dem Bewegungsapparat auf sich hat

Der Mensch ist dafür geschaffen, sich zu bewegen, und das geschieht mithilfe des Bewegungsapparates.

Die Maschinerie muss funktionieren, damit die Bewegung erfolgreich ausgeführt werden kann. Unter dem Bewegungsapparat versteht man wörtlich die Teile des Körpers, die den Körper stützen, ihn zusammenhalten und bewegen. Muskeln, Knochen, Gelenke, Knorpel, Sehnen und Faszien bilden das muskuloskelettale System.

Das Herzstück von allem ist eine Zelle, die als Baustein des Lebens bezeichnet werden kann. Die Natur hat in ihrem Labor eine sehr hochstehende Technologie entwickelt. Dabei wissen wir nicht einmal, wie die erste lebende Zelle entstanden ist.

Ein Mensch besteht aus Milliarden von lebenden Zellen – Muskeln, Organe und Knochen sind alle einzigartige Zellen. Im Inneren einer lebenden Zelle befinden sich Mitochondrien, Kraftwerke, die Energie für den Bedarf der Zelle gewinnen. Wenn ein Mensch z. B. ein Mozzarella-Baguette isst, zerlegt das Verdauungssystem es in Eiweiß, Fett und Kohlenhydrate. Die Nährstoffe und der eingeatmete Sauerstoff gelangen in die Mitochondrien, wo sie zur Gewinnung von Zellenergie verbrannt werden. Diese Kraftwerke verbrauchen auch einen Großteil des Sauerstoffs, den wir atmen. Ohne Mitochondrien gibt es also kein Leben.

Es gibt viele verschiedene Arten von Zellen, und wenn Zellen, die sich auf dieselben Aufgaben spezialisiert haben, zusammenkommen, entsteht ein Gewebe. Das Gewebe besteht also aus Zellen und Zellzwischenräumen, die auf dieselbe Weise funktionieren. Beim Menschen gibt es viele verschiedene Gewebearten, z. B. Fettgewebe, Knochengewebe, Nervengewebe und Muskelgewebe. Muskeln, Knochen, Gelenke und Knorpel sind allesamt unterschiedliche Gewebearten.

Ein Gewebeschaden bedeutet, dass der Körper geschädigt wurde oder etwas im Körper nicht so funktioniert, wie es sollte. So sind beispielsweise eine Wunde, ein gebrochener Knochen oder eine Muskelverstauchung typische Gewebeverletzungen. Ein großer Teil der Muskel-Skelett-Probleme sind jedoch keine Gewebeschäden, sondern funktionelle Probleme. Das bedeutet, dass mit dem Gewebe alles in Ordnung ist. Der Körper wird nur etwas zu viel oder zu wenig belastet.

Der Bewegungsapparat lässt sich in zwei Bereiche unterteilen: den aktiven und den passiven Teil. Die Muskeln sind der aktive Teil des Bewegungsapparats, das heißt, Sie können Ihre Muskeln beeinflussen, indem Sie ihnen Befehle erteilen. Knochen, Sehnen, Knorpel, Gelenke, Bänder und Faszien sind der passive Teil des Bewegungsapparats. Alle Stützgewebe sind aus Bindegewebe aufgebaut. Das Bindegewebe macht seinem Namen alle Ehre: Es verbindet die verschiedenen Gewebe miteinander und hält so den ganzen Körper zusammen. Bindegewebe ist von Natur aus passiv. Das bedeutet, dass wir die Knochen nicht aktiv beeinflussen können, geschweige denn den Knorpel, sondern dass das Bindegewebe je nach den Reizen, die es erhält, handelt.

Die natürliche Stimulierung des Bindegewebes ist die Belastung, d. h. Gehen und Bewegung. Wenn Sie beispielsweise in einem Krankenhausbett liegen, können Sie Ihre Muskeln trainieren, indem Sie sie anspannen, aber Sie können nicht auf das Bindegewebe einwirken.

Muskeln sind der Motor des Körpers

Im menschlichen Körper gibt es etwa 640 Muskeln, und grob gesagt, macht das Gewicht der Muskeln etwa 30–40 % des gesamten Körpergewichts aus. Unsere Muskeln dienen uns rund um die Uhr, ohne dass wir uns dessen bewusst sind: Sie sorgen für unsere Atmung, stellen die Haare auf unserer Haut auf und schleusen Käsebrote durch unser Verdauungssystem.

Wir brauchen Muskeln, Skelett und Nervensystem für alle unsere Bewegungen. Die Muskeln, die am Skelett befestigt sind, wer-

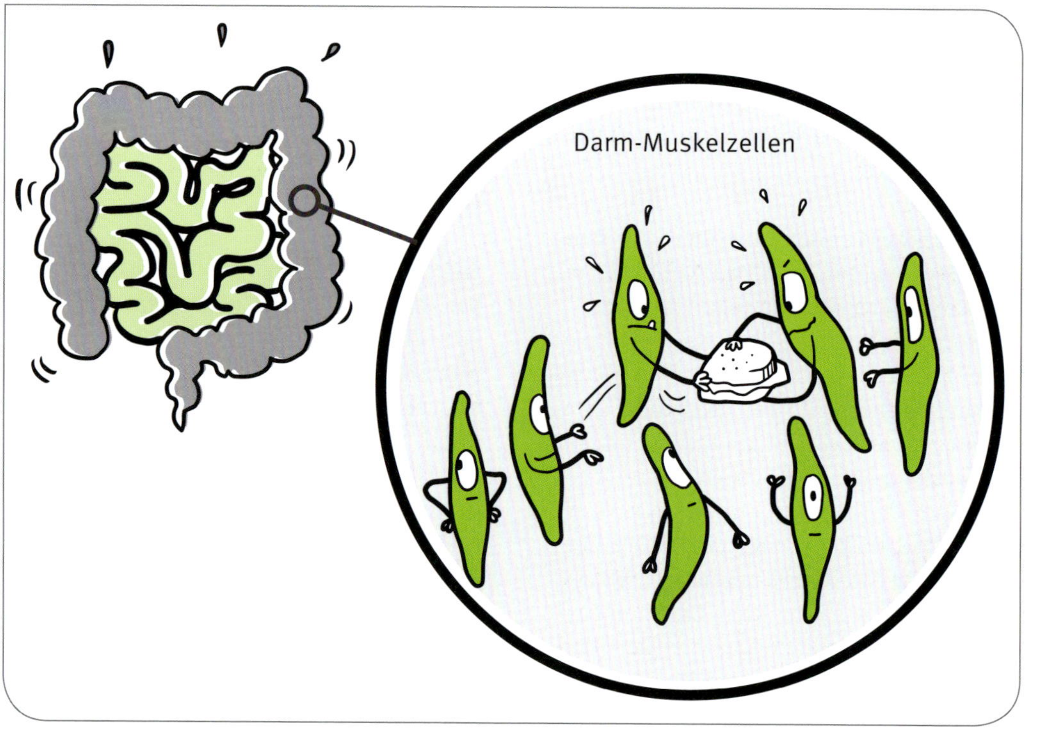

den als Skelettmuskeln bezeichnet; diese Muskeln können wir mit unserem Geist steuern. Im Gegensatz dazu sind der Herzmuskel oder die Muskeln, die den Darm umgeben, nicht bewusst gesteuert. Man kann ihnen nicht befehlen zu arbeiten.

Ein Muskel ist über eine Sehne mit einem Knochen verbunden. Auf diese Weise hält der Muskel die Knochen in Position und bewegt sie. Wenn der Muskel arbeitet, d.h. sich beispielsweise zusammenzieht, verkürzt er sich und zieht die an ihm befestigten Knochen enger zusammen. Das schafft Bewegung. Um zum Beispiel ein Glas zu heben, greift man es mit der Hand. Gleichzeitig spannt sich der Bizepsmuskel an, zieht sich zusammen und führt das Glas wie ein Kran zum Mund.

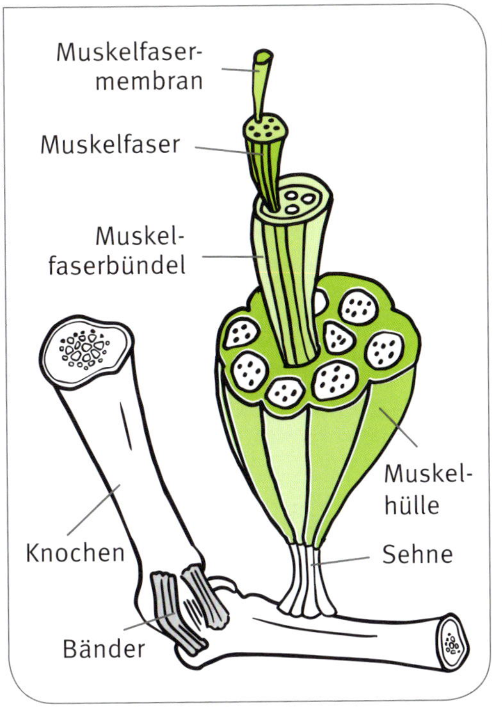

Wenn sich der Muskel zusammenzieht, entsteht Bewegung im Gelenk.

Die Muskeln könnte man als Motor des Körpers bezeichnen. Wenn Sie unterwegs sind, arbeiten Ihre Muskeln hart und werden stärker. Steht ihr Wagen allerdings in der Garage – Sie liegen also auf der Couch – ist der Motor abgestellt. Je länger Sie stillstehen, desto brüchiger und verkümmerter wird Ihr Motor. Auch die Zellen in den Muskeln reagieren schnell auf eine Abnahme der Belastung. So können beispielsweise Astronauten, die sechs Monate schwerelos im Weltraum verbringen, nach ihrer Rückkehr zur Erde nicht mehr richtig laufen. Ihr Gleichgewichtssinn ist gestört, ihre Knochendichte verringert und ihr Muskeltonus nicht mehr wie früher – und dass, obwohl sie im Weltraum täglich etwa zwei Stunden trainieren. Glücklicherweise erlangen sie ihre Gehfähigkeit schon nach wenigen Tagen wieder.

Aber auch am Boden verkümmern die Muskeln erstaunlich schnell. Eine 2016 in der US-Fachzeitschrift »Diabetes« veröffentlichte Studie ergab, dass die Muskeln bettlägeriger Patienten innerhalb einer Woche zu verkümmern beginnen. In der Studie wurden zehn gesunde Männer in ihren Zwanzigern zu einer Woche Bettruhe verdonnert. Ihre Muskeln und ihre Muskelmasse wurden vor und nach der Pause gemessen und untersucht. Die Probanden verloren während einer Woche Bettruhe fast zwei Kilo an Muskelmasse, und ihre Insulinempfindlichkeit verschlechterte sich um etwa 30%. Die gute Nachricht ist, dass die Muskeln in beide Richtungen schnell reagieren. Wenn man anfängt, seine Muskeln zu trainieren, werden sie schnell stärker, egal ob man jung oder alt ist.

Muskeln entwickeln sich, wenn man sie körperlich trainiert. Schon im antiken Griechenland, etwa 500 Jahre vor unserer Zeitrechnung, sorgte die Ringerlegende Milon von Kroton für Aufsehen. Er war mehrfacher Olympiasieger. Milon war berühmt für seine unmenschlichen Kräfte, die er, wie es heißt, auf einfache und persönliche Weise entwickelte. Als die Kuh der Familie ein Kalb zur Welt brachte, hatte der junge Ringer eine Idee: Er beschloss, das Kalb jeden Tag auf seinen Schultern zu tragen. Vier Jahre lang verfolgte Milon seine Idee, bis er einen ausgewachsenen Stier schulterte. Seine Muskeln waren mit der Aufgabe gewachsen.

Milon von Kroton ist auch im 21. Jahrhundert noch ein Beispiel für Krafttraining. Das Wichtigste ist, mit einem leichten Gewicht zu beginnen, regelmäßig zu trainieren und das Gewicht langsam, schrittweise und in Maßen zu erhöhen. Wenn man nur ab und zu ins Fitnessstudio geht und versucht, sofort den Stier zu stemmen, nun ja – bei einer Ringerlegende hätte das auch nicht funktioniert.

Wenn eine durchschnittliche Person regelmäßig im Fitnessstudio trainiert, nehmen ihre Muskelkraft und ihre Muskelmasse deutlich zu. Aber nicht jeder wird ein Milon von Kroton, auch wenn man noch so oft Kälber umherträgt. Eine Studie der Universität Jyväskylä aus dem Jahr 2016 ergab, dass das Training im Fitnessstudio bei einem kleinen Teil der Menschen kaum zu einer Zunahme der Muskelmasse oder -kraft führt. Es wird geschätzt, dass Zehntausende Finnen, und nicht nur sie, in diese Kategorie fallen. Auf der anderen Seite gibt es einen kleinen Teil von Menschen, die bemerkenswert gut Muskeln aufbauen. Laut Juha Ahtiainen, Doktor der Bewegungsphysiologie und an der Studie beteiligter Hochschulforscher, spielten Alter, Geschlecht und Größe keine Rolle bei den Ergebnissen. »Wir können nur spekulieren, was die Ursachen für die Unterschiede sind. Wir wissen jedoch, dass die Genetik den Unterschied teilweise erklärt«, sagt Ahtiainen in einem Interview mit »Helsingin Sanomat« (größte Zeitung Skandinaviens) und weist darauf hin, dass die Studie weniger als ein Jahr dauerte. »Wenn wir das Training der Probanden über Jahre hinweg verfolgen könnten, würden sich die Ergebnisse vielleicht ändern.«

Die Gene haben also einen Anteil am Muskelaufbau. Jeder Mensch hat schnelle und langsame Muskelzellen. Schnelle Muskelzellen produzieren schnell viel Kraft, aber sie ermüden auch schnell. Wenn Sie deutlich mehr schnelle als langsame Muskelzellen haben, sind Sie wahrscheinlich gut darin, kurze Strecken schnell zu laufen. Auch Ihr Bizeps wird schnell wachsen, solange Sie im Fitnessstudio die Nase vorn haben.

Manche Menschen hingegen haben mehr langsame Muskelzellen im Körper. Dieser Typ ist der Ausdauertyp: Er ist gut im Ausdauersport, d. h., er kann lange Strecken gehen oder laufen. Im Fitnessstudio hingegen können seine Muskeln, egal wie hart er arbeitet, nicht zu herkulischen Proportionen wachsen. Jamaikaner, die gut im Sprint sind, haben von Natur aus überwiegend schnelle Muskelzellen. Kenianer hingegen haben von Natur aus einen hohen Anteil langsamer Muskelzellen und dominieren bei längeren Läufen.

Unabhängig davon, ob Ihr Muskel beim Laufen wächst oder nicht: Wenn Sie die Muskelkraft trainieren, bleibt sie erhalten. Und wenn Ihre Muskeln in guter Verfassung sind, können Sie trotzdem weitertrainieren, Treppen steigen und Kaminholz ins Haus tragen. Starke Muskeln können nicht nur Einkaufstüten tragen, sondern auch die Lebensqualität um Jahre verlängern. Ausreichende Muskelkraft erhält die Lebensqualität auch im

Alter und hilft zum Beispiel beim selbständigen Aufstehen aus dem Bett.

Stubenhocker sollten spätestens mit 40 Jahren mit dem Training beginnen, denn dann lässt die Muskelkraft allmählich nach, wenn nichts unternommen wird. Es ist nie zu spät, mit Training anzufangen, denn die Muskelkraft nimmt auch bei Menschen über 90 noch zu. Das Wichtigste ist, dass Sie mit dem Training auf Ihrem eigenen Niveau beginnen. Für einen Fünfzigjährigen bedeutet es vielleicht, ins Fitnessstudio zu gehen, für einen Neunzigjährigen bedeutet es vielleicht, sich aus einem Stuhl zu erheben.

Das Bindegewebe hält dich zusammen – die Geschichte von Philipp Flaschenbürste und Katrin Kollagen

Die Füße eines kleinen Babys fühlen sich so weich an wie Samt. Das liegt daran, dass sich das Bindegewebe von Babys noch nicht entwickelt hat. Erst wenn die kleinen Füße anfangen, Gewicht zu tragen, zum Beispiel beim Gehen, wird das Bindegewebe stärker und dicker. Ein Beispiel sind die Hände eines Bauarbeiters oder eines Landwirts. Sie sind oft dick, hart und fest, weil das Bindegewebe stark beansprucht und stimuliert wird.

Körperliche Arbeit und Bewegung stärken nicht nur die Muskeln, sondern auch das Bindegewebe. Je mehr das Bindegewebe belastet wird, desto stärker wird es und desto besser bleibt es in Form.

Zu den Bindegeweben gehören Knochen, Sehnen, Knorpel, Gelenke, Bänder und Bindegewebsmembranen oder Faszien. Die Hauptfunktion des Bindegewebes besteht darin, verschiedene Teile des Körpers miteinander zu verbinden. Wenn man das Bindegewebe aus dem Körper entfernt, hat man am Ende nur noch einen Haufen Haut, Organe und Muskeln auf dem Boden liegen. Darüber hinaus übertragen Bindegewebe die Kräfte im Körper und stützen und schützen Gewebe wie innere Organe und die Wirbelsäule.

Obwohl verschiedene Bindegewebe wie Knochen und Sehnen äußerlich unterschiedlich aussehen, bestehen sie alle aus nur wenigen Grundbestandteilen: Zellen und dem interzellulären Teil. Die Zellen sind in den verschiedenen Geweben leicht unterschiedlich. Wenn also eine Zelle, sagen wir, Mehl wäre, dann wären die Zellen der verschiedenen Bindegewebe wie eine eigene Art von Mehl: Es gäbe Roggenmehl, Weizenmehl und Buchweizenmehl.

Neben den Zellen enthält das Bindegewebe auch Zellfüller. Dieses interzelluläre Medium besteht aus Wasser, einem Molekül namens Proteoglykan und Kollagen. Der Klarheit halber nennen wir das Proteoglykan Philipp Flaschenbürste und das Kollagen Katrin Kollagen. Philipp Flaschenbürste ist ein Molekül, das wie eine Flaschenbürste aussieht: Es hat einen engen zentralen Hals oder Stiel, von dem eine große Anzahl von Borsten sackförmig in alle Richtungen ausstrahlen. Katrin Kollagen und Wasser verfangen sich in diesen Borsten. Je mehr Borsten und Wasser die Flaschenbürste enthält, desto stärker und besser ist das Bindegewebe.

Philipp Flaschenbürste ist negativ geladen, Katrin Kollagen ist positiv geladen. Diese gegensätzlichen elektrischen Ladungen ziehen einander an. Deshalb wissen die Kollagenfragmente, wie sie in dem zellulären Medium zu ihrer richtigen Position auf den Borsten der Flaschenbürste gleiten können.

Wenn ein Mensch joggt, im Garten arbeitet oder ins Fitnessstudio geht, passiert etwas im Bindegewebe. Die Bewegung erzeugt eine Reibung an der Flaschenbürste, wodurch sich die negative Ladung der Flaschenbürste erhöht. Der Anstieg der negativen Ladung wiederum regt die Zellen an, mehr Katrin Kollagen zu entwickeln, was bedeutet, dass die Zellfabriken mehr Kollagenfragmente produzieren und ausspucken. Körperliche Anstrengung erhöht auch die Länge der Borsten der Zugbürste und verbessert ihre Fähigkeit, Wasser und Kollagen zu binden. Je mehr Wasser und Kollagen das Bindegewebe enthält, desto dicker und stärker ist es.

Wenn das Bindegewebe in gutem Zustand ist, schwimmen die Kollagene in Philipp Flaschenbürste wie frisch gewaschene, gekämmte Haare: alle ordentlich in dieselbe Richtung. Das Aussehen könnte auch mit dem von Spaghetti verglichen werden. Stellen Sie sich vor, in der Küche steht ein Topf, in dem Spaghetti kochen. Wenn Sie eine große Flaschenbürste in den Topf halten und die Bürste auf und ab bewegen, bleiben die Spaghetti an der Bürste hängen und bewegen sich wie lange Haare. Alle treiben in dieselbe Richtung. So funktioniert Katrin Kollagen. Gleichzeitig verleiht es dem Bindegewebe eine feine, gerade Struktur.

Wenn Sie sich dagegen nicht bewegen und immer nur auf dem Sofa sitzen, statt ins Fitnessstudio zu gehen, wird Ihr Bindegewebe nicht ausreichend stimuliert. Beim Faulenzen beginnt Katrin Kollagen zu schwächeln, versteift sich und ihre Menge im Bindegewebe nimmt ab. Auch der Wassergehalt nimmt ab, und das Bindegewebe wird da-

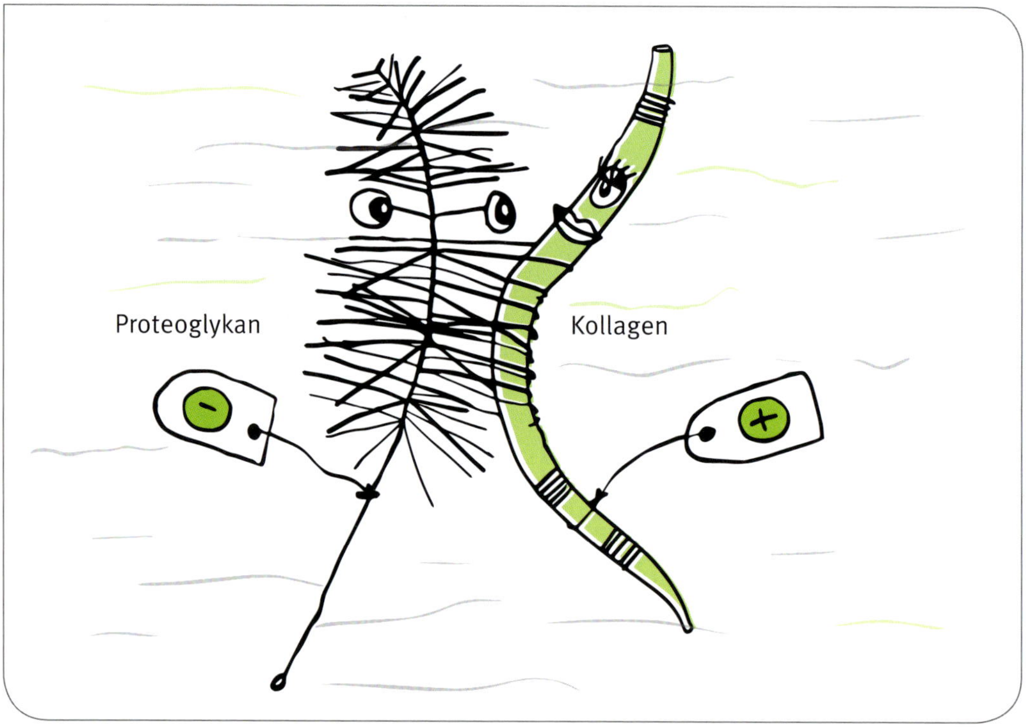

durch schwächer und dünner. Das kann man z. B. an den Sehnen sehen. Eine starke Sehne ist dick, eine dünne Sehne ist schwach. Unbeweglichkeit ist auch in anderen Bindegeweben zu beobachten. Die Hüften beispielsweise werden steif und verlieren an Beweglichkeit. Aber es ist möglich, die Hüften durch Übungen, Dehnungen und Massagen wieder in ihre ursprüngliche Form zu bringen. Diese Veränderungen sind jedoch langsam und dauern Monate oder Jahre.

Am schwierigsten ist die Situation für das Bindegewebe, wenn eine Verletzung oder Entzündung im Körper vorliegt. Wenn zum Beispiel ein Schienbein in der Nähe eines Gelenks bricht und eingegipst werden muss, kommt die Bewegung dieses Gelenks zum Stillstand. Und was passiert mit dem Bindegewebe? Kehren wir für einen Moment in die Küche zurück, um die Antwort zu finden.

Wenn Sie eine große Flaschenbürste in einem Nudeltopf stehen lassen und das Wasser abgießen, bleiben die Spaghetti als klebrige Klumpen an der Flaschenbürste hängen. Nach ein paar Stunden lassen sich die Spaghetti nicht mehr auseinanderziehen. Das Gleiche passiert mit Philipp Flaschenbürste, Kollagen und Wasser, wenn sich das Bindegewebe des Beines nicht mehr bewegen kann. Katrin Kollagene schweben nicht mehr in einer ordentlichen Reihenfolge, sondern die abgeschnittenen Kollagene bilden Verwachsungen und Narben am Körper. Dies macht sich durch Steifheit, eingeschränkte Beweglichkeit und manchmal durch Schmerzen bemerkbar.

Deshalb ist es wichtig, die verletzte Gliedmaße so schnell wie möglich zu bewegen – und in Bewegung zu bleiben. Wenn jedoch Narben und Verwachsungen auftreten, kann eine medizinische Fachkraft in der Regel das Bindegewebe behandeln und dehnen, um es wiederherzustellen.

» *Wenn das Bindegewebe fit ist, fließen Katrin Kollagen und Philipp Flaschenbürste wie frisch gewaschene Haare.* «

Katrin Kollagen wird von den meisten mit der Gesundheit der Haut in Verbindung gebracht. Je mehr Kollagen Sie haben, desto straffer ist Ihre Haut. Deshalb werden Kollagen-Schönheitscreme, -pulver, -tabletten und -joghurt und sogar Kollagen-Riegel verkauft. Am besten lassen Sie diese Dinge im Regal liegen. Katrin Kollagen ist ein so großes Molekül, dass es nicht in Form von Fett, Tabletten oder gar Riegeln durch die Haut oder die Blutgefäßwände in den Körper aufgenommen werden kann. Nur der Körper selbst, z. B. die Haut, kann die für seine Funktion richtige Art von Kollagen produzieren. Es ist jedoch möglich, Philipp Flaschenbürste in den Körper einzubringen, allerdings nur in Form einer Injektion. Zum Beispiel injizieren Schönheitschirurgen Falten mit Hyaluronsäure, der knorpeleigenen Philipp Flaschenbürste. Hyaluron kann auch in Gelenke injiziert werden, die unter Arthrose leiden.

Mit zunehmendem Alter der Zellen nimmt die Flüssigkeitsmenge in den Zellzwischenräumen ab, und Philipp Flaschenbürste kann nicht mehr so viel Wasser in seine Borsten aufnehmen. Infolgedessen trocknet auch das Kollagen aus, die Menge nimmt ab und das Bindegewebe wird faltiger. Dies äußert sich durch Falten im Gesicht. Und auch Sehnen und Bänder werden »faltig« wie das Gesicht. Die Bänder trocknen aus, schrumpfen und reichern Kalzium an, was die Elastizität verringert. Folglich zerfällt auch das Bindegewebe leichter. Je besser man die Bänder im

Laufe des Lebens pflegt, desto länger bleiben sie funktionsfähig.

Es gibt eine einfache Möglichkeit, die Festigkeit und Elastizität von Knochen, Sehnen, Gelenken, Bändern und Faszien zu erhöhen: durch Bewegung. Es ist eine gute Idee, den Körper mit möglichst vielen verschiedenen Arten von Bewegung zu belasten, da sich die Kollagenfasern und Muskeln im ganzen Körper in viele verschiedene Richtungen bewegen. Die Achillessehne verläuft vertikal, während die transversalen Bauchmuskeln schräg verlaufen. Deshalb ist es zum Beispiel sinnvoll, im Fitnessstudio kreisende Bauchmuskelübungen zu machen. Alle Bindegewebe brauchen Bewegung, um stärker zu werden, aber die verschiedenen Bindegewebe haben jeweils ihre eigenen Anforderungen. So brauchen beispielsweise Knochen »Druck und Entlastung«, während Sehnen, Bänder und Faszien »Zug und Bewegung« brauchen.

Knochen sind natürlicher Stahl

Wenn ein Erwachsener und ein Kind im Wald spazieren gehen, ist es leicht zu erraten, wer von beiden auf einen Baum klettert, von einem Felsen springt und einem Eichhörnchen hinterherläuft. Je älter man wird, desto mehr lassen die motorischen Fähigkeiten nach. Nur wenige Menschen in den Vierzigern sind noch begeistert davon, ein Sofa als Trampolin zu benutzen. Aber auch bei Erwachsenen hüpfen und wackeln die Knochen noch gern. Stöße, Erschütterungen und Verdrehungen stärken die Knochen – und je stärker die Knochen sind, desto geringer ist die Wahrscheinlichkeit, dass sie brechen.

Ein Baby wird mit etwa 300 Knochen geboren, ein Erwachsener hat jedoch nur etwa 206 Knochen. Der Unterschied liegt darin, dass manche Knochen mit dem Alter zusammenwachsen. Knochen sind die Säulen der menschlichen Stärke – so stark, dass Wissenschaftler, die haltbareren Stahl herstellen wollten, von der Knochenstruktur lernten. Gewöhnlicher Stahl ist anfällig für Kratzer. Dies kann zu Haarrissen führen, die sich mit der Zeit auf einen größeren Bereich ausbreiten können. Die Forscher ahmten die mehrschichtige Struktur von Knochen nach, die sehr bruchfest ist. Der neue »Superstahl« erwies sich in Belastungstests als widerstandsfähiger als bisher. Es kam zwar zu Brüchen, aber diese breiteten sich nicht so leicht aus, da die komplexe Struktur mehr Energie benötigt, um zu brechen.

Der Knochen ist also der Stahl der Natur, der sowohl stark als auch leicht ist. Das Skelett eines Erwachsenen wiegt nur etwa 7–12 Kilogramm. Der Oberschenkelknochen zum Beispiel kann viel mehr Gewicht tragen als ein Muskel. Wenn der Körper einer harten, direkten Belastung ausgesetzt ist, ist das Skelettgewebe in der Regel am widerstandsfähigsten. Was der Knochen nicht aushält, sind plötzliche Verdrehungen oder Torsionskräfte. Wird der Knochen angeschlagen oder verdreht, kann er brechen. Knochenverletzungen werden häufig durch Unfälle, Zusammenstöße und Stürze verursacht.

Knochen lassen sich nicht wie Muskeln biegen oder dehnen. Die Knochen halten uns zusammen, helfen uns, uns in verschiedene Positionen zu drehen und uns geschmeidig zu bewegen. Die Knochen haben auch andere Aufgaben, wie z. B. den Schutz unserer inneren Organe und des Gehirns, die Bildung von Blutzellen und die Produktion von Hormonen.

Nur wenige Dinge versinnbildlichen den Tod so drastisch wie ein Skelett. Der Tod hat sich seit dem Mittelalter als menschliches Skelett verkleidet, und der Sensenmann ist auch kein schöner Anblick. Aber das Skelett ist alles andere als tot. Knochen sind lebendes Gewebe. Alter Knochen baut sich ab und wird im Laufe des Lebens durch neuen Knochen ersetzt. Wenn ein Knochen bricht, wächst er wieder zusammen – und vernarbt nicht wie anderes Gewebe. Nach ein paar Jahren kann man die Bruchstelle auf einem Röntgenbild nicht mehr erkennen. Der Knochen strebt nach Perfektion.

Das Jugendalter ist die beste Zeit, starke Knochen zu entwickeln, denn in dieser Zeit wird das Fundament für die Knochengesundheit gelegt. Eine gute Fitness, die in jungen Jahren erworben wird, hält lange vor. Eine Studie an schwedischen Wehrpflichtigen ergab, dass Männer in schlechtem Gesundheitszustand ein fast dreimal so hohes Risiko für eine spätere Hüftfraktur haben wie Männer in bester Verfassung.

Knochen mögen das Sitzen und Liegen einfach nicht. Jahrelanges, ständiges Sitzen macht sich am Zustand der Knochen bemerkbar. Eine der großen Herausforderungen des 21. Jahrhunderts ist die Osteoporose, also der Knochenschwund. Früher war Osteoporose nur bei älteren Menschen anzutreffen, heute aber kommt sie auch bei Menschen unter 60 Jahren vor. Auch auf die Knochengesundheit von Kindern sollte geachtet werden. In ihrer Doktorarbeit aus dem Jahr 2012 stellte Dr. Mervi Mäyränpää fest, dass die Zahl der Ellbogen- und Schulterbrüche bei Kindern in den letzten Jahrzehnten um mehr als ein Drittel zugenommen hat. Nach Ansicht von Mäyränpää kann das Problem durch einen Rückgang der täglichen körperlichen Aktivität verursacht werden. Bewegungsmangel führt dazu, dass Kinder einen schlecht entwickelten Gleichgewichtssinn und eine schlechte Koordination haben und dass ihre Knochen nicht gestärkt werden. Insbesondere Kinder mit mehreren Frakturen hatten im Durchschnitt eine schlechtere Skelettgesundheit.

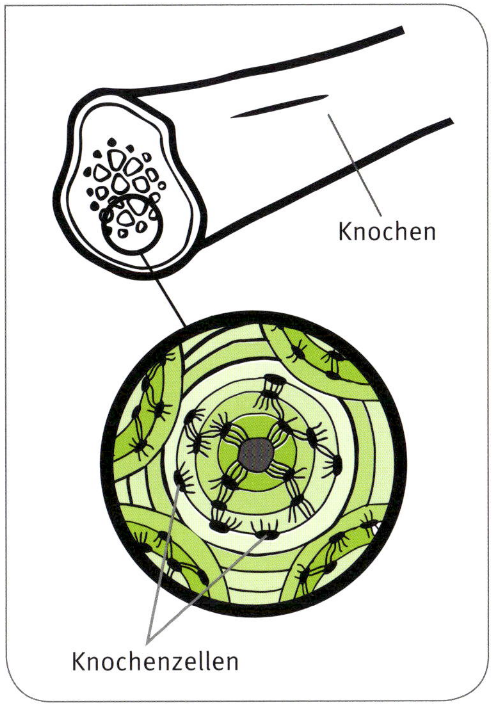

Knochen bestehen – wie auch Bindegewebe – aus Zellen und zusammenhaltendem bindegewebigem »Leim«. Knochen enthalten weniger Wasser und sind deswegen hart.

Die Knochenstärke nimmt bis zum Alter von 30 Jahren zu. Nach dem 40. Lebensjahr nehmen das Knochenvolumen und die Knochenstärke langsam ab. Um die Knochendichte zu erhalten, ist daher eine regelmäßige Belastung erforderlich, deren »funktioneller Reiz Druck und Entlastung« sind. Wenn Sie beispielsweise gehen, bedeutet jeder Schritt und jeder Schwung des Beins eine Belastung und Entlastung für den Knochen. Ein noch stärkerer Druck wird durch Bewegung im Laufschritt erzeugt.

Je mehr Sie sich bewegen, desto besser fühlen sich Ihre Knochen an. Auch die Stärke der Knochen nimmt mit der Bewegung zu. Bei Tennisprofis zum Beispiel kann der Armknochen in der Aufschlaghand deutlich dicker sein als in der anderen Hand. Auch Bauarbeiter und Landwirte haben oft dickere Hände als andere. Nicht nur die Muskeln, sondern auch die Knochen, Sehnen und Bänder haben sich durch die Arbeit verdickt, die sie verrichten. Knochen mögen auch statische Belastungen.

Sehnen können viel einstecken

Muskeln sind durch Sehnen an den Knochen befestigt. Sehnen sind von der Evolution so konzipiert worden, dass sie einer großen Belastung standhalten können, weshalb sie ein starkes Bindegewebe sind. Diese Stärke ist darauf zurückzuführen, dass Sehnen reich an einem zellulären Füllstoff namens Kollagen sind, den wir im Abschnitt über Bindegewebe unter dem Namen Katrin Kollagen vorgestellt haben.

Es gibt ein paar Dutzend verschiedene Arten von Kollagen. Das stärkste und widerstandsfähigste Kollagen findet sich in Sehnen, in Knochen und bis zu einem gewissen Grad auch in Zähnen. Dieses stärkste Kollagen könnte mit Stahldraht verglichen werden. Wie Stahldraht besteht das Kollagen in Sehnen aus Tausenden von dünnen Strängen, die in dieselbe Richtung verlaufen und ineinander verdreht sind. So bilden sie ein dickes und sehr starkes Gerüst.

Sehnen gibt es überall im Körper, sogar in der Schulter und in der Fußsohle. Am bekanntesten ist wohl die Achillessehne, die die Ferse mit der Wade verbindet. Die Achillessehne ist die größte und stärkste Sehne des menschlichen Körpers. Sie hat eine Zugfestigkeit von bis zu 900 Kilogramm. Das bedeutet, dass man, wenn man die Achillessehne abschneidet und an einen Haken hängt, bis zu 900 Kilo an das andere Ende des Hakens hängen kann. Erst bei noch stärkerer Belastung reißt die Sehne. Diese Stärke ist notwendig, weil das Sprunggelenk beim Springen und Laufen hohen Kräften ausgesetzt ist.

Um die Achillessehne rankt sich ein Mythos. In der griechischen Mythologie war Achilles ein tapferer Kriegsheld. Achilles' Mutter war die unsterbliche Meernymphe Thetis, sein Vater der sterbliche Peleus, König der Myrmidonen. Den kleinen Achilles tauchte seine Mutter in den Styx, einen Fluss der Unterwelt, um ihn unverwundbar zu machen. Sie hielt ihn dabei jedoch an der Ferse, die so unbenetzt und deshalb verletzlich blieb. Achilles war der tapferste der griechischen Helden, die zur Eroberung Trojas aufbrachen, und durch den Trojanischen Krieg wurde er berühmt. Einer Geschichte zufolge warb Achilles um die trojanische Prinzessin Polyxena. Das gefiel Polyxenas Bruder, Paris, nicht und er tötete Achilles, indem er ihm einen Pfeil in die Ferse schoss. Es gibt sogar eine Hollywood-Version der Geschichte. In dem Film ist Achilles, gespielt von Brad Pitt, ein außergewöhnlich mutiger Krieger, der hoch springen kann. In den Kampfszenen führt Achilles spektakuläre Sprünge aus, die eine starke Achillessehne erfordern – obwohl Pitt seine eigene bei den Dreharbeiten verletzte.

Wenn die Achillessehne gut trainiert und geschmeidig ist, kann ein Mensch sehr hoch springen. Tatsächlich wirkt die Sehne wie ein Gummiband. Wenn sich die Sehne dehnt, speichert sie kinetische Energie.

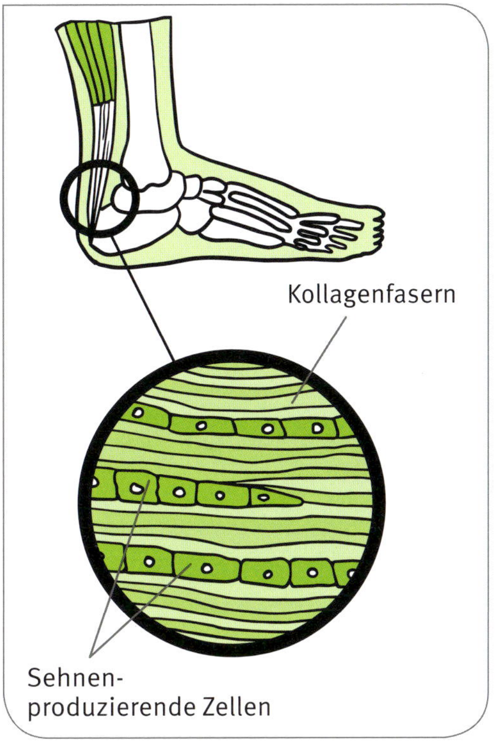

Sehnen bestehen aus Kollagen und sie zusammenhaltende »Philipp Flaschenbürste« (sog. Proteoglykane).

Wenn sie sich lockert, wird die in ihr gespeicherte Energie freigesetzt, sodass sie sich wie ein Gummiband zusammenzieht. Dies geschieht bei jedem Schritt. Die Sehne speichert also Bewegungsenergie und gibt sie für den Einsatz des Muskels frei. Der Muskel erhält dann bis zu 30% der »freien Energie«. Je kräftiger Sie laufen, desto mehr kinetische Energie wird freigesetzt, und desto mehr freie Energie erhalten Sie.

Auch wenn Sehnen wie Stahlseile sind, müssen sie durch Bewegung gestärkt werden. Der funktionelle Reiz für Sehnen, Faszien und Bänder sind Zug und Bewegung. Spannung entsteht zum Beispiel beim Gehen oder Laufen: Bei jedem Schritt wird die Achillessehne gedehnt und gelockert. Durch den Zug und die Bewegung baut sich in Philipp Flaschenbürste eine negative Ladung auf, die wiederum die Zellen anregt, mehr Katrin Kollagen zu bilden. Wenn die Sehnen nicht trainiert werden, d.h., wenn Sie sich also nicht bewegen, besteht die Gefahr, dass sie spröde werden und reißen.

Wenn eine Achillessehne reißt, zum Beispiel mitten in einem Badmintonspiel, kann man das Reißen der Sehne sogar hören. Die großen Muskeln in der Wade rollen sich entlang des Beins ein oder ziehen sich zusammen, und der Schmerz ist stark. Erstaunlicherweise sind viele der häufigen Schmerzzustände spezifisch für die Sehnen. Die Plantarfasziitis an der Fußsohle beispielsweise wird durch die am Fersenbein befestigte Sehnenmembran des Fußes verursacht, die geschwächt und entzündet ist. Dies ist häufig auf eine Überbelastung oder falsches Schuhwerk zurückzuführen. Die Erkrankung kann auch mit einem »Fersensporn« einhergehen, bei dem es sich nicht um einen Knochen, sondern um Kalkablagerungen an der Ferse handelt. Ähnlich verhält es sich zum Beispiel mit Sehnenschmerzen eines Tennisellenbogens.

Faszien machen den Körper zu einer Sprungfeder

Faszien, oder Bindegewebe, sind in den letzten Jahren zu einem Modewort geworden. Es wird massiert, manipuliert und befeuchtet. Es wird gerollt und geturnt. Doch was hat es mit den Faszien auf sich? Am einfachsten lässt es sich wohl am Beispiel eines Steaks erklären. Wenn ein Koch mit der Zubereitung eines Rindersteaks beginnt, muss er zunächst die zähen Schichten auf der Oberseite des Fleisches entfernen. Diese Membranen sind die Faszien oder Bindegewebsmembranen. Auch um und in den menschlichen Muskeln befindet sich eine

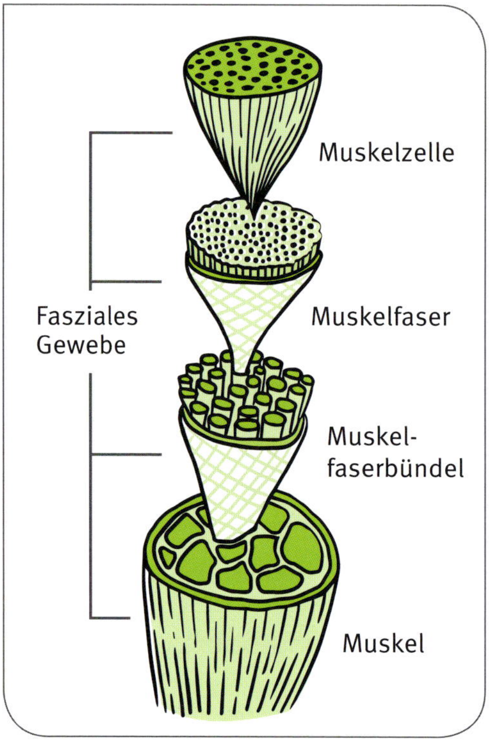

Im Muskeln befindet sich viel Bindegewebe, sogenannte Faszien.

dünne Bindegewebsschicht. Ihre Aufgabe ist es, Muskeln und Sehnen zusätzliche Kraft und Elastizität zu verleihen.

Faszien befinden sich nicht nur in und um die Muskeln, sondern im gesamten Körper. Faszien verbinden verschiedene Teile des Körpers miteinander und halten alles zusammen. Ohne Faszien und Knochen würden wir wie ein Tuch zu Boden fallen.

Direkt unter der Haut liegen die oberflächlichen Faszien, während die tiefen Faszien alle Muskeln, Knochen und inneren Organe umgeben. So sind beispielsweise Knochen von einer Knochenmembran bedeckt, und im Muskel gibt es viele Membranschichten. Die Faszien verbinden auch die verschiedenen Muskeln rund um die Gelenke und optimieren die Kraftentwicklung. Das bedeutet, dass zum Beispiel beim Speerwurf etwa zwei Drittel der Kraft aus den unteren Gliedmaßen und dem Rumpf kommen.

Wenn Sie in ein Anatomie-Lehrbuch schauen, werden Sie all das vielleicht nicht erkennen. Hier werden oft nur einzelne Muskeln gezeigt: Der Oberschenkelmuskel zum Beispiel beginnt am Oberschenkelknochen, verläuft über das Knie und setzt am Schienbein an. Das Lehrbuch vermittelt den Eindruck, dass der Oberschenkelmuskel das Knie bewegt. In Wirklichkeit ist der Oberschenkelmuskel auch an vielen anderen Dingen beteiligt, denn die Faszien verbinden die Muskeln miteinander. Wenn sich die Muskeln zusammenziehen, bewegen sich auch die Faszien.

Dank der Faszienketten wird die Kraft von der unteren Gliedmaße – dem Oberschenkel – auf den Rumpf und von dort auf die obere Gliedmaße übertragen. Genauer gesagt ist der Oberschenkelmuskel über die Faszien mit dem Hüftbeugemuskel verbunden, der wiederum mit dem Rumpf verbunden ist, und den Bauchmuskeln, die mit der oberen Extremität verbunden sind. Hierbei können die Faszienketten als Gummibänder betrachtet werden. Mit anderen Worten: Der ganze Körper wirkt wie eine Sprungfeder.

Ob beim Speerwerfen, Boxen oder Golf, die Kraft in den Armen kommt hauptsächlich aus den unteren Gliedmaßen und dem Rumpf. Beim Gehen oder Laufen erhalten die Beine zusätzliche Kraft durch die Drehung des Oberkörpers. Das lässt sich leicht testen: Versuchen Sie mal mit angelegten Armen zu laufen. Wenige Menschen brechen auf diese Weise Rekorde, geschweige denn schaffen es zu den Olympischen Spielen.

Die Rotationsbewegung verbindet somit verschiedene Körperteile miteinander. Das ist auch für Spitzensportler wichtig. Niemand sollte nur einzelne Muskeln an Fitnessgeräten trainieren. Jeder sollte auch Bewegungen ausführen, die den ganzen Körper einbeziehen. Das kann die körperliche Arbeit im Garten sein oder zweimal pro Woche Training im Fitnessstudio. Eine Stunde abwechslungsreiches Training reicht aus: Körpergewichtstraining, Liegestütze, Ausfallschritte, Sprünge, Klimmzüge und andere Ganzkörperbewegungen – je nach den eigenen Fähigkeiten. So können Sie das Zusammenspiel aller Körperteile trainieren und gleichzeitig andere Bindegewebe wie Sehnen, Bänder und Knochen stärken. Und die Faszien mögen nicht nur Ganzkörperbewegungen, sondern auch Dehnungen und Drehbewegungen, da Drehbewegungen verschiedene Körperteile miteinander verbinden.

Manchmal müssen auch die Faszien an sich behandelt werden. So können beispielsweise Entzündungen, Verletzungen und Operationen Narbengewebe in den Faszien bilden. Dies kann zu Schmerzen, einem Gefühl der Enge und Bewegungseinschränkungen führen. Die Faszien kleben zusammen und müssen wieder in den ursprünglichen Zustand gebracht werden. Wenn ein Chirurg zum Beispiel in ein Knie schneidet, durchtrennt er in der Regel mehrere Schichten der Faszie. Dies führt zur Bildung von Narbengewebe, wovon sich der Körper aber erholt. Manchmal verhindern die Narben jedoch eine normale Muskelfunktion oder -bewegung. Zum Beispiel lässt sich das Knie dann nicht mehr richtig strecken oder beugen. In diesem Fall ist eine Faszien- oder Weichteilbehandlung erforderlich.

Knorpel wirkt wie ein Stoßdämpfer

Knochen sind durch Gelenke miteinander verbunden. Tatsächlich gibt es im Körper mehr als 200 Gelenke, also Verbindungen zwischen zwei Knochen, die es dem Menschen ermöglichen, Teile seines Körpers zu bewegen und in verschiedene Positionen zu bringen. Es gibt viele verschiedene Arten von Gelenken, denn verschiedene Gelenke ermöglichen unterschiedliche Bewegungsrichtungen zwischen den Knochen. Schulter und Hüfte beispielsweise haben Kugelgelenke. Der Name kommt daher, dass das kugelförmige Ende des Schulterknochens in eine schalenförmige Aussparung eines anderen Knochens passt. Das Kugelgelenk bietet den größten Bewegungsspielraum, der Arm kann sich also in alle Richtungen bewegen.

Die Finger hingegen haben ein Scharniergelenk, das nur Vorwärts- und Rückwärtsbewegungen zulässt. Im oberen Nacken sitzt ein Drehgelenk. Das Drehgelenk an sich würde es uns ermöglichen, den Kopf wie eine Eule zu drehen, aber Muskeln und Bänder kommen uns in die Quere.

Diese Gelenke werden von Bändern zusammengehalten, dem Bindegewebe, die die Knochen miteinander verbinden. Sie stützen das Gelenk und verhindern übermäßige Bewegungen. Die meisten Menschen kennen wahrscheinlich die Kreuzbänder im Knie und die Seitenbänder im Knöchel, die reißen können, wenn der Knöchel stark zur Seite abknickt.

Die Enden der Knochen sind mit gleitfähigem Knorpel überzogen, der zusammen mit der Gelenksflüssigkeit Wunder wirkt. Die sogenannte Synovialflüssigkeit ist glitschiger als Öl. Die Synovialflüssigkeit und das Knorpelgewebe sind beide negativ geladen und

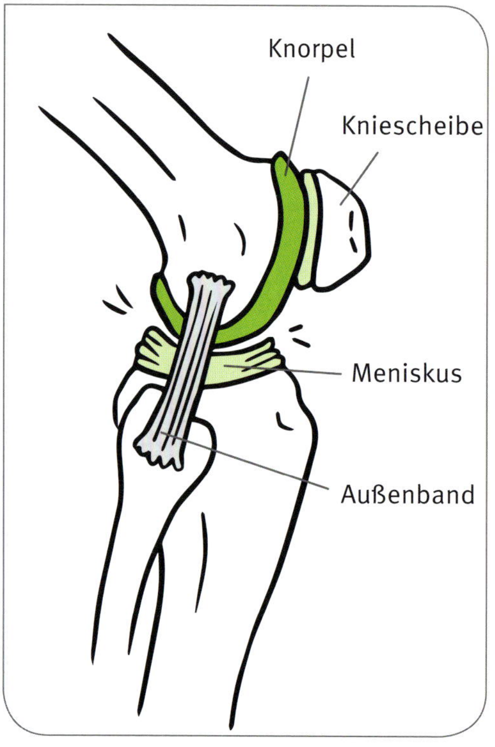

Im Knie schützen die Menisken den Knorpel wie Stoßdämpfer.

stoßen sich daher gegenseitig ab. Je mehr Druck auf das Gelenk ausgeübt wird, desto »rutschiger« wird das Gelenk. Die Oberfläche eines gesunden Gelenks ist daher so rutschig wie ein Stück Eis in einer Teflonpfanne. Dadurch können sich die Knochen auf der Oberfläche des Gelenks gleitend bewegen.

Der Knorpel hat die Aufgabe, die Abnutzung der Knochenenden zu verhindern und als Puffer zu dienen. Zum Knorpel gehören auch die Kniescheiben. Der Knorpel biegt sich bei Bewegung und Belastung des Gelenks, ähnlich wie die Stoßdämpfer in altmodischen Autos, und schützt die Knochen vor Brüchen. Wenn eine Stoßstange getroffen wird, federt sie zurück und schützt das Blech des Fahrzeugs vor Bruch. Der in den 1970er Jahren eingeführte Fiat 131 Mirafiori zum Beispiel hatte flexible Stoßstangen, die bis zu sechs Zentimeter nachgaben. Heutzutage sind die Stoßstangen durch Strukturen aus Glasfaser und Kunststoff ersetzt worden.

Wie eine Stoßstange hält auch der Knorpel jahrzehntelang, aber die Jahre nutzen auch den Knorpel ab. Der Gelenkknorpel ist nicht durchblutet, weswegen der Körper beschädigte Knorpel nicht selbst reparieren kann. Der Knorpel erhält seine Nährstoffe hauptsächlich aus der Gelenkflüssigkeit. Wenn sich ein Mensch bewegt, hält die Bewegung der Gelenke die Gelenkflüssigkeit in Bewegung. So wird die Nährstoffversorgung des Knorpels sichergestellt. Der Gelenkknorpel bzw. die Gelenkflächen müssen also belastet werden, um gestärkt zu werden. Der Knorpel ist reich an Wasser, das die Oberfläche gleitfähig hält, weil sich Wassermoleküle gegenseitig abstoßen. Aus dem gleichen Grund kann Wasser nicht zusammengepresst werden, egal wie sehr man es versucht.

Wenn der Knorpel belastet wird, bilden die Knorpelzellen mehr Hyaluronsäure. Dieses Hyaluron ist die knorpeleigene Philipp Flaschenbürste. Es ist sehr wässrig und mit Katrin Kollagen verbunden. Je höher die Belastung, desto mehr Reize und desto dicker der Knorpel. Arthrose zum Beispiel beginnt immer mit einer Ausdünnung der Knorpeloberflächen. Osteoarthrose ist die weltweit häufigste Gelenkerkrankung, von der Millionen Menschen betroffen sind. Osteoarthrose ist nicht heilbar. Die beste Vorbeugung und Behandlung von Symptomen sind Bewegung, Gewichtskontrolle und das Vermeiden größerer Verletzungen. Selbst wenn Röntgenaufnahmen Veränderungen bei Arthrose zeigen, können Muskelkräftigung und Bewegung die durch Arthrose verursachten Probleme, insbesondere Schmerzen und Steifheit, erheblich lindern.

Die Wirbelsäule ist die tragende Säule des Körpers

Die Bedeutung der Wirbelsäule spiegelt sich in der Sprache des Körpers wider. Politiker sprechen zum Beispiel von Haltung. Ein aufrechten Mensch ist ein stabiler und mutiger Mensch, der Verantwortung übernimmt. Ein nicht »aufrichtiger« Mensch hingegen ist jemand, dem man besser nichts abkauft.

Die Hauptaufgabe der Wirbelsäule besteht darin, den Körper zu stützen und das Rückenmark zu schützen. Das Rückenmark ist Teil des zentralen Nervensystems und das Bindeglied zwischen dem Gehirn und dem übrigen Körper. Das Rückenmark besteht aus Nervenzellen, die Informationen zwischen Gehirn und Körper übermitteln. Wenn das Gehirn dem Fuß befiehlt, einen Schritt zu machen, oder der Hand, die Kaffeetasse zu greifen, werden die Befehle über das Rückenmark an die Muskeln weitergeleitet.

» *Die Evolution hat den Menschen zum Gehen geschaffen, und das Gehen ist es, das die Gewebe der Beine und des Rückens trainiert.* «

Wenn das Rückenmark verletzt oder beschädigt ist, können die Informationen nicht mehr normal übertragen werden. Dies kann unter anderem zum Verlust der Muskelkraft und des Körpergefühls führen und im schlimmsten Fall die Lähmung von Armen und/oder Beinen zur Folge haben.

Im Rücken arbeiten Muskeln, Knochen, Sehnen, Knorpel und Faszien reibungslos zusammen. Die Wirbelsäule besteht aus 24 knöchernen Wirbeln, zwischen denen sich die Bandscheiben befinden. Das ganze Paket wird durch Bänder zusammengehalten. Auf die Rückenmuskulatur sollte man achten, denn wenn die Muskeln in gutem Zustand sind, bleiben das Bindegewebe und die Bandscheiben stark und stützen den Rücken. Der Rücken muss belastet werden, entweder im Garten oder in der Turnhalle, und er muss sich in alle Richtungen beugen und drehen. Wandern beispielsweise ist sehr gut für den Rücken. Die Evolution hat den Menschen zum Gehen geschaffen, und das Gehen ist es, das die Gewebe der Beine und des Rückens trainiert. Die Rückenmuskulatur wird aktiviert und das Herz-Kreislauf-System wird angeregt.

Menschen, die ihren Rücken bewegen, belasten und stärken, haben weniger Rückenschmerzen. Wenn Sie Rückenschmerzen haben, werden diese meist durch Muskeln oder Bandscheiben verursacht. Die Bandscheiben sind wie Kissen, die die Rückenwirbel voneinander trennen. Wenn Sie sitzen, gehen, laufen und heben, federn die Bandscheiben Ihre Bewegungen ab und wirken wie Stoßdämpfer im Rücken.

Die Struktur der Bandscheibe ist absolut genial. Der scheibenförmige Abstandshalter besteht aus zwei Teilen. Die äußere Hülle ist ein ringförmiges Bindegewebe aus sehr starkem Katrin Kollagen. Im Inneren der Bandscheibe befindet sich eine dicke, gelartige Flüssigkeit. Dabei handelt es sich um eine hyaluronsäurereiche Substanz namens Gallertkern. Wenn sich die Wirbelsäule bewegt, bewegt sich die Flüssigkeit im Inneren der Bandscheibe und das ringförmige Bindegewebe wird in alle Richtungen gedehnt. Deshalb ist es ratsam, den Rücken jeden Tag in verschiedene Richtungen zu beugen.

Die Bandscheiben werden kaum durchblutet und müssen daher aus anderen Quellen ernährt werden. Hierfür müssen sie nicht nur gedehnt werden, sondern man muss auch heben, tragen, gehen und laufen. Bei der Belastung des Rückens, insbesondere

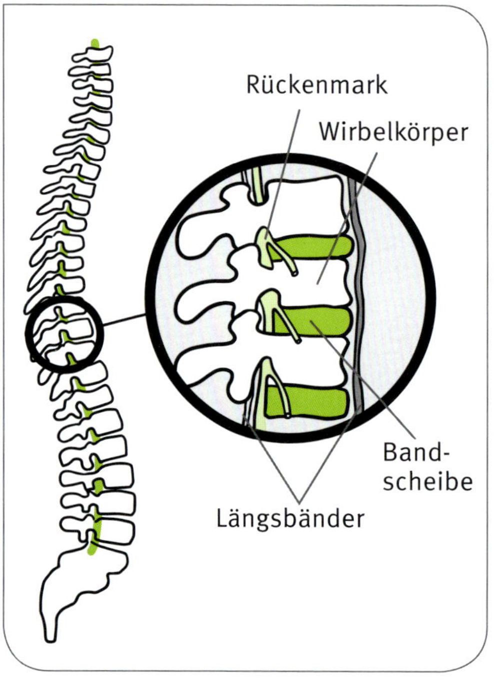

Die Bandscheiben sind die Stoßdämpfer zwischen den einzelnen Wirbeln.

bei pumpenden Bewegungen, werden die Bandscheiben durch die umliegenden Knochen und Wirbel zusammengedrückt. Wenn der Druck nachlässt, nimmt die Bandscheibe wie ein Schwamm Nährstoffe aus dem Knochen und dem umgebenden Bindegewebe auf.

Bewegung erhöht auch die Flüssigkeitsmenge in den Bandscheiben. Und je mehr Flüssigkeit vorhanden ist, desto besser der Zustand der Bandscheiben. Die Flüssigkeit, die Hyaluronsäure, reagiert auf die nächtliche Ruhe, das heißt, wenn Sie schlafen, nimmt die Flüssigkeitsmenge zu. Aus diesem Grund sind wir Menschen morgens etwa einen Zentimeter größer als abends. Im Laufe des Tages nimmt die Flüssigkeit ab. Mit zunehmendem Alter nutzen sich die Bandscheiben ab und trocknen aus, was bedeutet, dass die Flüssigkeitsmenge in den Bandscheiben abnimmt. Dies führt zu einem Absinken der Bandscheiben und in den meisten Fällen zu einer veränderten Haltung des Körpers. Menschen können im Alter von 80 Jahren bis zu zehn Zentimeter kleiner sein als mit 20.

Das Wichtigste in Kürze

Der Bewegungsapparat hat einen wirklich langweiligen Namen: Muskel-Skelett-System (Msk). Bei Problemen mit dem Rücken, den Knien oder den Gelenken zum Beispiel sprechen wir von Msk-Beschwerden und -Krankheiten.
Die Evolution hat den Bewegungsapparat erstaunlich gut angelegt und entwickelt. Er hat sich an alle körperlichen Belastungen und Aktivitäten angepasst, die dem menschlichen Körper abverlangt werden. Wenn Sie verstehen, wie der Bewegungsapparat aufgebaut ist, wissen Sie auch, wie Sie ihn fit halten können – durch Bewegung!
Jede Art von Bewegung ist gut für Sie. Ob Walken, Laufen, Yoga, Gymnastik oder Gartenarbeit – der Körper wird es Ihnen danken.

Muskuloskelettale Wartung des Körpers

Hier erfahren Sie, wie Sie Ihren Körper pflegen und fit halten. In unserer Sitzgesellschaft bewegen wir uns alle viel zu wenig. Dabei muss es gar nicht immer gleich exzessiver Sport sein, der uns gesund hält ...

Wenn jemand eine Pille erfände, die im Körper dieselbe Wirkung wie Sport hätte, würde man sie demjenigen wohl aus den Händen reißen. Sie würde in jedem Winkel der Welt verkauft, man würde dafür Schlange stehen und sie würde gehortet werden. Bewegung ist eine sehr wirkungsvolle und einzigartige Sache. Kein Drogerieprodukt kommt auch nur annähernd daran heran. Bewegung ist gut für Herz, Atemwege, Immunsystem und Schlaf – und vieles mehr.

Sport muss nicht in Jogginghosen betrieben werden

Bewegung ist auch für den Bewegungsapparat wichtig. So wie zweimal täglich Zähneputzen die Zähne in gutem Zustand hält, so hält Bewegung den Bewegungsapparat in guter Form. Das haben heutzutage erfreulicherweise auch viele Firmenchefs begriffen. Noch im letzten Jahrhundert waren Industriebosse und Vorstandsvorsitzende oft dicke Männer, die es sich mit einem Whisky und einer Zigarre im Sessel bequem machten. Heutzutage sind viele Führungskräfte in der Wirtschaft zierliche Frauen und Männer, die Marathons laufen und ins Fitnessstudio gehen. Stressige Arbeit ist leichter zu bewältigen, wenn man gut in Form ist.

Aus diesem Grund hat Aki Hintsa, ein finnischer Sportmediziner, der in der Formel 1 gearbeitet hat, das körperliche Training der Formel-1-Fahrer gesteigert. Das Fahren mit über 300 Stundenkilometern und der Kampf mit den starken G-Kräften sind für den Körper sehr anstrengend. Hinzu kommt, dass die Temperaturen im Cockpit manchmal 40–50 Grad Celsius erreichen können. Um an der Spitze zu bleiben, kümmern sich die Sportler um ihre Gesundheit und Fitness, und das sollten auch alle anderen tun.

Bewegung ist das Wichtigste, aber auch das Gleichgewicht von Belastung und Ruhe ist sehr wichtig. Die Empfehlungen der Sportinstitute für körperliche Aktivität geben einen guten Überblick darüber, wie viel Sie sich während der Woche bewegen sollten. Die Empfehlung ist für Menschen zwischen 18 und 64 Jahren geeignet. Erstens sollten Muskeltonus und Bewegungskontrolle zweimal pro Woche trainiert werden, beispielsweise durch Gymnastik, Yoga, Stretching, Gymnastik und Gleichgewichtstraining. Die Ausdauer sollte verbessert werden, indem man an mehreren Tagen in der Woche insgesamt mindestens zweieinhalb Stunden bei zügigem Tempo oder eineinviertel Stunden bei anstrengendem Tempo trainiert. Der Unterschied zwischen zügiger und anstrengender Bewegung besteht darin, dass man sich bei zügiger Bewegung noch mit einem Freund unterhalten kann. Bei anstrengender körperlicher Betätigung ist es dagegen schwierig, zu sprechen, weil man außer Atem ist. Beispiele für zügige Bewegung sind Spazierengehen, Gartenarbeit und Walken. Anstrengende Bewegung umfasst Laufen, Skifahren, Ballsportarten und Schwimmen.

In einem Interview mit »Helsingin Sanomat« weist Dr. Tommi Vasankari, Direktor des UKK-Instituts (große sportmedizinische Forschungsanstalt in Finnland), darauf hin, dass »Bewegung« nicht nur ein halbstündiger Lauf oder ein einstündiges Badmintonspiel ist. Ein zügiger Spaziergang zur Bushaltestelle zählt genauso viel wie sportliches Training. Sie brauchen also nicht unbedingt eine Jogginghose, um Sport zu treiben. Der Körper verrichtet dieselbe Arbeit, ob im Fitnessstudio, beim Zumba oder beim Samba oder Joggen im Wald. Der beste Weg, sich um seine Gesundheit zu kümmern, ist ein aktiver Alltag: Wege zu Fuß zurücklegen, statt des Aufzugs die Treppe nehmen und Gartenarbeit verrichten.

Wenn Sie 10.000 Schritte am Tag gehen können, sind Sie auf dem besten Weg, die Empfehlungen für körperliche Aktivität zu erfüllen. Schon ein halbstündiger Spaziergang pro Tag reduziert das Bauchfett und verbessert die Stimmung und den Schlaf. Untersuchungen der Universität Jyväskylä in Finnland haben gezeigt, dass sich das Risiko, an Typ-2-Diabetes zu erkranken, halbiert, wenn man jeden zweiten Tag eine halbe Stunde zügig spazieren geht, statt sich sonst nicht zu bewegen.

Alter, Fitness und Gesundheitszustand beeinflussen den gesundheitlichen Nutzen von Bewegung. Je weniger fit Sie sind, desto mehr und schneller werden Sie von Bewegung profitieren. Wenn zum Beispiel ein Anfänger ins Fitnessstudio geht, reagieren seine Muskeln viel besser auf das Training als bei einem Trainierten. Und umgekehrt. Je fitter Sie sind, desto mehr müssen Sie trainieren, um Ihre Ergebnisse zu verbessern. Wenn zum Beispiel ein Marathonläufer die ca. 42 Kilometer in drei Stunden läuft, erfordert eine Verbesserung um 15 Minuten eine Menge zusätzliches Training. Während der Verbrauch von Laufschuhen deutlich zunimmt, steigt der gesundheitliche Nutzen nicht mehr linear an. Stattdessen steigt das Verletzungsrisiko. Dieses steht nämlich in direktem Zusammenhang mit der Intensität und dem Umfang des Trainings.

Die Bedeutung der täglichen körperlichen Betätigung wurde leider lange Zeit unterschätzt. Der britische Epidemiologe Jeremy N. Morris war einer der Ersten, die die Bedeutung der täglichen körperlichen Aktivität für die Gesundheit hervorhoben. In den 1940er-Jahren leistete er Pionierarbeit bei der Erforschung dieses Themas. Damals waren in den Londoner Doppeldeckerbussen nicht nur Fahrer, sondern auch Schaffner beschäftigt. Die Fahrer verbrachten den größten Teil ihres Arbeitstages hinter dem Lenkrad, während die Fahrscheinverkäufer im Bus herumliefen und dabei rund 600 Schritte auf den Bustreppen zurücklegten. Morris beobachtete Tausende von Busfahrern und Schaffnern über zwei Jahre hinweg. Die Studie ergab, dass Letztere nicht einmal halb so viele Herzinfarkte erlitten wie die Fahrer.

Eine gute Fitness ist noch wichtiger als Normalgewicht. Stellen wir zwei Arten von Menschen einander gegenüber. Einer ist in guter Verfassung, aber leicht übergewichtig. Der andere ist in schlechter Verfassung, aber die Waage zeigt ein normales Gewicht an. Wer wird eher gesund sein? Selbstverständlich die erste Person.

In der Studie der University of South Carolina wurden Tausende von Menschen über Jahrzehnte hinweg beobachtet. Die Studie zeigte, dass körperliche Aktivität der wichtigste Faktor zur Vorbeugung eines Herzinfarkts ist. Aktiv zu sein war wichtiger, als ein normales Gewicht zu haben. Die wichtigste Gesundheitsfaktor ist das Aufstehen aus dem Stuhl.

Sitzen und der Fluch des Stuhls

»Sitzen ist der neue Krebs«, sagte Apple-CEO Tim Cook im Jahr 2015. Cook zitierte Ärzte, als er für die neue Smartwatch des Unternehmens warb, die ihre Nutzer daran erinnert, öfter aufzustehen und sich zu bewegen.

Apple hat inzwischen am Hauptsitz im kalifornischen Silicon Valley, dem Apple Park, Stehpulte für alle Mitarbeiter angeschafft. Das riesige, ringförmige Hauptquartier verfügt über Treppen, lange Korridore und Gruppenräume, in denen die Mitarbeiter laufen, sich treffen, reden – und, so hofft Apple, sich für Brainstorming begeistern.

Es scheint inzwischen klar geworden zu sein, dass der Mensch nicht zum Sitzen geschaffen wurde. Wenn wir lange sitzen, passiert Schlimmes: Die Haltungsmuskeln werden schwächer, die Hüftbeuger verkrampfen, Knochen und Knorpel werden nicht stimuliert, die Bandscheiben werden einseitig belastet und die Blutzirkulation verlangsamt sich. Deshalb ist es ratsam, spätestens nach 50 Minuten aufzustehen und eine fünfminütige Pause im Stand oder mit Bewegung einzulegen. Gehen Sie, steigen Sie Treppen und bewegen Sie Ihre Arme. Im Idealfall sollten Sie ein paar Mal pro Stunde das Sitzen unterbrechen. Noch besser ist es, wenn Sie sich auch während oder nach dem Arbeitstag bewegen können. Eine gute körperliche Fitness schützt Sie vor vielen Problemen, die durch übermäßiges Sitzen verursacht werden.

Durch Aufstehen können Sie auch an Gewicht abnehmen. In einer Studie in den USA wurde versucht herauszufinden, wie viel mehr Energie die Menschen verbrauchen würden, wenn sie das Sitzen so oft wie möglich durch Stehen ersetzten, insbesondere bei der Arbeit. Bei der Studie handelte es sich um eine Meta-Analyse – eine Zusammenfassung von 46 verschiedenen Studien über die Sitzgewohnheiten von rund 1200 Personen. Die Forscher kamen zu dem Schluss, dass jede Minute im Stehen 0,15 Kalorien mehr verbraucht als eine im Sitzen. Hochgerechnet sind das neun Kalorien pro Stunde. Das hört sich nach einer kleinen

Zahl an, aber wenn Sie zum Beispiel sechs Stunden am Tag stehen, verbrauchen Sie 54 zusätzliche Kalorien. In einem Jahr bedeutet das einen Gewichtsverlust von zweieinhalb Pfund, wenn die Essgewohnheiten und andere Faktoren gleich bleiben.

» *Durch Aufstehen und Stehenbleiben kann man abnehmen!* «

Allein durch Aufstehen kann man also in vier Jahren zehn Kilo abnehmen. Konkret: Wenn Sie jeden Arbeitstag sechs Stunden stehen, statt zu sitzen, verbrauchen Sie mehr als 12.000 Kilokalorien pro Jahr zusätzlich. Man schätzt, dass eine Joggingrunde von 45 Minuten 600 Kilokalorien verbraucht, ein Jahr Stehen entspricht also 20 Läufen. Ein Berliner hat etwa 340 Kilokalorien, das heißt, man könnte 35 davon essen. Es lohnt sich also immer, aufzustehen.

In den letzten Jahren wurde an vielen Arbeitsplätzen auf das Thema Sitzen geachtet. Die Zürcher Hochschule für Angewandte Wissenschaften testet zum Beispiel Laufmatten, mit denen man gleichzeitig laufen und lernen kann. Auch in Finnland gibt es Beispiele. Eine Sekundarschule in der Ortschaft Lieto verfügt über ein aktives Klassenzimmer, in dem die Schüler nicht auf ihren Stühlen sitzen müssen, wenn sie es nicht wünschen. Im Klassenzimmer gibt es unter anderem Heimtrainer mit Tischen, Balanceboards, Gymnastikbälle und Stepper. Schularbeiten können zum Beispiel auf einem Gymnastikball sitzend erledigt werden. Beim Sitzen auf dem Ball werden die Rückenmuskeln angespannt, so dass selbst eine Stunde Sitzen sehr anstrengend ist.

Normalerweise wird Kindern gesagt, sie sollen stillsitzen – und am besten noch schön aufrecht sitzen –, aber es lohnt sich auch, sie zur Bewegung zu ermuntern. »Bewegung wirkt sich auch auf ihre Lernfähigkeit aus«, schreibt Minna Huotilainen, Hirnforscherin und Professorin für Pädagogik an der Universität Helsinki, in ihrem Buch *Näin aivot oppivat* (dt. »So lernt das Gehirn«). Studien zeigen, dass Schüler, die körperlich aktiver sind, im Durchschnitt bessere Schulnoten oder Testergebnisse bei nationalen Prüfungen erzielen. Auch bei Gedächtnis- und Aufmerksamkeitstests schneiden sie besser ab. Mit anderen Worten: Körperliche Betätigung wird bis ins Gehirn hinein wahrgenommen.

Ob großer oder kleiner Mensch, regelmäßige körperliche Aktivität vergrößert den Hippocampus, das Gedächtniszentrum des Gehirns. Außerdem werden durch Bewegung neue Zellen im Gehirn gebildet und die Verbindungen zwischen den Nervenzellen wird gestärkt. Gedächtnis, Lernfähigkeit und Konzentration verbessern sich. »Das ist an sich sehr logisch«, schreiben die Hirnforscher Minna Huotilainen und Katri Saarikivi in ihrem Buch *Aivot työssä* (dt. »Gehirn in Arbeit«). Wenn ein steinzeitlicher Jäger sich auf die Suche nach Beute machte, musste er wachsam und konzentriert sein. Wo lauert das Wild, wie kann man es am besten erlegen und wie ins Lager zurückbringen? Am Ende des Steinzeit-Tages war es Zeit, sich in der Höhle zu entspannen, ein Nickerchen zu machen und in Erinnerungen an die Jagd zu schwelgen. In der Tat ist es wahrscheinlich, dass höhere kognitive Funktionen im Laufe der Geschichte der menschlichen Spezies in Bewegung aufgetreten sind.

Wenn wir stundenlang vor einem Bildschirm sitzen, beginnt unser Gehirn zu glühen wie ein Lagerfeuer. Vielleicht tippen Sie auf dem Computer herum, aber Sie erinnern sich nicht mehr daran, was Sie gerade getan haben. Der beste Weg, wieder in Schwung zu kommen, ist, aufzustehen und sich ein wenig zu bewegen. Gehen Sie spazieren, gehen Sie ein paar Mal in die Hocke und bringen Sie sich wieder in Schwung.

Bewegung belebt nicht nur, sie fördert auch die Kreativität. Die Stanford University hat einen interessanten Test zur Messung der Kreativität durchgeführt. So mussten sich die Probanden beispielsweise möglichst viele neue Verwendungsmöglichkeiten für gewöhnliche Gegenstände wie einen Knopf oder einen Ring ausdenken. Im Durchschnitt kamen beim Gehen oder Spazierengehen bis zu 60% mehr Ideen auf als im Sitzen.

Kopf zurück an seinen Platz

Neben dem übermäßigen Sitzen wird nun auch der Sitzhaltung Aufmerksamkeit geschenkt. Wenn Sie ergonomisch am Computer arbeiten wollen, sollten Sie darauf achten, dass Ihre Füße auf dem Boden stehen, die Hüfte über den Knien ausgerichtet ist und der Rücken leicht gewölbt ist. Die Ellbogen sollten auf dem Schreibtisch aufliegen, und die Oberkante des Bildschirms sollte eine Handbreit unterhalb ihrer Augen sein, der Bildschirm eine Armlänge vom Körper entfernt.

Die ergonomische Körperhaltung hat ihre Vorteile. Allerdings sind eine gute Körperhaltung, ein Sattelstuhl oder die Schreibtischhöhe keine Wunderheilmittel, die Rücken- und Nackenschmerzen verschwinden lassen. Viel wichtiger ist es, das ständige Sitzen zu unterbrechen, sich tagsüber zumindest ein wenig zu bewegen und die Körperhaltung immer wieder zu ändern. Ab und an können Sie sich auch einfach mal aufs Sofa legen.

Kürzlich wurde festgestellt, dass eine schlechte Körperhaltung nicht automatisch mit Rückenschmerzen verbunden ist und dass eine gute Körperhaltung keine Garantie für einen schmerzfreien Rücken ist. Es gibt hitzige Debatten unter Experten, aber es scheint, dass die Bedeutung der Körperhaltung im Allgemeinen etwas übertrieben wurde. Nach neuesten Erkenntnissen spielen psychische und soziale Faktoren bei Rückenschmerzen eine mindestens ebenso wichtige Rolle wie die Körperhaltung. Möglicherweise sind sie sogar wichtiger. Wenn Ihnen Ihre Arbeit Spaß macht, Sie sich bei der Arbeit wohl fühlen und das Gefühl haben, etwas bewirken zu können, geht es Ihnen wahrscheinlich auch körperlich besser als Ihrem zwar ergonomisch sitzenden, aber unmotivierten Kollegen.

Natürlich kann auch die Körperhaltung manchmal offensichtliche Probleme verursachen. Wenn ein junger Mensch beispielsweise Probleme mit der Körperhaltung und der Bewegungskontrolle hat, ist es Aufgabe des Physiotherapeuten, die Haltung zu korrigieren. Es gibt jedoch selten eine einzige Wahrheit über etwas – das gilt auch für die Bedeutung der Körperhaltung. Auch hier kann es viele verschiedene Wahrheiten geben und zwar alle gleichzeitig.

So ist eine sehr gerade Haltung gar nicht immer gut. Wenn Sie sich zwingen, aufrecht zu sitzen, kämpfen Sie gegen die Schwerkraft an. Dies führt zu Verspannungen in den Muskeln. Es gibt eine bestimmte Gruppe von Menschen mit Rückenschmerzen, die so verursacht werden, es sind die Pedanten, die Perfektionisten, die Streber. Sie haben oft eine verkrampfte Haltung, einen geraden Rücken und starke Muskelverspannungen, weil sie sich ständig »aufrichten«. Sie sollten lernen, sich zu entspannen und Atemübungen zu machen.

Es lohnt sich nicht, Menschen in eine bestimmte Haltung zu zwingen. Es lohnt sich jedoch, auf die Haltung des Kopfes zu achten. Der Kopf wiegt etwa fünf Kilo, und wenn er sich in der falschen Position befindet, belastet die Schwerkraft den Nacken, die oberen Rückenmuskeln und die Gelenke enorm. Der Kopf sollte so gehalten werden, dass der Hals eine Verlängerung der Wirbelsäule ist und sich über Brust und Körper befindet. Bei vielen ist der Kopf »schief«, das heißt leicht nach vorn geneigt. Wenn Sie ständig sitzen, auf dem Handy scrollen oder mit nach vorn gebeugtem Kopf und oberem Rücken gehen, gewöhnen sich die Muskeln und das Bindegewebe des Oberkörpers an diese Haltung und werden steif. Dies kann zu Schmerzen im Nacken und in den Schultern und zu Kopfschmerzen führen.

Bei manchen Leuten ist der Kopf nicht an seinem Platz, also zu weit nach vorn verschoben – man spricht hier von der »Schildkrötenhaltung«.

Um den Kopf wieder in die richtige Position zu bringen, ziehen Sie das Kinn leicht an die Brust und den Hinterkopf nach hinten oben, sodass der Kopf in Verlängerung der Wirbelsäule über der Brust liegt. Anfangs können Sie vielleicht nicht länger als ein paar Minuten in dieser Position bleiben, da die Muskeln, die Ihren Kopf und Ihre Haltung stützen, schnell ermüden. Mit etwas Übung

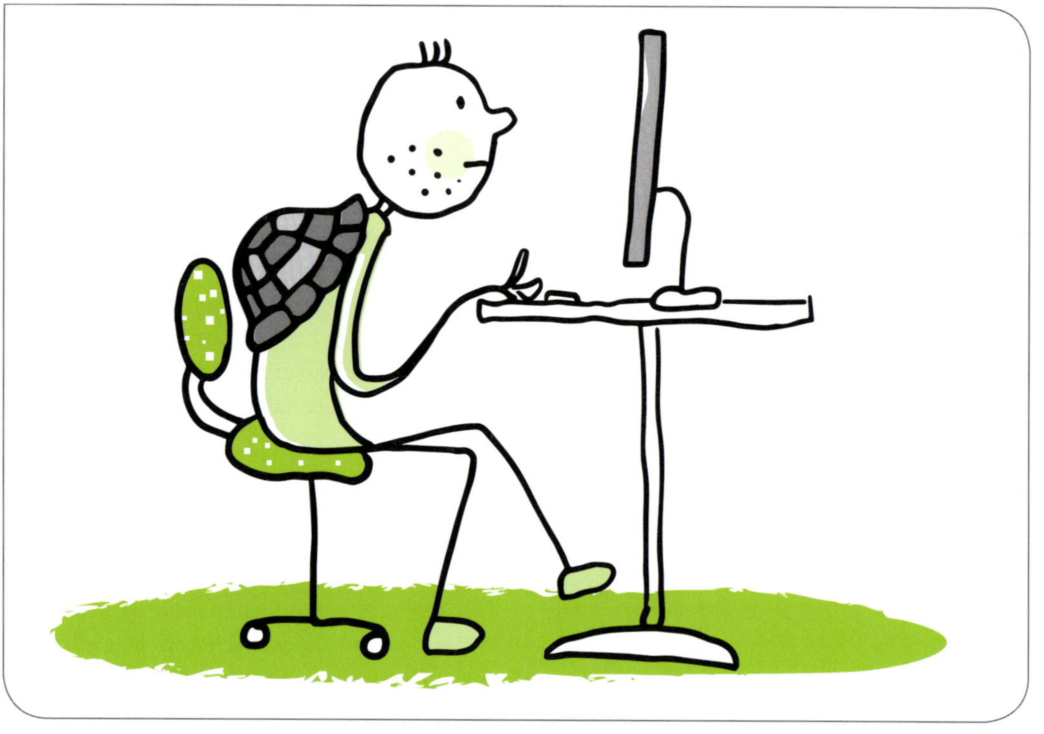

werden sie jedoch stärker und Sie können den Kopf in dieser Position ohne größere Anstrengungen halten.

Achten Sie aber auch auf Ihre Gehhaltung. Wenn eine Person immer vorgebeugt geht, befindet sich die vordere Körperkette automatisch in einer verkürzten Position. Die hintere Kette, also die Muskeln des oberen Rückens, des Gesäßes, die Muskeln am hinteren Oberschenkel und an den Waden, versucht ihrerseits, den Menschen wieder in eine gerade Position zu bringen. Dies kann zu Verspannungen und Muskelzuckungen im Körper führen. Wenn die Gehhaltung aufrechter wird, muss die Rückenkette keine Überstunden mehr machen und kann sich auf ihre Hauptaufgabe konzentrieren: die Bewegung und die Unterstützung des Rückens.

Katzenvideos und Schattenboxen

Wenn eine Katze beschließt, sich nach einem Nickerchen zu bewegen, läuft sie normalerweise nicht gleich los. Die Katze streckt ihre Gliedmaßen, beugt und wölbt ihren Rücken und schreitet dann anmutig davon.

Der Mensch sollte sich ein Beispiel an der Katze nehmen, besonders nach stundenlangem Sitzen. Wenn wir lange sitzen, kann sich das Aufstehen von einem Stuhl steif und etwas unbeholfen anfühlen. Das liegt daran, dass das Bindegewebe bereits Zeit hatte, sich an die Sitzposition anzupassen. Beim Sitzen werden beispielsweise die Muskeln im Rücken und in den Hüften angespannt. Wenn wir uns vom Stuhl erheben, bleiben die Muskelmembranen noch eine Weile in dieser gestreckten, lockeren Position. Das Problem mit lockeren Muskelmembranen ist, dass sie den Rücken und die Hüften nicht richtig stützen. Die Muskeln und Faszien, die den Körper schützen, sind sozusagen im Schlaf. Wenn Sie Pech haben, können Sie sich bei einer plötzlichen Bewegung – z. B. wenn sie einen zu Boden gefallenen Bleistift aufheben – eine Rückenverspannung oder im schlimmsten Fall ein Bandscheibenproblem zuziehen.

Wenn Sie lange sitzen oder liegen, sollten Sie Ihren oberen Rücken strecken, ein wenig wippen und Ihre unteren Gliedmaßen aufwecken. Dadurch werden die Muskeln und Faszien angespannt und sind einsatzbereit. Das gleiche Prinzip gilt, wenn Sie eine schnelle Sportart betreiben wollen. Vor dem Laufen, Basketball- oder Badmintonspielen ist es sinnvoll, zu springen, zu hüpfen und sich aufzuwärmen, damit die Muskeln und das Bindegewebe angespannt und aktiviert werden.

Eine verbesserte Durchblutung bedeutet, dass der Körper und das Nervensystem einsatzbereit sind und das Verletzungsrisiko verringert wird. Deshalb machen Boxer zum Beispiel Schattenboxen, bevor sie in den Ring steigen. Schattenboxen ist eine großartige Methode, die Muskeln, Sehnen und Fasern zu trainieren. Lange, statische Dehnungen hingegen sollten vor dem Training vermieden werden, da sie dazu führen, dass Muskeln und Muskelmembranen Spannungen abbauen – genau dann, wenn Sie sie am meisten brauchen.

Bewegliche Gelenke erleichtern den Alltag

Einer der wichtigsten Punkte für den Bewegungsapparat ist die Beweglichkeit der Gelenke. Eine gute Beweglichkeit bedeutet, dass die Gelenke – z. B. Schultern, Hüften und Knie – ihren vollen Bewegungsumfang ausschöpfen können. Wenn der Bewegungsbereich »offen«, also weit, ist, kann sich der Körper mühelos beugen, strecken und bücken. Es fällt leicht, die Schnürsenkel zu binden, etwas vom Boden aufzuheben und nach einem interessanten Buch im obersten Regal zu greifen.

Diese Bewegungen sind nicht immer selbstverständlich ausführbar. Viele Patienten, die einen Physiotherapeuten aufsuchen, haben Probleme mit ihrer Mobilität. Wenn Sie zum Beispiel eine steife Schulter haben, kann es schwierig sein, ein enges T-Shirt auszuziehen oder einen BH zu schließen. Ist die Hüfte hingegen steif, wie es bei vielen Menschen durch das ständige Sitzen der Fall ist, geht die Bewegung im Rücken oder in der Hüfte leicht verloren. Dies kann zu Problemen wie Schmerzen im unteren Rücken und Unwohlsein führen.

Doch was bedeutet »Bewegungsmangel«? Stellen Sie sich vor, dass Ihr Rücken und Ihre Hüften Gummibänder sind. Eine steife Hüfte ist ein strafferes Gummiband und der Rücken ist weicher. In diesem Fall gibt der lockerere Teil des Gummibandes nach. Mit anderen Worten: Der Körper kompensiert die steife Hüfte, indem er die Bewegung vom Rücken her ausführt. Das Problem daran ist, dass der Rücken dann proportional stärker belastet wird. Beim Bücken zum Beispiel werden die Bandscheiben zusätzlich belastet. Wenn also die Beweglichkeit eines Gelenks nicht ausreicht, versucht der Körper, dies nach eigenem Ermessen mit anderen Gelenken zu kompensieren. Wenn Sie bei-

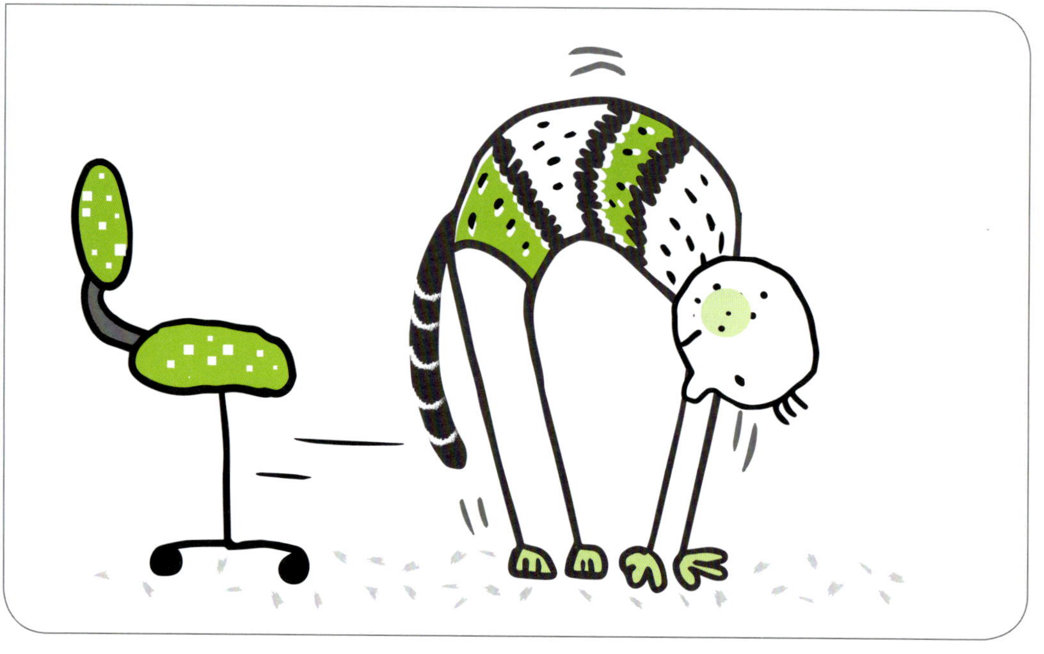

spielsweise in ein oberes Regal greifen, aber das Schultergelenk und die Brustwirbesäule in ihrer Beweglichkeit eingeschränkt sind, wird der Körper die notwendige Bewegung aus dem Nacken oder dem unteren Rücken holen. Auf Dauer führt dies in der Regel zu Schmerzen und Unbehagen.

In der Mobilität von Menschen gibt es große Unterschiede, denn auch die Genetik spielt hier eine Rolle. Ein kleiner Teil der Menschen ist von Natur aus übermäßig beweglich, ein kleiner Teil ist steif wie eine Eisenstange und die Mehrheit liegt irgendwo dazwischen. Die meisten von uns werden aber im Laufe der Jahre zunehmend steif. Viele fühlten sich noch als Kind in einer tiefen, entspannten Hockstellung wohl. Mit dem Hintern auf Knöcheln und Fersen bauten wir ganz mühelos Türme und Sandburgen. Dann wurden wir erwachsen und fanden einen Stuhl und ein Sofa.

Nur wenige Erwachsene fühlen sich in der Hocke wohl – geschweige denn, dass sie länger als ein paar Minuten in dieser Position bleiben können, ohne zu verkrampfen. Natürlich gibt es Ausnahmen. In vielen afrikanischen und asiatischen Ländern ist das Hocken immer noch die normale Sitzart, auch für Erwachsene. In der Hocke verbringt man seine Zeit, erledigt alltägliche Aufgaben, raucht Zigaretten und geht auf die Toilette. Zugleich summen die Gelenke vor Zufriedenheit. Denn die Gelenke bleiben fit, wenn man sie in ihrem vollen Bewegungsumfang nutzt.

Eine erfolgreiche tiefe Hocke bedeutet, dass die meisten Gelenke normal beweglich sind. Die Unfähigkeit, in die Hocke zu gehen, deutet dagegen auf steife Hüften, Knie oder Knöchel hin. Aber machen Sie sich keine Sorgen, wenn Sie nicht mehr in die Hocke gehen können. Sie können es wieder lernen. Bei einer finnischen Zeitung beschlossen die Redakteure, jeden Tag um drei Uhr in tiefer Hocke gemeinsam eine Tasse Kaffee oder Tee zu trinken. Es macht nichts, wenn das Hinterteil zunächst einen halben Meter über dem Boden ist und hier und da schmerzt. Jeder blieb so lange wie möglich in seiner Position. Nach und nach, Tasse für Tasse, gewöhnten sich die Körper der Redakteure wieder an das Hocken. Die Hosen allerdings wurden wegen der trainierten Bein- und Pomuskulatur enger.

Auch wenn die eigene Mobilität der eines Holzstammes entspricht, muss man die Hoffnung nicht aufgeben. Ein 65-jähriger Mann, der in meine Praxis kam, war so steif, dass er nicht einmal in die Hocke gehen konnte. Der Mann machte gewissenhaft die ihm aufgetragenen Mobilitätsübungen, die es ihm schließlich ermöglichten, in eine tiefe Hocke zu gehen. Natürlich geht es bei der Mobilität um viel mehr als nur um die Hocke. Es lohnt sich, für die Erhaltung der Beweglichkeit zu üben, denn wenn Sie nichts dagegen tun, wird sich die Beweglichkeit Ihrer Gelenke ab Ihrem 35. Lebensjahr verschlechtern.

» *Eine verlorene Hocke kann man zurückgewinnen.* «

Fast jeder von uns kann einen Spagat schaffen, wenn er die nötige Geduld aufbringt. Die Bewegung erfordert eine Veränderung des Bindegewebes, was ein zeitaufwändiger Prozess ist. Kollagenmoleküle haben eine Lebensdauer von etwa 500 Tagen, Kollagen erneuert sich also alle anderthalb Jahre. Wenn Sie täglich Sport treiben, wird das Kollagen umgebaut, indem neues Kollagen gebildet wird und altes Kollagen abstirbt. In der Praxis sollte es also spätestens nach eineinhalb Jahren möglich sein, im Spagat zu sitzen.

Manchmal ist die Veränderung des Bindegewebes sogar erstaunlich wirksam. Mark Comerford, ein bekannter australischer Physiotherapeut, behauptet, dass er mit hartem Training sogar seine O-Beine losgeworden ist. Comerford drückte jeden Tag im Stehen für ein paar Minuten die Knie zusammen, und nach drei Jahren waren seine Beine gerade ausgerichtet.

Während die meisten Menschen unter Steifheit leiden, hat ein kleiner Teil überbewegliche Gelenke. Das bedeutet, dass die Gelenke einen größeren Bewegungsspielraum haben als beim Durchschnittsmenschen. Dabei handelt es sich nicht um eine Krankheit, sondern um eine Eigenschaft, die entweder Schmerzen oder Beschwerden verursachen kann – oder auch nicht. Der Körper eines jeden Menschen ist individuell.

Wenn ein Mensch mit hypermobilen Gelenken zu einer Yogastunde kommt, gleitet er oft leicht in Asanas oder Yogahaltungen, ohne zu stöhnen oder zu ächzen. Yoga schadet den Hypermobilen nicht, bringt aber auch nicht viel für die Beweglichkeit. Natürlich entspannt Yoga auch, stärkt die Muskeln und baut Stress ab. Wichtiger als das Dehnen ist für Menschen mit übermäßig beweglichen Gelenken jedoch ein moderates Muskeltraining im Fitnessstudio, denn starke Muskeln stützen die Gelenke und stabilisieren den Körper.

Neben der Beweglichkeit braucht der Bewegungsapparat auch Muskeltraining und Körperbeherrschung. Dadurch wird ein hohes Maß an Mobilität, Muskelunterstützung und Bewegungskontrolle aufgebaut. Es lohnt sich also, den Körper auf vielfältige Weise zu trainieren. Wenn Sie zum Beispiel nur dehnen, werden Ihre Muskeln nicht stimuliert. Wenn Sie nur im Fitnessstudio trainieren, wird sich Ihr Körper etwas versteifen. Ein Bodybuilder beispielsweise konnte Kniebeugen, Bankdrücken und »Dead Lift« mit einem Gesamtgewicht von 900 Kilo absolvieren. Der Mann hatte es jedoch versäumt, sich zu dehnen. Er konnte nicht einmal sein Hemd am Rücken in den Hosenbund stecken, weil sich seine Arme nicht nach hinten beugen wollten.

Sie können Ihre eigene Beweglichkeit durch Übungen wie Yoga, Tai-Chi oder Mobilitätsübungen verbessern. Diese Übungen werden auch als dynamisches oder funktionelles Dehnen bezeichnet. Es bedeutet, dass der Muskel aktiv in eine verlängerte Position gebracht wird. So bewegt sich der Muskel, dehnt sich und wird stärker. Kraft, Gleichgewicht und Bewegungsumfang werden verbessert. Aktuelle Forschungen zeigen, dass diese aktive Art des Dehnens für die Beweglichkeit vorteilhafter ist als das traditionelle statische Dehnen, bei dem Sie 15–30 Sekunden in unveränderter Position verweilen. Aktives Dehnen – im Gegensatz zum passiven Dehnen – funktioniert auch als Anfangs- und Enddehnung.

Nackenschmerzen in den Griff bekommen

Man braucht wohl keinem Büroangestellten zu erklären, wie es sich anfühlt, einen steifen Nacken oder schmerzende Schultern zu haben. Die häufigste Ursache für Nackenschmerzen sind Muskelverspannungen im Nacken und in den Schultern. Statisches Dehnen kann Ihnen helfen, sich besser zu fühlen und Ihre Muskeln zu entspannen, aber nur für eine kurze Zeit. Wenn sich im Alltag nichts ändert, werden die Steifheit und die Schmerzen wie ein Bumerang zurückkehren.

Eine längerfristige Lösung besteht darin, den ganzen Tag über dynamische Bewegungen und Übungen durchzuführen, um die Durchblutung der Muskeln aufrechtzuerhalten. Nach einem Arbeitstag können Sie zum Beispiel Nordic Walking mit Stöcken machen, um Ihren Oberkörper zusätzlich zu durchbluten. Es lohnt sich auch, die Muskeln im Fitnessstudio zu trainieren. Je mehr Kraft ein Muskel hat, desto mehr kann er Belastungen standhalten. Ein starker Muskel ist also weniger anfällig für Muskelverspannungen als ein schwacher.

Fitnesstraining ist auch eine große Hilfe, wenn der Nacken nicht mehr mitspielt. In seiner Doktorarbeit untersuchte Jari Ylinen, Oberarzt und Assistant Professor für Naturheilkunde, die wirksamste Methode zur Linderung von Nackenschmerzen und Spannungskopfschmerzen. An der Studie nahmen 180 im Büro arbeitende Frauen mit chronischen Nackenschmerzen teil. Sie wurden in drei Gruppen eingeteilt. Eine Gruppe konzentrierte sich ein Jahr lang auf Übungen zur Stärkung der Halswirbelsäulenmuskulatur, die andere auf Übungen zur Ausdauer der Halswirbelsäulenmuskulatur. Die dritte Gruppe war eine Kontrollgruppe. In allen Gruppen wurden auch Muskeldehnungen und aerobe Übungen wie Gehen durchgeführt. Nach einem Jahr war es Zeit für die Ergebnisse. Die Schmerzen wurden in der Krafttrainingsgruppe um 70% und in der Ausdauergruppe um 60% reduziert. In der Kontrollgruppe wurden die Schmerzen nur um 30% reduziert. Krafttraining ist also das wirksamste Mittel zur Schmerzbekämpfung. Am zweitbesten ist das Ausdauertraining und am wenigsten effektiv ist das Dehnen allein.

Das Wichtigste in Kürze

Es lohnt sich, Sport und Bewegung in den Alltag zu integrieren.
Machen Sie Pausen bei der Arbeit. Stellen Sie zum Beispiel Ihr Telefon vom Schreibtisch weg, damit Sie zum Telefonieren aufstehen müssen, und nehmen Sie die Anrufe im Stehen oder Gehen entgegen.
Gehen Sie in der Mittagspause mit Kollegen oder Freunden eine Runde spazieren.
Wenn Sie mit dem Auto oder der Bahn zur Arbeit fahren, machen Sie einen kurzen Spaziergang, zum Beispiel um den Block, bevor Sie das Büro betreten.
Nehmen Sie, wann immer möglich, die Treppe.
Machen Sie sich bewusst, dass Bewegung Ihnen wirklich guttut, nicht nur körperlich, sondern auch geistig. Das Denken fällt Ihnen leichter, wenn Sie den ganzen Tag über aktiv sind.

Vorbeugung gegen Muskel-Skelett-Erkrankungen

Unser Lebensstil ist eine echte Herausforderung für unseren Bewegungsapparat. Neben fehlender Bewegung unterstützen auch Stress und schlechte Gewohnheiten die Schmerzentstehung. Was kann man dagegen tun?

Rückenschmerzen sind bereits das häufigste Gesundheitsproblem der Welt. Sie sind auch das teuerste Problem, wenn man zu den Behandlungskosten noch die Kosten für die Frühverrentung und den Arbeitsausfall hinzurechnet. Nach Angaben der Weltgesundheitsorganisation (WHO) haben Muskel-Skelett-Erkrankungen in den letzten 20 Jahren weltweit die meisten Verluste an Lebensqualität verursacht. Jeder dritte Mensch in den westlichen Ländern leidet an einer Muskel-Skelett-Erkrankung. Es treten Rücken-, Nacken-, Schulter-, Knie- und Hüftschmerzen auf. Wie konnte das passieren?

Homo Voltaren – oder warum wir so viele Schmerzen haben

Von Zeit zu Zeit wird gesagt, dass die Evolution noch einiges vor sich hat. Ein Argument ist, dass Rücken und Knie des Homo sapiens noch immer in einer Lernphase stecken, da unsere Hüften und unser unterer Rücken nicht für das aufrechte Gehen und Stehen geschaffen wurden, sondern für den Gang auf allen Vieren. Unser Körper hat sich nach dieser Annahme noch nicht vollständig an die Veränderung des aufrechten Gangs angepasst. Werden wir im 21. Jahrhundert immer noch den Preis dafür zahlen müssen, dass wir die einzigen zweibeinigen Affen sind? Sind wir dazu verdammt, mit einer Tube Voltaren in der Hand herumzulaufen?

»Unsere Vorfahren, die Menschenaffen oder Hominiden, begannen vor mehr als vier Millionen Jahren in Afrika, auf zwei Beinen zu laufen. Diese Entwicklung erwies sich als nützlich. Die Hände wurden frei, um Nahrung und Kinder zu tragen und Raubtiere mit Steinen zu bewerfen. Die aufrechte Haltung half ihnen auch, die im Unterholz lauernden Gefahren schneller zu entdecken. Das Gehen war für den aufrecht gehenden Affen eine energieeffiziente Art der Fortbewegung«, sagt Suvi Viranta-Kovanen, außerordentliche Professorin für Paläobiologie, in einer finnischen Ärzte-Zeitschrift. »Beim Laufen wird allerdings viel Energie verbraucht, und wir waren schon immer hoffnungslos langsame Läufer. Antilopen – und sogar Mäuse – sind schneller als wir. Aber das Laufen war das Ergebnis der natürlichen Auslese. Der Zweibeiner wurde kein schneller Sprinter, sondern ein ausdauernder Langstreckenläufer«, schreibt sie weiter. Eine Hypothese besagt, dass die Entwicklung des aufrechten Laufens mit der Jagd zusammenhängt. Der Mensch hat sich so entwickelt, dass er rennen kann, um in der heißen Savanne Wildtiere zu erbeuten. Die Antilope lief zunächst zügig davon, aber da sie ein Fell hat, kann sie die Wärme nur durch Hecheln ableiten. Hecheln ist ein unwirksames Kühlsystem, da das Tier den Anstieg seiner Körpertemperatur nicht verhindern kann. So konnte die Antilope zwar 20 Kilometer weit fliehen, dann war es für den Menschen aber ein Leichtes, das vor Hitze zitternde Tier aus nächster Nähe zu töten. Der Mensch konnte Tiere bis zur Erschöpfung jagen, weil die Evolution unser Fell entfernt und unsere Haut nackt gelassen hatte. Starkes Schwitzen am ganzen Körper verhindert eine Überhitzung. Das bedeutet, dass der Körper viel schneller abkühlt als bei einem mit Fell bedeckten Tier. Durch das Schwitzen konnte sich unser temperaturempfindlichstes Organ, das Gehirn, erheblich vergrößern. Nina Jablonski, eine amerikanische Anthropologin und Paläobiologin, behauptet sogar, dass das Schwitzen die Entwicklung unseres Gehirns ermöglicht und uns zu dem gemacht hat, was wir heute sind.

Mit der Entwicklung des Menschen zum Langstreckenläufer hat sich der Bewegungsapparat entwickelt, um Energie zu sparen und die Laufbewegung zu unterstützen. Viranta-Kovanen schreibt, dass sich unser Rücken an das mobile Leben des Nahrungssammlers und später des Jägers angepasst hat. Der menschliche Rücken sei daher eine funktionelle Lösung für einen Zweibeiner, der sich effizient und sicher bewegen müsse. »Der Rücken ist nicht an unsere heutige Lebensweise angepasst, sondern an das mobile Leben des aufrechten Nahrungssammlers und später des Jägers, der mehr als fünf Millionen Jahre lang aufrecht ging.«

Laut WHO-Statistiken hat die Häufigkeit von Rückenschmerzen und anderen Muskel-Skelett-Problemen seit Anfang der 1990er-Jahre exponentiell zugenommen. Wenn Rückenschmerzen auftreten, können wir nicht einfach sagen, dass die Evolution daran schuld ist. Wo liegt also der Fehler?

Wie wir gesehen haben, ist der Rücken an Belastung gewöhnt. Eines der größten Missverständnisse über den Rücken ist, dass er schwach und schmerzempfindlich ist. Doch das Gegenteil ist der Fall: Die Evolution hat zum Beispiel die Bandscheiben sehr stark und die Wirbel bis zu zwei Zentimeter dick gemacht. Rückenschmerzen entstehen nicht dadurch, dass man den Rücken übermäßig, sondern dass man ihn zu wenig belastet.

Eine Hauptursache für Rückenschmerzen ist unser Lebensstil. Laut der FinHealth-Umfrage von 2017 saßen finnische Männer werktags durchschnittlich 7 Stunden und 41 Minuten, Frauen 7 Stunden und 11 Minuten. Wenn Sie eine Pause vom Sitzen einlegen, mindestens dreimal pro Woche Sport treiben, einen gesunden Lebensstil pflegen und sich geistig wohl fühlen, ist es wahrscheinlicher, dass Ihr Rücken in guter Form bleibt. In der Tat sind Schmerzen oft eine Kombination aus körperlichen, psychologischen und sozialen Faktoren. So wirkt sich Stress beispielsweise auf jeden Menschen anders aus: Dem einen tut der Kopf weh, dem anderen der Magen, dem dritten der Nacken oder der Rücken.

Lange Zeit wurde der menschliche Körper als eine Maschine betrachtet. Wenn eine Maschine nicht funktionierte, bedeutete das automatisch, dass etwas mit dem Gewebe nicht stimmte und die Maschine mit Medikamenten und Operationen repariert werden musste. Die Idee der Maschine wurde inzwischen aufgegeben. In der Therapie sprechen wir heute von einem biopsychosozialen Ansatz. Das bedeutet, dass das menschliche Wohlergehen aus verschiedenen Perspektiven betrachtet werden sollte.

»Bio« bedeutet biologisch, betrifft also Muskeln, Gelenke und Gene. »Psycho« steht für psychologisch, zum Beispiel Gedanken und Gefühle. »Sozialpsychologisch« hingegen umfasst Kultur, Familie, Lebensstil usw. All das hat Auswirkungen auf unser Wohlbefinden. Es spielt auch eine Rolle, ob Sie genügend Sitzpausen einlegen und in welcher Stimmung Sie sich befinden. Emotionale Schwierigkeiten wie Ängste, Schlaf- und Beziehungsprobleme, Depressionen und Geldmangel verlängern oft die Genesungszeit und erhöhen die Wahrscheinlichkeit, dass die Schmerzen chronisch werden. Das Gefühl der Verzweiflung verstärkt auch das Gefühl des Schmerzes. Das liegt daran, dass Stress und Angst das zentrale Nervensystem sensibilisieren und es schmerzempfindlicher machen.

Die meisten Menschen leiden von Zeit zu Zeit bei alltäglichen Aktivitäten unter Rückenschmerzen. Das ist nichts, was einen erschrecken oder was man dramatisieren

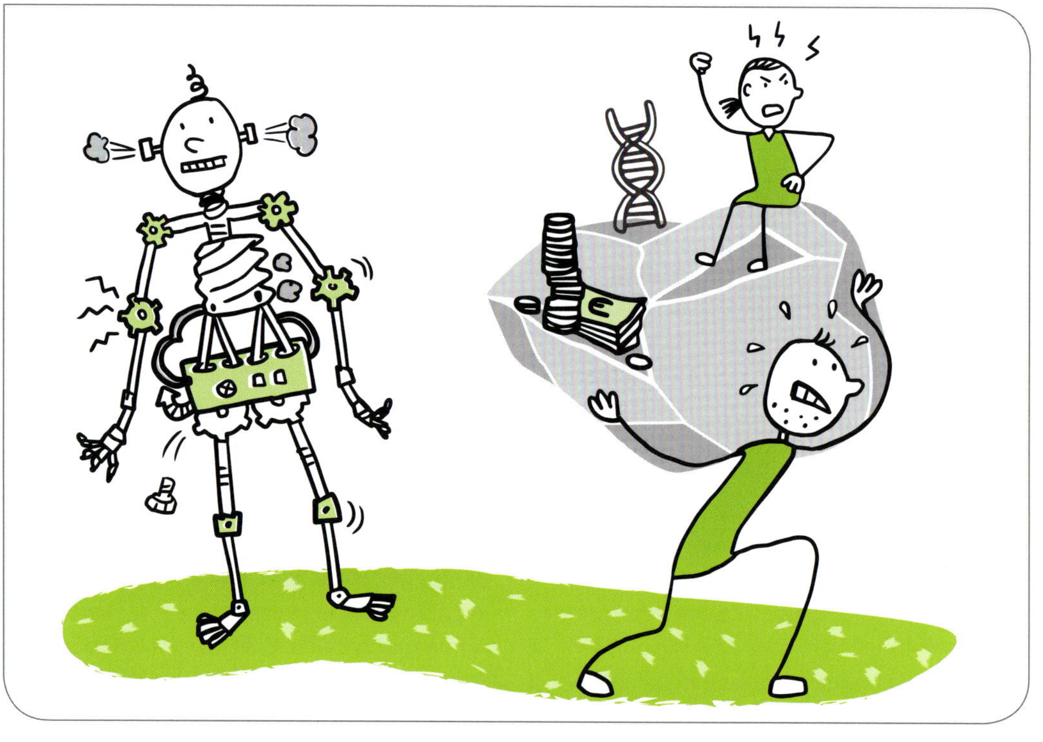

sollte. Rückenschmerzen sind wie eine Erkältung, sie kommen und gehen. Wahrscheinlich ist dies schon seit Jahrhunderten der Fall. Hippokrates (ca. 460–377 v. Chr.), der als Vater der modernen Medizin gilt, hielt die Wirbelsäule für den Ursprung und die Wurzel vieler Beschwerden. Es gibt auch Abbildungen aus dem Mittelalter, die zeigen, wie Menschen mit verschiedenen mechanischen Vorrichtungen an ihren Köpfen und Füßen aufgehängt und gezogen werden. Die Idee wurde vermutlich von der auch heute noch angewandten Traktionstherapie inspiriert, bei der der Rücken gedehnt und »gelockert« wird.

Auch Jäger und Sammler hatten gelegentlich Rückenschmerzen, sie allerdings haben sich nicht hingelegt, sondern sind irgendwo im Wald unterwegs gewesen und mussten das Überleben sichern. Und das war wohl auch gut so, denn Bewegung ist das Heilmittel.

Erkrankungen und Beschwerden des Bewegungsapparats verursachen in der westlichen Welt enorme Kosten im Gesundheitswesen. Sie sind neben den psychischen Störungen die häufigste Ursache für krankheitsbedingte Arbeitsausfälle. Zu den Rückenschmerzen kommen Nacken- und Schulterschmerzen, Bandscheibenvorfälle, Gelenkverschleiß und Kreuzbandrisse hinzu. Natürlich lässt sich ein Teil der Schmerzen, die wir erleben, dadurch erklären, dass wir viel länger leben als unsere Vorfahren. Mit zunehmendem Alter degenerieren die Gelenke, der Knorpel verschleißt und die Bandscheiben im Rücken trocknen aus. Bei vielen Menschen sind diese Entwicklungen jedoch asymptomatisch.

Ein Grund für die explosionsartige Zunahme der Beschwerden könnte sein, dass Rücken- und Knieschmerzen heute besser dokumentiert werden als früher. Einigen Statistiken zufolge haben vor allem Skandinavier mehr Probleme mit dem Bewegungsapparat als Menschen in anderen Ländern. Das ist in der Realität vermutlich gar nicht der Fall, aber die dortigen Gesundheitsämter erfassen die Beschwerden wahrscheinlich einfach genauer als Länder ohne öffentliche Gesundheitsdienste.

Auch die Medikalisierung ist ein Grund für die besorgniserregenden Statistiken. Immer mehr Aspekte des Lebens, die früher als normal galten, werden heute unter medizinischen Gesichtspunkten untersucht und behandelt. Die 1900er-Jahre waren eine große medizinische Erfolgsgeschichte: Antibiotika retteten Millionen von Menschenleben und Impfstoffe verhinderten zum Beispiel Kinderlähmung, Masern und Diphtherie.

Vor dem zweiten Weltkrieg gehörten die Finnen zu den kränksten Menschen in Europa, aber seitdem hat sich ihr Gesundheitszustand sprunghaft verbessert. Noch in den 1940er-Jahren wurde der finnische Mann durchschnittlich 55 Jahre alt, die Frau 62 Jahre. Doch im Jahr 2019 lag die Lebenserwartung bei der Geburt bei 78,9 Jahren für Jungen und 83,6 Jahren für Mädchen. Insgesamt sind die Finnen gesünder als je zuvor.

Die Geißel der modernen Zeit ist die Forschung. Je mehr Arztbesuche, diagnostische Tests und Untersuchungen zunehmen, desto mehr Symptome, die zum normalen Leben gehören, wie Rückenschmerzen, werden zu Krankheiten. Die Behandlung kann übertrieben oder unnötig sein. So kann es beispielsweise vorkommen, dass sich Patienten mit Rückenschmerzen unnötigen MRT-Untersuchungen unterziehen und Medikamente erhalten, auch wenn dies gar nicht notwendig ist.

Mittlerweile gibt es auch mehr Zeit und Möglichkeiten, sich um die eigene Gesundheit zu kümmern. Zu Beginn des letzten Jahrhunderts gab es viel weniger Ärzte. Krankheiten wurden im Kreis der Familie behandelt, große Fragen in der Kirche. Wenn Sie jetzt Rückenschmerzen haben, gehen Sie einfach ruckzuck zum nächsten Arzt.

Und in unserer heutigen Gesellschaft gibt es viele sogenannte Workaholics. Die Arbeitstage sind lang, ein Projekt jagt das andere und die Freizeit ist knapp bemessen. Erst arbeiten, dann vergnügen. Erst die anderen, dann ich. Stress setzt im Körper einen Hormoncocktail frei, der sehr stark und nur in Maßen bekömmlich ist.

General Cortisol und der laufende Wasserhahn

Wann immer etwas Bedrohliches oder Aufregendes passiert, setzt sofort die Überlebensreaktion »Kampf oder Flucht« ein. Innerhalb von Millisekunden setzt das Nervensystem Stresshormone wie Adrenalin und Cortisol frei. Die Sinne sind extrem geschärft und die körperliche Kraft wächst. Der Puls beschleunigt sich, der Blutdruck steigt, die Atmung wird schneller und die Muskeln sind einsatzbereit.

Adrenalin leistet dem Körper gute Dienste, wenn es im Ernstfall ausgeschüttet wird. Ständiger Stress, Angst oder Furcht führen jedoch dazu, dass das Adrenalin wie bei einem undichten Wasserhahn fließt. Das sensibilisiert das zentrale Nervensystem und trägt zum Schmerzempfinden bei.

Auch die Muskeln werden hart, wenn das Adrenalin konstant fließt bzw. ausgeschüttet wird. Adrenalin flutet die Muskeln mit sauerstoffreichem Blut – je mehr Sauerstoff die Muskeln bekommen, desto besser können sie mit Stress umgehen –, doch dieser Zustand hält in der Regel nur einen Moment lang an. Wenn der Stress aber weiter anhält, verringert sich der Blutfluss und die Blutgefäße verengen sich. Infolgedessen werden die Muskeln nicht ausreichend mit Sauerstoff und Nährstoffen versorgt, was sich z. B. in Form von Spannungsgefühlen oder Schmerzen in den Muskeln bemerkbar macht. Wenn dann noch das ständige Sitzen und Herumlümmeln hinzukommt, wird die Durchblutung noch weiter reduziert. Die Muskeln werden nicht so stark beansprucht, und die Folge sind wahrscheinlich Muskel- und Skelettprobleme.

Neben Rückenschmerzen sind die häufigsten Beschwerden Nacken- und Schulterschmerzen. Manche Menschen, die es eilig haben und unter Stress stehen, belasten ihre Nacken- und Schultermuskeln unbewusst. Auch Nervosität kann hier einen Einfluss haben. Während beispielsweise die Nerven der Vorderbeine dem Nervus femoralis entspringen kommen, werden die Muskeln im Nacken direkt vom Gehirn versorgt: Der elfte Hirnnerv versorgt die großen Muskeln im Nacken. Eine interessante Frage ist, ob die psychische Verfassung eines Menschen in einem direkteren Zusammenhang mit dem Wohlbefinden der Nackenmuskeln steht als mit den anderen Muskeln des Körpers.

Ein aufregender Moment mit »Kampf-oder-Flucht«-Reaktion bewirkt auch, dass der Körper Cortisol ausschüttet. Dieses Hormon fördert die Konzentrationsfähigkeit und erhöht die den Zellen zur Verfügung stehende Energiemenge. Cortisol reduziert auch die Entzündungsreaktion, ähnlich wie das Medikament Kortison. Kortison ist nämlich eine technisch entwickelte und hergestellte Vorstufe von Cortisol, die im Körper in Cortisol umgewandelt wird. Wenn eine Stresssituation jedoch sehr lange andauert, wird zu viel Cortisol in den Körper ausgeschüttet. Monatelanger Stress und eine Überlastung mit Cortisol führen dazu, dass der Körper in den »Ausnahmezustand« versetzt wird.

Der Körper muss aber weiter funktionieren, also beginnt er, vorsorglich Energie in Form von Fett zu speichern, und die Insulinreaktion verändert sich, was den Blutzucker ansteigen lässt. Gleichzeitig wird die Widerstandskraft des Körpers geschwächt, weil die Stoffwechselenzyme durch den Stress gestört werden und der Körper seine Ressourcen auf die Bewältigung des Notfalls konzentriert. Die Abwehrreaktion spiegelt sich buchstäblich im Körper wider: Die Menschen sind anfälliger für Erkältungen und Krankheiten – und nehmen zu. Insbesondere eine Zunahme des tiefen Bauchfetts führt zu einer geringgradigen Entzündung, die das Risiko vieler, auch schwerer Krankheiten erhöht.

An einem Kurs, den ich vor Jahren gab, nahm eine Norwegerin teil, die ihren gebrochenen Knöchel hatte eingipsen lassen. Die Frau hatte einen verantwortungsvollen Job und Dutzende von Mitarbeitern. Die Weihnachtsferien hatten gerade begonnen, aber die Frau ließ sich von der Ruhestellung nicht aufhalten. Die Weihnachtsferien verbrachte sie damit, zu arbeiten, auf dem Heimtrainer zu strampeln und im Fitnessstudio zu schwitzen. Fünf Monate später war ihr Knöchel immer noch schmerzhaft und geschwollen. Sie traf mich und fragte mich aufgelöst, warum ihr Bein nicht besser werde, obwohl sie ihr Bestes gebe. Ich erklärte der Frau, dass ihr Körper den Knöchel nicht heilen könne, weil sie sich weigere, sich auszuruhen. Ständiger Stress und die Ausschüttung von Cortisol hielten die Entzündung in Gang. Als die Frau den Grund erfuhr, begann sie zu weinen. Schließlich ließ sie sich für drei Wochen krankschreiben und legte sich einfach auf die Couch. Die Schwellung ging schließlich zurück und sie konnte wieder gehen.

Lebten die Hormone in einer militärischen Hierarchie, wäre Cortisol wohl der selbsternannte General. Andere Hormone folgen, wenn Cortisol befielt. Cortisol dämpft die Wirkung von Hormonen wie Sexual-, Wachstums- und Schlafhormonen. Deshalb führt Dauerstress zu Lustlosigkeit, zu Muskeln, die trotz Training nicht wachsen, und zu schlechtem Schlaf. Cortisol versetzt den Körper in Alarmbereitschaft und bringt ihn aus dem Gleichgewicht, was zu einem Verlust von Tiefschlaf, Konzentration, Gedächtnis und Widerstandskraft führt. Deshalb gelingt es nicht, ein Buch zu lesen, Dinge werden vergessen und Erkältungen treten auf.

Jahrelanger Stress brennt einen aus, und Cortisol ist hier ein wichtiger Faktor. Bei Arbeitnehmern, die unter Burnout leiden, und bei überlasteten Sportlern wurde ein 100-mal höherer Cortisolspiegel festgestellt als bei gesunden Menschen.

Glücklicherweise gibt es ein wirksames Gegenmittel gegen die Stresshormone Adrenalin und Cortisol. Wenn Sie sich am Ende des Tages gestresst fühlen, ist es eine gute Idee, etwas zu tun, das Sie ins Schwitzen bringt.

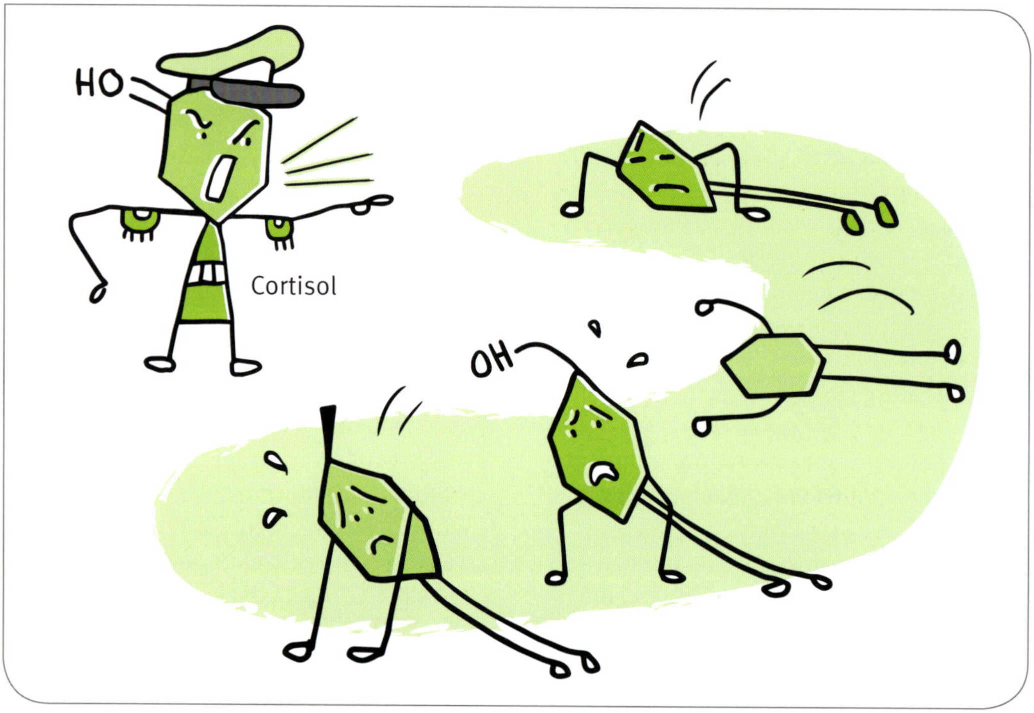

Ein zügiger Spaziergang oder eine halbstündige Joggingrunde lassen Ihr Blut schnell genug strömen, um Stresshormone aus Ihrem Körper zu leiten. Es ist jedoch keine gute Idee, vor dem Schlafengehen Sport zu treiben, sonst hat der Körper keine Zeit, sich zu beruhigen.

Natürlich ist es wichtig, dass die Bewegung in einer stressigen Phase nicht zur lästigen Pflicht wird. Wenn die gestresste Psyche auf Hochtouren läuft und man sich selbst dazu drängt, weiterzumachen, obwohl das Training nicht mehr so läuft wie früher, kann das zu einer Überlastung führen. Der Körper wird zu stark beansprucht, als dass er sich erholen und regenerieren könnte. Der »überarbeitete« Mensch ist erschöpft und kann die Müdigkeit nicht mit der üblichen Ruhezeit beheben.

Eine Überlastung geht immer auch mit einem Leistungsabfall einher. Ein Anzeichen dafür ist, dass die Herzfrequenz 10–15 Schläge höher ist als sonst, wenn Sie eine normale Runde joggen. Es lohnt sich also, auch in stressigen Zeiten daran zu denken, sich auszuruhen, sich zu erholen und gelegentlich das schweißtreibende Training gegen einen Spaziergang im Wald einzutauschen.

»Ein fitter Körper kann aber besser mit Stress umgehen«, schreibt der Psychiater Dr. Anders Hansen in seinem Buch *The Real Happy Pill*. Wenn Sie laufen, Rad fahren oder anderweitig schwitzen, steigt der Cortisolspiegel natürlich an, weil die Aktivität den Körper belastet. Ein Anstieg der Herzfrequenz und des Blutdrucks sind natürliche Auswirkungen von Cortisol. Nach dem Lauf ist der Körper nicht mehr gestresst und der

Cortisolspiegel sinkt auf ein niedrigeres Niveau als vor dem Training. Wenn Sie regelmäßig joggen, steigt das Cortisol während des Trainings immer weniger an und fällt nach dem Training immer mehr ab. »Der Cortisolspiegel steigt auch weniger stark an, wenn die Stressreaktion durch etwas anderes als Sport ausgelöst wird«, schreibt Hansen.

Bewegung erhöht also die Stresstoleranz. Vereinfacht gesagt, lernt der Körper durch Bewegung, bei Stress nicht Vollgas zu geben. Es ist immer gut, auf seine eigene Müdigkeit zu hören. Wenn die Müdigkeit durch übermäßige Arbeit und Stress verursacht wird, kann man trotzdem joggen und wird sich wahrscheinlich besser fühlen. Wenn die Müdigkeit hingegen durch zu viel körperliche Anstrengung verursacht wird, ist es ratsam, auf den Körper zu vertrauen, die Füße hochzulegen und auf dem Sofa zu bleiben.

Dr. Helena Miranda, außerordentliche Professorin für Arbeitsmedizin, fragt sich in ihrem Buch *Rethinking pain – How to live well despite pain*, ob in Finnland einer der Gründe für die Schmerzen darin liegt, dass die Menschen sich dort kaum umarmen oder berühren. Finnen küssen sich zur Begrüßung nicht auf die Wange, sie schütteln die Hände und bleiben dabei einen Meter voneinander entfernt. Laut Miranda ist die Hypothese nicht endgültig bewiesen, aber sie ist auch nicht ganz aus der Luft gegriffen. Tatsächlich beruhigen Berührungen wie Streicheln, Umarmen und Massieren den Körper. Wenn Menschen gestreichelt werden, nimmt die Cortisolausschüttung ab und der Blutdruck sinkt. Wenn Sie jemanden berühren, streicheln oder umarmen, den Sie mögen, schüttet Ihr Körper das »Liebeshormon« Oxytocin aus, das das Schmerzempfinden reduziert. Dasselbe Hormon wird auch beim Liebesspiel ausgeschüttet, bei Müttern, wenn sie ein Baby stillen – und bei einem Vater, wenn er seinem Baby beim Essen zuschaut. Oxytocin wird auch ausgeschüttet, wenn Hund und Besitzer einander in die Augen sehen.

Schlechte Gewohnheiten sind im Rücken zu spüren

Tiere, die in Käfigen oder Ställen leben und nicht selbst auf Nahrungssuche gehen müssen, sind in der Regel schwerer als ihre freilebenden Artgenossen. Die Menschen haben sich selbst in Büros eingeschlossen, und das zeigt sich an ihrer Taille. Auch in Deutschland sind fast drei Viertel der Männer und zwei Drittel der Frauen übergewichtig.

Im Durchschnitt essen wir zu viel und zu oft. In einem Fitnessstudio hing ein Schild, auf dem stand: »Die wichtigste Übungsbewegung überhaupt ist das frühe Aufstehen vom Esstisch.« Wenn Sie Ihr eigenes Gewicht bewerten wollen, sollten Sie nicht zu sehr auf den traditionellen Body-Mass-Index starren. Das Problem mit dem BMI ist, dass er nicht zwischen Knochen, Muskeln und Fett unterscheidet. Arnold Schwarzenegger zum Beispiel hatte in seiner Bodybuilding-Zeit einen BMI von über 30, war also »deutlich fettleibig«.

Wenn Sie Ihre Taille mit einem Maßband messen, erfahren Sie mehr über Ihre Gesundheit als durch Ermittlung des Body-Mass-Index. Wenn der Taillenumfang bei Frauen 88 Zentimeter und bei Männern 102 Zentimeter überschreitet, spricht man von Taillenfettleibigkeit. Es geht nicht um ein paar Zentimeter, das Ergebnis gibt aber Hinweise. Zeigt das Maßband deutlich mehr als die genannten Werte an, sollten Sie aufpassen. Übergewicht wirkt sich nicht nur auf eine Vielzahl von Krankheiten aus, sondern auch auf den Bewegungsapparat. Sie betrifft zum Beispiel die Gelenke der unteren Gliedmaßen und beschleunigt die Arthrose.

» *Ein Maßband sagt mehr über Gesundheit als der BMI.* «

Auch die Lebensgewohnheiten wirken sich negativ auf den Rücken aus. Übergewichtige, sitzende und rauchende Menschen haben ein deutlich höheres Risiko für Rückenschmerzen als normalgewichtige, nicht rauchende und körperlich aktive Menschen.

Heutzutage wird viel über eine gesunde Lebensweise gesprochen und geschrieben. Das war im letzten Jahrhundert noch ganz anders, als zum Beispiel die finnische Armee Zigaretten an Wehrpflichtige verteilte. Während des Zweiten Weltkriegs wurde die Tabakdosierung in den Verpflegungsvorschriften der Frontsoldaten festgehalten, sodass jeder Wehrpflichtige täglich drei Zigaretten erhielt. Als der Krieg zu Ende ging, rauchten viele Soldaten weiter. In den folgenden Jahrzehnten starben schätzungsweise zehntausende indirekt an der durch die Weitergabe von Tabakwaren ausgelösten Sucht.

Während des Zweiten Weltkriegs waren die Gefahren des Tabaks noch nicht bekannt, man nahm aber an, er erfrische den Geist und fördere die Verdauung. Heute weiß man, dass Tabak beispielsweise das Risiko für Lungenkrebs und koronare Herzkrankheiten erhöht. Rauchen ist ebenfalls ein eindeutiger Risikofaktor für Rückenschmerzen, da es das Risiko von Rückenschmerzen verdreifacht. Nimmt man also 1.000 Rückenschmerzpatienten und 1.000 Gesunde, so findet man in der Gruppe der Rückenschmerzpatienten dreimal so viele Raucher.

Eine Erklärung hierfür ist, dass Rauchen die Durchblutung und den Stoffwechsel der Bandscheiben verringert und die Entzündungsreaktion des Körpers verstärkt. Zudem neigen Lebensgewohnheiten dazu, sich im Guten wie im Schlechten anzusammeln. Wenn Sie also rauchen, gehören Sie eher zu den Menschen, die gern auch mit einer Packung Keksen auf dem Sofa sitzen.

Studien zeigen auch, dass das Rauchen eine überraschend große Rolle beim Schmerzempfinden spielt. Wenn Sie unter chronischen Schmerzen leiden, hilft die Raucherentwöhnung eindeutig bei der Schmerzbehandlung. In einer großen US-amerikanischen Studie wurden über 5300 Menschen untersucht, die wegen Rückenschmerzen ins Krankenhaus eingeliefert worden waren. Einige wurden operiert, und die meisten erhielten Behandlungen wie Krankengymnastik, Schmerzmittel und Bewegungsberatung. Allen, die rauchten, wurde geraten, mit dem Rauchen aufzuhören. Alle Patienten wurden acht Monate lang nachbeobachtet. Zu Beginn und am Ende der Nachbeobachtung hatten diejenigen, die nicht rauchten oder vor Beginn der Studie mit dem Rauchen aufgehört hatten, weniger Schmerzen als Raucher. Diejenigen, die weiter rauchten, hatten nicht nur mehr Schmerzen, sondern auch stärkere Schmerzen. Im Gegensatz zu den Nichtrauchern und denjenigen, die mit dem Rauchen aufgehört hatten, ließen die Schmerzen während des gesamten Nachbeobachtungszeitraums nicht wesentlich nach. Bei denjenigen, die während der Studie mit dem Rauchen aufhörten, war die Schmerzlinderung besonders hoch.

Lebensgewohnheiten wirken sich bis in die DNA hinein aus. Erbliche Faktoren prädisponieren Menschen für verschiedene Krankheiten, aber der eigene Lebensstil und Umweltfaktoren spielen eine ebenso wichtige Rolle dabei, ob ein Gen aktiviert wird oder nicht. Interessanterweise kann sogar der Lebensstil der eigenen Eltern und Großeltern eine Rolle spielen. So kann ein schlechter Lebensstil der Mutter oder eines Großelternteils zu einem höheren Risiko für das Kind führen, z.B. an Typ-2-Diabetes, Herz-Kreislauf-Erkrankungen oder psychischen Störungen zu erkranken. Dies ist die sogenannte Epigenetik, also die Vererbung, die nicht auf die Struktur der Gene zurückzuführen ist. »Epigenetische Mechanismen beeinflussen, wie sich Zellen differenzieren und in verschiedenen Geweben unterschiedlich funktionieren«, sagt Olli Raitakari, Professor an der Finnischen Akademie der Wissenschaften, in einem Interview mit der Finnish Medical Foundation.

Mehrere Studien an Nagetieren haben ergeben, dass die Exposition früherer Generationen gegenüber Umweltgiften, Tabakrauch und Stress zu Veränderungen in der Funktion von Genen bei den Nachkommen führen kann, was sich auf deren Gesundheit auswirkt. Mehrere finnische Universitäten führen derzeit eine auf Jahrzehnte angelegte LASERI-Studie durch, um herauszufinden, ob die Beobachtungen an Ratten und Mäusen auch auf den Menschen zutreffen. An der Studie nehmen 13.000 Freiwillige teil. Eines der Themen der Studie ist die Auswirkung des Rauchens des Vaters auf seine Nachkommen. Faktoren, die die genetische Funktion des Fötus beeinflussen, können vom Vater in den Spermien weitergegeben werden.

Eine andere finnische Studie hat bereits gezeigt, dass zum Beispiel starker Stress, den ein Mann in der Kindheit erlebt hat, die Gehirnentwicklung seines eigenen Kindes beeinflussen kann. Die Stressbelastung des Vaters war mit einer schnelleren Entwicklung der Gehirnzellen des Kindes verbunden. Die Ergebnisse könnten darauf hindeuten, dass die Gehirne der Babys schneller gereift waren. Das mag daran liegen, dass Stress einen biologischen Prozess in Gang setzt. Mädchen, die sexuell missbraucht wurden, kommen zum Beispiel früher als üblich in die Pubertät.

Die Epigenetik wird noch erforscht. Sicher ist, dass die Gene, die wir von unseren Eltern erhalten, unseren Bewegungsapparat beeinflussen. So wird beispielsweise die Art des Bindegewebes vererbt, und manche Menschen haben von Natur aus ein schwächeres Bindegewebe als andere. Das macht sie beispielsweise anfälliger für Bandscheibenvorwölbungen und Schulterverrenkungen. Das Bindegewebe kann durch Bewegung nachträglich aber gestärkt werden.

Bewegung, Ernährung, Schlaf und Rauchen spielen alle eine Rolle für das Wohlbefinden. Es lohnt sich jedoch nicht, nach Perfektion zu streben, denn sie ist unerreichbar. Und trotz all der guten Ratschläge müssen Sie zugeben, dass das Leben keine Excel-Tabelle ist. Jeanne Calment, die älteste Frau der Welt, starb 1997 nach 122 Jahren und 164 Tagen. Erst im Alter von 117 Jahren hatte sie das Rauchen aus gesundheitlichen Gründen aufgegeben.

Das Wichtigste in Kürze

Die Medikalisierung hat dazu geführt, dass viele harmlose Dinge, wie z. B. Probleme des Bewegungsapparats, zu Krankheiten werden.

Von einem Arzt oder Therapeuten festgestellte Befunde sollten immer relativiert werden. Fragen Sie sie, wie häufig das Problem auftritt. Sie werden wahrscheinlich hören, dass dieser Zustand erstaunlich häufig vorkommt und eigentlich ein ganz normaler Befund ist. Angst ist oft schlimmer als Schmerz.

Stress ist sehr individuell. Denken Sie darüber nach, was Ihnen Stress bereitet.

Der beste Weg, Stresshormone aus dem Blut zu bekommen, ist Bewegung. Ein wenig schweißtreibende Bewegung, nur eine halbe Stunde, kann Ihren Körper wieder auf Vordermann bringen. Gehen Sie laufen, auch wenn Sie geistig müde sind.

Lernen Sie, zwischen geistiger und körperlicher Ermüdung zu unterscheiden. Wenn Sie müde sind und sich tagelang nicht bewegt haben, ist das keine körperliche Ermüdung. Also raus zum Joggen statt auf die Couch.

Schmerzbewältigung

Nun ist es an der Zeit, dass wir uns mit dem Begriff »Schmerz« auseinandersetzen und verstehen, was genau dahintersteckt und wie Schmerzprozesse im Körper ablaufen.

Bis etwa zum 19. Jahrhundert glaubte man, dass Schmerzen und Beschwerden von einem bösen Geist verursacht wurden oder eine Strafe Gottes waren. Insbesondere plötzlich auftretende Schmerzen oder Lähmungen wurden früher als Schuss oder Pfeil eines bösartigen Wesens gedeutet.

Heute glauben selbstverständlich immer weniger Menschen, dass akute Rückenschmerzen mit einer bösen Hexe zu tun haben. Trotzdem wird dieser Zustand immer noch als Hexenschuss bezeichnet. Ein Hexenschuss ist in der Regel eine kleine Blockierung eines Gelenks oder eine leichte Verstauchung einer Bandscheibe. Das zentrale Nervensystem kann nicht genau feststellen, wo der Fehler liegt, also verordnet es sicherheitshalber eine harte Muskelkontraktion in dem Bereich, in dem es den Fehler vermutet. Es ist also eine Überreaktion. Der Körper warnt mit Schmerzen, dass es ein Problem im Rücken gibt, und fordert Sie auf, Bewegung zu unterlassen, damit nichts Schlimmeres passiert.

Schmerz oder Krankheit?

Der Rücken lässt sich möglicherweise überhaupt nicht mehr bewegen, und die Schmerzen können stark sein, wenn Sie versuchen, die Position Ihres Rückens zu verändern. In der Regel normalisiert sich die Situation nach ein paar Tagen wieder. Der Zustand könnte mit einem Fieber verglichen werden, das durch einen Angriff eines Bakteriums oder Virus verursacht wird. Das Fieber wird auch wieder vergehen, ob Sie nun zum Arzt gehen oder nicht.

Obwohl bereits viel über Muskel-Skelett-Erkrankungen bekannt ist, leben Überzeugungen und Missverständnisse über sie fort. So werden beispielsweise die Begriffe »Muskel-Skelett-Erkrankung« und »Muskel-Skelett-Beschwerden« oft und gern verwechselt. Nur ein Bruchteil der Muskel-Skelett-Beschwerden sind auf eine Krankheit zurückzuführen. Eine Krankheit liegt vor, wenn es eine eindeutige medizinische Diagnose gibt. Die rheumatoide Arthritis zum Beispiel ist eine rheumatische Erkrankung, die eine Entzündung der Gelenke verursacht. Die Erkrankung kann z. B. durch einen Bluttest diagnostiziert werden. Der Patient erhält in diesem Fall eine eindeutige Diagnose und bekommt entsprechende Medikamente verschrieben. Bewegung kann das Problem nicht heilen – aber Sie müssen sich trotzdem bewegen, um fit zu bleiben.

Ein großer Teil der Muskel-Skelett-Probleme sind Beschwerden, die durch viele verschiedene Faktoren verursacht werden. Wir rutschen aus, bewegen uns nicht genug, belasten unseren Körper zu sehr oder verharren vor dem Computer sitzend. So sind ein großer Teil der Rücken- und Nackenschmerzen funktionelle Probleme. Das bedeutet, dass etwas mit den Geweben – wie Muskeln, Sehnen und Bändern – nicht in Ordnung ist und dass Sie Ihren Körper zu stark oder zu wenig belasten.

Ein funktionelles Problem hat oft viele Ursachen. So kann beispielsweise eine langjährige Knöchelverletzung vorliegen, die zu einem falschen Bewegungsmuster und Muskelverspannungen geführt hat. Ein weiteres häufiges Beispiel sind »alte« Rückenschmerzen, die in der Vergangenheit eine Angst vor bestimmten Bewegungen verursacht haben. Der Körper ist immer noch misstrauisch gegenüber der verletzten Stelle, obwohl es keinen Grund mehr dafür gibt. Die Angst hat zu einem falschen Bewegungs- und Haltungsmuster geführt, das noch mehr reizt, wenn man täglich auf einem Stuhl oder Sofa rumhängt.

Einige Funktionsbeschwerden sind harmlose Begleiter, andere hingegen verursachen Schmerzen. In den meisten Fällen sind die Schmerzen nicht schwerwiegend, sondern eher ein kleines Ärgernis. Wenn die Beschwerden allerdings erst einmal da sind, gehen sie in der Regel nicht von selbst wieder weg. Das Gehirn ist sehr anpassungsfähig, sodass man vielleicht gar nicht merkt, dass man zum Beispiel humpelt. Viele Menschen leiden lange Zeit, manchmal sogar jahrelang, unter einer Funktionseinschränkung, bevor sie wegen eines schmerzenden unteren Rückens oder einer schmerzenden Hüfte Hilfe suchen. Glücklicherweise lassen sich die Beschwerden fast immer lindern. Da es sich nicht um eine Krankheit handelt und das Gewebe nicht zerstört ist, erfordert die Behandlung keine Medikamente oder Operationen, sondern Physiotherapie.

Mein Team und ich haben eine Reihe von Tests für verschiedene Erkrankungen des Bewegungsapparats entwickelt. Mit den Tests kann festgestellt werden, ob ein Nacken-, Kreuz- oder Rückenschmerz auf einen Funktionsfehler zurückzuführen ist. Die Tests können von allen medizinischen Fachkräften angewandt werden. Indem sie z. B. Haltungsschäden im Rücken erkennen, können Hausärzte ihre Patienten davor bewahren, auf die »schiefe Bahn« zu geraten.

Haltungsbedingte Rückenschmerzen sind in der Tat eine sehr häufige Funktionsstörung. Dabei handelt es sich um einen Zustand, bei dem der Rücken nur in einer bestimmten Position schmerzt, beispielsweise im Stehen oder Sitzen. Die besten Behandlungsergebnisse werden erzielt, indem die Position des Körpers korrigiert und die Muskeln, die die Position halten, gestärkt werden.

Funktionelle Schmerzen werden von Medizinern oft als »unspezifische Schmerzen« bezeichnet. Das bedeutet, dass zum Beispiel die Ursache von Rückenschmerzen nicht im

Gewebe oder in den Nerven zu suchen ist. In den Ohren der Patienten mag der Begriff jedoch so klingen, als ob mit ihnen alles in Ordnung wäre. Aus diesem Grund sollte das von den Fachleuten verwendete Vokabular verfeinert werden. Anstelle von unspezifischen Schmerzen sollte man besser von »gutartigen Rückenschmerzen« sprechen. Das ist es, was Schmerz normalerweise ist.

Bewegung als Heilmittel – ein Moment der Ruhe, weiter geht's

Jeder Mensch leidet von Zeit zu Zeit an akuten Schmerzen. Vielleicht tut Ihnen der Rücken beim Sitzen weh oder Ihr Knie schmerzt von der ersten Wanderung im Frühjahr.

Akute Schmerzen sind in der Regel kein Grund zur Sorge. Obwohl der Schmerz stark sein kann, wie bei einem Hexenschuss, ist er normalerweise harmlos und vorübergehend. Man schätzt, dass sich bis zu 90 % aller akuten Schmerzen mit der Zeit bessern, wenn nicht innerhalb weniger Tage, dann spätestens innerhalb von vier Wochen.

Wenn zum Beispiel Ihr Knie schmerzt, die Schmerzen aber nach einer Woche zu mehr als der Hälfte verschwunden sind, stehen die Chancen sehr gut, dass Ihr Knie vollständig heilt. Bei fast allen Gelenk- oder Muskelbeschwerden lohnt es sich, zunächst ein oder zwei Wochen zu warten, damit die Natur Ihren Körper wieder in Form bringen kann. Wenn sich der Zustand nicht bessert, sollten Sie professionelle Hilfe in Anspruch nehmen. Auf diese Weise wird der akute Zustand behandelt und entwickelt sich nicht zu einem langfristigen Problem.

Bei fast jeder Art von Muskel-Skelett-Verletzung ist es gut, sich zunächst etwas auszuruhen, aber dann ist es Zeit, sich zu bewegen. Wenn zum Beispiel der Rücken schmerzt, ist es in der Regel am besten, sich höchstens ein paar Tage zu schonen und dann weiterzumachen wie bisher. Alltägliche Aktivitäten innerhalb der Schmerzgrenzen und Spaziergänge sind deutlich effektiver als das Liegen im Bett. Es lohnt sich, den Umfang der Bewegung zu erhöhen, wenn es die Situation erlaubt. Bewegung hilft Ihrem Rücken in vielerlei Hinsicht: Sie verbessert den Muskeltonus und die Muskelkraft, hält das Bindegewebe in gutem Zustand und reduziert vor allem die Angst vor Bewegung.

Dies ist nicht immer einfach. In der Tat ist es alles andere als einfach. Akute Rückenschmerzen, wie zum Beispiel ein Hexenschuss, können eine dramatische und beängstigende Erfahrung sein. Der Schmerz ist so lähmend, dass es mit dem Weinen nicht weit her ist. Ihnen kommt dann vielleicht in den Sinn: »Ich bewege mich jetzt erstmal gar nicht mehr.«

Das ist verständlich. Wenn man jedoch wochenlang mit einem schmerzenden Rücken oder einem schmerzenden Bein vorsichtig ist, kann man es nicht heilen. In den meisten Fällen werden die Beschwerden dadurch nur noch schlimmer. Zahlreiche Studien haben gezeigt, dass Vorsicht und Angst vor Bewegung ein größeres Problem darstellen als der Schmerz selbst. Man beginnt, sich selbst mit der Lupe zu beobachten und Bewegungen zu vermeiden, nur um auf der sicheren Seite zu sein. Wenn Sie nicht aufpassen, führt dies innerhalb von wenigen Monaten zu Stress, Muskelverspannungen und Muskelabbau. All dies verstärkt die Abwärtsspirale nur noch weiter. Die Angst vor Schmerzen erhöht das Risiko, dass akute Schmerzen verlängert, verstärkt und im schlimmsten Fall chronifiziert werden.

Natürlich ist es nicht immer möglich oder ratsam, sofort in Aktion zu treten. Bei einer akuten Verletzung, z.B. einem verstauchten Knöchel, sollten Sie sich zunächst ausruhen und schmerzhafte Bewegungen vermeiden. Bei einem verstauchten Knöchel muss man oft einige Tage lang an Krücken gehen, weil es schwierig ist, den Knöchel zu belasten. Es ist jedoch ratsam, zu versuchen, die Krücken bereits nach einer Woche wegzulassen.

Es ist ratsam, den schmerzenden Körperteil von Anfang an so viel zu bewegen, wie es der Schmerz zulässt. Wenn Sie z.B. noch Schwierigkeiten beim Gehen haben, können Sie den verstauchten Knöchel bewegen, zum Beispiel während Sie auf einem Stuhl sitzen. Ein Physiotherapeut gibt Ihnen oft spezielle Übungen vor, die Ihnen helfen, wieder gesund zu werden. Es kann natürlich ein wenig weh tun, mit einem verstauchten Knöchel Gymnastik zu machen, aber es gibt keinen Grund, Angst zu haben. Wenn der Schmerz auf einer Zehnerskala bei etwa drei liegt, ist er normal.

Obwohl die meisten Beschwerden von selbst oder mit Hilfe eines Therapeuten ausheilen, gibt es Ausnahmen. Wenn Sie zum Beispiel schwer gestürzt sind oder einen Unfall hatten, sollten Sie einen Arzt aufzusuchen. Einige Erkrankungen können zudem auch mit gefährlichen Symptomen verbunden sein. Sie sollten sofort einen Arzt aufsuchen, wenn Sie z.B. unter Gefühlsstörungen, Lähmungen oder starkem Schwindel leiden oder wenn Sie eine Gliedmaße nicht belasten können. Symptome starker Rückenschmerzen wie Harninkontinenz, Unfähigkeit zu urinieren oder Gefühlsverlust im Anal- und Genitalbereich erfordern ebenfalls eine sofortige ärztliche Behandlung.

Insgesamt sind Muskel-Skelett-Erkrankungen selten gesundheitsgefährdend. Bei etwa einem von 100 Rückenschmerzpatienten gibt es eine schwerwiegende medizinische Ursache, z.B. eine Fraktur. Ein Knochenbruch kann als Ursache für Rückenschmerzen vermutet werden, wenn Sie sich bei einem Unfall den Rücken verletzt haben. Bei Frauen über 60 mit Osteoporose, die sich beispielsweise bei einem Sturz den Rücken verletzt haben, ist die Wahrscheinlichkeit eines Knochenbruchs am größten.

Der Genesungsprozess beginnt mit einer Entzündung

»Der Wald birgt einen geheimnisvollen Zauber in sich. Wenn Sie sich in der Natur aufhalten, wird Ihr Geist erhellt und Ihr Stresspegel gesenkt. Je öfter man sich in der Natur aufhält, desto besser ist das psychische Wohlbefinden«, so Dr. Tytti Pasanen in ihrer Doktorarbeit. Es ist nicht immer notwendig, in der Wildnis zu verschwinden. Pasanens Forschung ergab, dass selbst ein Spaziergang in einem Stadtpark Stress abbaut und das Wohlbefinden steigert. Natur tut dem Geist gut, möglicherweise weil es für das Gehirn einfacher ist, mit der natürlichen Umgebung umzugehen als mit der städtischen. »Dies wurde untersucht, indem man Menschen Bilder von verschiedenen Umgebungen zeigte. Das Gehirn kann das Bild eines Waldes leichter verarbeiten als das eines Wohnblocks«, erklärt Pasanen gegenüber der Zeitschrift *Feeling & Mind*.

Laut Pasanen waren es die gestressten Menschen, die das Gefühl hatten, am meisten vom Aufenthalt in der Natur zu profitieren. Die Natur ist nicht nur eine Psychologin, sondern auch eine große Heilerin. Wenn Gewebe geschädigt ist, repariert unser Körper es selbst, darauf ist er programmiert. Ein Gewebeschaden bedeutet, dass der Körper geschädigt wurde oder etwas im Körper nicht so funktioniert, wie es sollte. Eine Wunde, ein gebrochener Knochen oder eine Muskelverstauchung sind typische Beispiele für Gewebeschäden.

» *Die Entzündungsreaktion ist es, die den Genesungsprozess in Gang setzt.* «

Der Genesungsprozess verläuft, grob dargestellt, in drei Phasen: Zunächst gibt es die Entzündungsphase, dann die Wiederaufbauphase und schließlich die Verstärkungsphase. Wenn Gewebe verletzt wird und Zellen kaputtgehen, ist die verletzte Stelle meist entzündet, warm und rot. Außerdem machen sich angestautes Blut und Flüssigkeiten als Schwellung bemerkbar. All dies sind Anzeichen dafür, dass der Körper begonnen hat, das geschädigte Gewebe zu reparieren. Die erste Phase, die Entzündungsreaktion, dauert in der Regel zwei bis sieben Tage.

Die Operation »Nature Takes Care« wird durch die Freisetzung von Prostaglandin aus den zerstörten Zellen ausgelöst. Dies ist der wichtigste Entzündungsmediator des Körpers. Seine Aufgabe ist es, die »Gefahrenmelder« des Körpers, die als Nozizeptoren bezeichneten Nervenenden, zu sensibilisieren. Diese Sensibilisierung wird als Schmerz empfunden, der den Menschen mitteilt, dass es weh tut. Der Schmerz veranlasst den Menschen dazu, beispielsweise auf ein verletztes Knie zu achten, um eine Verschlimmerung der Verletzung zu verhindern. Die »Gefahrenmelder«, die Nozizeptoren, fungieren auch als Feueralarm im Körper und rufen um Hilfe. Damit die Hilfstruppe so schnell wie möglich vor Ort ist, werden die Nervenfasern aktiviert und schütten einen Neurotransmitter namens »Substanz P« aus. Dadurch wird die Durchblutung des Gewebes erhöht. Heilende Zellen, verschiedene Neurotransmitter, Serotonin, Histamin und andere Stoffe beginnen, in das verletzte Gewebe zu fließen, um es zu reparieren.

Die erhöhte Durchblutung führt auch zu einem Wärme- und Schwellungsgefühl. Das Reparatursystem des Körpers läuft auf Hochtouren, und manchmal fühlt sich das Manöver sogar übertrieben an. Vielleicht auch, um Ihnen klarzumachen, dass Sie die Situation ernst nehmen müssen.

Die Entzündungsreaktion ist es also, die den Genesungsprozess in Gang setzt. Wenn der Feueralarm losgeht, löst er unter anderem die Makrophagen oder Fresszellen aus, die mit dem Blutkreislauf am Ort des Geschehens erscheinen. Die Aufgabe der Makrophagen ist es, die abgestorbenen Zellen zu fressen und abzutransportieren. Sobald diese Aufgabe erledigt ist, landen die toten Zellen mit dem Urin in der Toilette. Auch freie Bindegewebszellen, sogenannte »Myofibroblasten«, dringen in das verletzte Gewebe ein und beginnen, das Gewebe wieder aufzubauen und neues Kollagen zu sammeln.

Während der Entzündungsphase treten im verletzten Körperteil häufig Schmerzen und Steifheit aufgrund von Schwellungen auf. Ist zum Beispiel ein Gelenk verletzt, verwandelt sich die normalerweise glatte und ölige Gelenkflüssigkeit durch die Entzündung in eine Art dickflüssigen Joghurt. Dadurch wird das Gelenk steif. Die Entzündung führt auch zu einer Versteifung der Flüssigkeit um die Sehne. Wenn Sie zum Beispiel an einer Sehnenscheidenentzündung leiden, können Sie die Versteifung förmlich hören. Die Flüssigkeit rutscht nicht normal, sondern der entzündete Bereich knarrt wie ein Scheunentor.

Eine Schwellung ist immer ein Hinweis darauf, dass im gebrochenen Gewebe eine Entzündungsreaktion stattfindet. Das Wichtigste in dieser Phase ist es, sich auszuruhen und das Abklingen der Schwellung abzuwarten. So kann die Natur ihren Beitrag leisten. Wenn die Schmerzen stark werden, können sie mit einem entzündungshemmenden Mittel wie Voltaren oder Ibuprofen gelindert werden. Die Aufgabe dieser nichtsteroidalen Antirheumatika (NSAR) bzw. Entzündungshemmer besteht darin, die Freisetzung des Neurotransmitters Prostaglandin zu unterdrücken. Wenn der Neurotransmitter unterdrückt wird, werden auch die Gefahrensignale des Körpers zum Schweigen gebracht und die Entzündung beruhigt sich.

Das entzündete Gewebe darf nicht durch Bewegung belastet werden, aber Bewegung ist wichtig. Die wunde Stelle sollte sanft und innerhalb der Schmerzgrenzen bewegt werden, damit sich das Gewebe nicht versteift. Ein verstauchter Knöchel beispielsweise lässt sich anfangs vielleicht nur um wenige Millimeter bewegen. Die Verletzung kann auch mit Hochlagerung und Kompression behandelt werden, d. h., die Schwellung wird z. B. mit einem Verband, einem Tape oder einer Schiene unter Kontrolle gehalten.

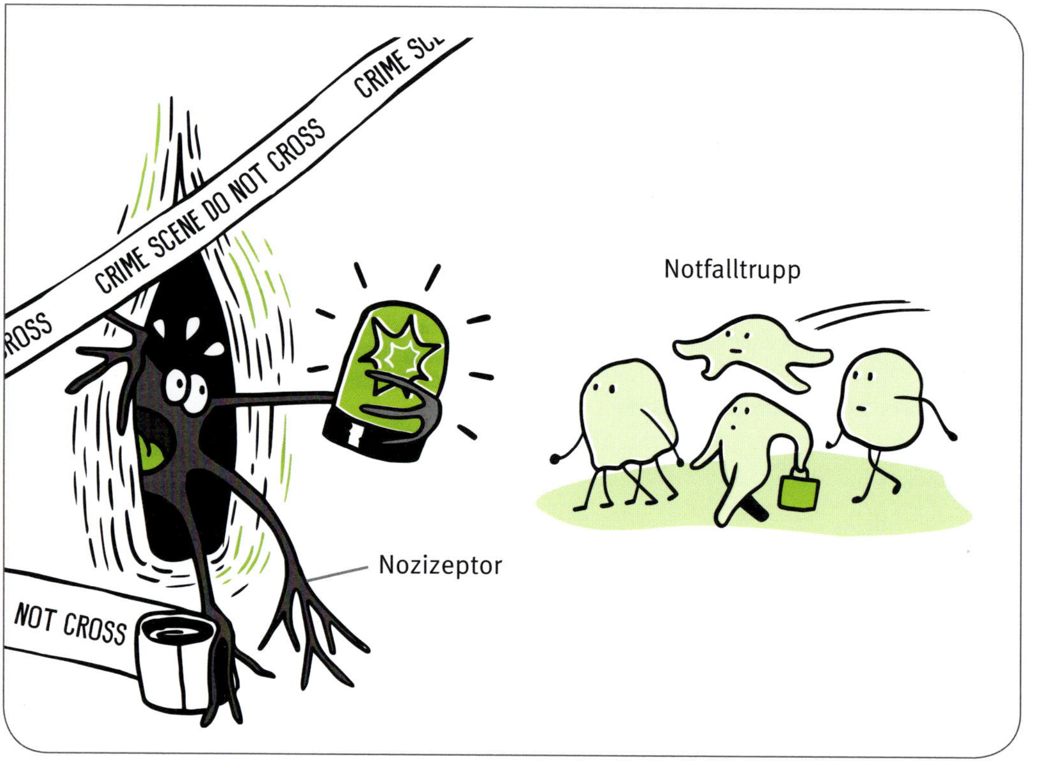

Die Idee der Hochlagerung ist, dass durch das Anheben eines verstauchten Knöchels über Herzhöhe der Blutdruck in der Extremität gesenkt wird und Flüssigkeit und Blut zum Herzen fließen können. Die Kompression wiederum reduziert Blutungen und verringert übermäßige Schwellungen. Denn eine zu starke Schwellung behindert die Durchblutung, was wiederum den Stoffwechsel und die Genesung der Verletzung behindert. Auch der Körper selbst neigt dazu, die Schwellung nach einigen Tagen abzubauen. Dies geschieht durch Adrenalin, das die Blutgefäße anschwellen lässt.

Viele Menschen assoziieren Kompression und Erhöhung mit Kälte. Wenn Sie zum Beispiel mit Schlittschuhen stürzen und sich das Knie auf dem Eis aufschlagen, kann ein Eisbeutel auf dem Knie Schmerzen vorbeugen. Kälte ist ein hervorragendes Mittel gegen Schmerzen. In den letzten Jahren wurde die Rolle der Kältetherapie bei der Behandlung von Schwellungen in der Fachpresse jedoch in Frage gestellt und diskutiert. So schrieb das renommierte »British Journal of Sports Medicine« im Jahr 2020 in einem Leitartikel, dass die Kältetherapie nicht mehr bevorzugt werden sollte.

Mit anderen Worten: Wenn Sie sich einer Knieoperation unterziehen müssen, ist es möglicherweise nicht sinnvoll, Schwellungen nach der Operation mit Kälte zu behandeln, da dies sogar schädlich sein kann. Zunächst einmal hemmt Kälte die Ausschüttung des Hormons »insulinähnlicher Wachstumsfaktor I«, welches die Genesung von Gewebe fördert, werden mit Kälte behandelt, weil der Eisbeutel die Blutgefäße verengt und so die Schwellung reduziert. Die Kontraktion der Venen verhindert jedoch offenbar, dass Hilfskräfte in das kaputte Gewebe gelangen können. Und wenn der Eisbeutel entfernt wird, wird die Schwellung nur noch verstärkt.

Die Wiederaufbauphase erfordert Bewegung

Auf die Entzündungsphase folgt die Wiederaufbauphase, die einige Tage bis einige Wochen dauert. Jetzt beginnt sich das Gewebe zu erholen. Wenn Sie sich z. B. das Handgelenk brechen, dauert es in der Regel sechs Wochen, bis die Heilung so weit fortgeschritten ist, dass Sie den Knochen wieder belasten können. Natürlich ist das Knochengewebe noch nicht vollständig gesund und intakt, und die dritte Phase der Genesung – die Verstärkungs- oder Kräftigungsphase – kann Monate dauern.

Die Verletzung an sich und die Entzündungsphase führen in der Regel dazu, dass der Körper in seiner Beweglichkeit eingeschränkt ist. So ist beispielsweise ein verstauchter Knöchel steif oder ein verletztes Knie lässt sich nicht richtig strecken oder beugen. Eine Schwellung geht normalerweise in etwa fünf Tagen zurück. Sobald die Schwellung abgeklungen ist, kann der Bewegungsumfang angepasst werden, d. h., der verletzte Körperteil kann sich wieder freier bewegen.

Die Belastungsdosierung bleibt dieselbe wie in der Entzündungsphase: bis zum Auftreten von Schmerzen. Die Beweglichkeit kann innerhalb einiger Wochen wiederhergestellt werden. Danach können Sie allmählich damit beginnen, den verletzten Körperteil zu belasten. Wenn Sie sich zum Beispiel den Knöchel verstaucht haben, schwillt er zunächst an und Sie können ihn nicht belasten.

Die Beweglichkeit verbessert sich jedoch erstaunlich schnell, und nach ein oder zwei Wochen sollten Sie wieder fast normal gehen können.

Durch die Bewegung des verletzten Gewebes wird nicht nur die Bewegungseinschränkung behandelt. Die Bewegung hilft auch dem Bindegewebe, sofort zu heilen. Während der Wiederaufbauphase arbeiten die freien Bindegewebszellen auf Hochtouren und reparieren das Gewebe. Wie im ersten Kapitel des Buches erläutert, besteht das Bindegewebe aus Zellen und extrazellulärer Matrix. Die Matrix enthält Wasser, ein Molekül namens Proteoglykan, das wir Philipp Flaschenbürste genannt haben, und Kollagen, das wir Katrin Kollagen genannt haben. Philipp Flaschenbürste hat einen straffen zentralen Stachel oder Stiel, von dem eine große Anzahl von Borsten sackförmig in alle Richtungen abstehen. Katrin Kollagen und Wasser sind in diesen Borsten verstrickt. Wenn Gewebe zerfällt, ist die Philipp Flaschenbürste genau das – zerfallenes Gewebe. Für den Reparaturvorgang wird neues Katrin Kollagen benötigt.

Die Zelle ist wie eine kleine Fabrik, die Pro-Kollagen-Moleküle – winzige Stücke von Katrin Kollagen – in die Matrix ausschüttet. Die freien Bindegewebszellen, die den Feueralarm gehört haben und am Brandort eingetroffen sind, sehen aus wie krakenartige Bauarbeiter. In der Matrix sind sie emsig bei der Arbeit: Die Tentakel helfen den Kollagenstücken, sich an den Borsten von Philipp Flaschenbürste anzuheften. Körperliche Bewegung ist jetzt aus vielen Gründen wichtig. Zum einen regt sie die Zelle an, immer mehr Katrin Kollagen in das Zellmedium auszuschütten. Die Bewegung erzeugt zudem eine elektrische Ladung, die dem Katrin Kollagen als Navigationshilfe dient. Die elektrische Ladung hilft dem Kollagen, seine eigene Position in Philipp Flaschenbürste sauber anzusteuern. Das erleichtert die Arbeit der freien Bindegewebszellen, der Baumeister, erheblich.

Wenn es überhaupt keine körperliche Bewegung gibt, geraten die Bauarbeiter in Schwierigkeiten und die winzigen Katrin Kollagens gehen verloren. Sie fangen an, blindlings und planlos an der Flaschenbürste zu kleben. Dies führt zu Narben und Verwachsungen, die sich als Bewegungseinschränkung bemerkbar machen. Aus demselben Grund wird zum Beispiel ein eingegipstes – also völlig immobilisiertes – Bein schon nach wenigen Wochen steif und starr.

Ein gebrochener Knochen sollte in Ruhe ausheilen, d. h. wieder zusammenwachsen, verletzte Sehnen und Bänder aber sollten so früh wie möglich bewegt werden. Es ist jedoch wichtig, eine Überanstrengung zu vermeiden, denn wenn Sie zu viel trainieren und Ihrem Körper keine Zeit zur Heilung geben, wird der natürliche Genesungsprozess Ihres Körpers gestört und verlangsamt. Und auch wenn man ein gebrochenes Bein wochenlang nicht belasten kann, lohnt es sich, den Rest des Körpers in Bewegung zu halten, zum Beispiel mit Übungen für den Oberkörper. Bewegung hält den Kreislauf in Schwung. Der rauschende Blutfluss transportiert zum Beispiel schädliche Stresshormone aus dem Verletzungsgebiet ab.

Die Heilung von Bindegewebe ist heute viel besser erforscht als noch vor zwanzig Jahren. Ein Bekannter, Johannes, rief mich an Ostern aus dem Krankenhaus an. Johannes hatte sich bei einem Fußballspiel die Achillessehne gerissen. Er war besorgt, da sein Bein am nächsten Tag operiert werden würde. Johannes hatte sich vor zwanzig Jahren schon einmal die Achillessehne gerissen. Damals wurde die Sehne für acht Wochen eingegipst. Als der Gips abgenommen wurde, war das Bein steif wie eine Eisenstange, und Johannes musste monatelang zur Physiotherapie gehen. Erst nach einem Jahr begann sich das Bein zu erholen. »Werde ich dasselbe noch einmal durchmachen müssen?«, fragte Johannes mich.

Ich erklärte ihm, dass sich die Zeiten geändert hätten. Nach der Operation würde er eine Schiene bzw. einen Gips erhalten, die eine geringe Bewegung des Beins zuließe. Schon wenige Tage nach der Operation kann der Fuß belastet werden. Das Wichtigste ist es, den Knöchel so schnell wie möglich bis an die Schmerzgrenze zu bewegen. »Die Schiene wird nach sechs Wochen abgenommen, danach kann man normal gehen«, sagte ich ihm. Letztendlich musste Johannes nur zweimal zur Physiotherapie. Er trainierte und bewegte sein Bein wie angewiesen. Nach nur zwei Monaten konnte er sich wieder normal bewegen und auch sein Bewegungsumfang war wie zuvor. Nach vier Monaten begann er zu laufen.

Die Verstärkungsphase erfordert Geduld

Der dritte und letzte Teil des Genesungsprozesses ist die Phase der Kräftigung. Das Kollagen und die Sehnen werden wieder stärker und dicker, und die normale Belastbarkeit des Gewebes kehrt allmählich zurück. In der Festigungsphase ist Philipp Flaschenbürste bereits aufgebaut und die freien Bindegewebszellen, die Bauarbeiter, haben die Baustelle verlassen. Allerdings ist die Flaschenbürste noch nicht bereit für eine Party; das Bindegewebe muss sich noch mehr verstärken. Dies geschieht – wieder einmal – am besten durch die Belastung des Körpers durch Bewegung.

Auch Muskeln verlangen oft nach Aufmerksamkeit. Sie können bei einer Verletzung geschwächt werden, deshalb ist es gut, sie in der Verstärkungsphase weiter zu aktivieren und zu trainieren. Es ist wichtig, die Muskeln zu »beleben« bzw. »aufzuwecken«, zum Beispiel wenn Sie akute Rückenschmerzen haben, wie bei einem Bandscheibenvorfall, oder wenn Sie eine Rückenoperation hinter sich haben. Infolgedessen werden die kleinen Rückenmuskeln schwächer, wenn sie nicht wieder benutzt und trainiert werden. Die Muskeln müssen also wieder in Gang gebracht werden.

Während der Verstärkungs- bzw. Kräftigungsphase ist es außerdem sinnvoll, darauf zu achten, dass der Körper keine falschen Bewegungsmuster abspeichert. Also Bewegungen, die nicht mehr natürlich und normal sind. Falsche Bewegungsmuster sind meist das Ergebnis wochenlanger Sorgen um schmerzende Beine oder Schultern oder einen schmerzenden Rücken. Die betroffene Person hat sich so sehr daran gewöhnt, vorsichtig zu sein, dass sie gar nicht bemerkt, dass sie hinkt oder sich auf seltsame Weise bückt.

Falsche Bewegungsmuster entstehen zum Beispiel auch ganz leicht durch die Verwendung von Krücken. Alles beginnt damit, dass man einen Stock in die Hand bekommt. Ein schmerzendes Bein sollte nicht leblos in der Luft baumeln, sondern man sollte sich trauen, das Bein zu bewegen und zu belasten. Dadurch kann das Bindegewebe besser heilen und das Risiko von Schritt- und Gehfehlern wird verringert. Wenn es an der Zeit ist, die Krücken abzulegen, können nur wenige Menschen sofort wieder normal gehen. Mit Hilfe eines Physiotherapeuten muss der Körper wieder daran erinnert werden, wie die Bewegungen richtig ablaufen.

Wenn die falschen Bewegungsmuster über Jahre hinweg bestehen bleiben, kann es schwierig sein, sie nachträglich zu korrigieren. Sie können auch unerwartete Probleme verursachen. Der 46-jährige Alexander hatte jahrelang vermieden, im Fitnessstudio Kniebeugen zu machen, weil ihm die Bewegung der Knie weh tat. Alexander ging davon aus, dass es an der Abnutzung seiner Knie lag. Ein Physiotherapeut untersuchte ihn und stellte fest, dass Alexander eine Fehlstellung im Knöchel hatte. Es hatte zehn Jahre zuvor mit einer Knöchelverstauchung begonnen. Die Fehlstellung führte zu einer Schiefstellung der Gelenke, wodurch Knie und Hüfte belastet wurden. Als der Knöchel nun wieder in die richtige Position gebracht wurde, verschwanden die Knieschmerzen und Alexander konnte wieder in die Hocke gehen.

Die Verstärkungsphase erfordert oft Geduld. Bei einer Verstauchung des Sprunggelenks beispielsweise bedeutet die Verstärkungsphase, dass der Knöchel nicht mehr schmerzt und der Bewegungsumfang wiederhergestellt ist. Es kann sein, dass Sie sich dann ganz euphorisch wieder wie gewohnt Ihrem Training zuwenden – mit unangenehmen Folgen. Wenn Sie beispielsweise zu früh mit dem Tennis- oder Fußballspielen beginnen, hatten die Bänder in Ihrem Knöchel noch keine Zeit, sich ausreichend zu stärken, und können erneut verstauchen. Und je öfter die Bänder verstaucht oder gerissen sind, desto instabiler wird das Sprunggelenk. Daher ist es am besten, während der Verstärkungsphase mit Vorsicht vorzugehen. Sportler sollten sich von ihrem Physiotherapeuten beraten lassen, wie sie die verletzte Extremität stärken können, damit sie den schnellen und anstrengenden Bewegungen auf dem Spielfeld standhalten können.

Die Dauer der letzten Phase ist von Bindegewebe zu Bindegewebe unterschiedlich. Zu den Bindegeweben gehören Knochen, Sehnen, Knorpel, Gelenke, Bänder und Faszien. Alle erholen sich in ihrem eigenen Tempo. Bei Bändern und Sehnen zum Beispiel dauern alle drei Heilungsphasen insgesamt zwischen 300 und 500 Tage. Bei Knochengewebe dauert der Genesungsprozess zwischen sechs und 12 Wochen. Knorpel erholt sich am langsamsten. Es dauert 50–100 Jahre, bis sich ein abgebauter Knorpel vollständig regeneriert hat.

In den meisten Fällen verläuft der Heilungsprozess einer Verletzung in diesen drei genannten Phasen. Manchmal verläuft die Genesung jedoch nicht reibungslos nach dem Handbuch der Natur, sondern es kommt zu Behinderungen auf dem Weg. Wenn Sie sich zum Beispiel vor Monaten den Knöchel verstaucht haben und Ihr Bein immer noch schmerzt, erklären die Gewebeverletzung und der Heilungsprozess die Symptome nicht mehr. In diesem Fall sollten Sie professionelle Hilfe in Anspruch nehmen, um herauszufinden, was die Ursache für die Schmerzen sein könnte.

Das Wichtigste in Kürze

Die Natur heilt kleinere Verletzungen und Gewebeschäden – nicht ein Arzt.
Die Natur braucht Zeit. Erwarten Sie nicht, dass eine Verstauchung in ein paar Tagen schmerzfrei und geheilt ist. Schmerzen sind nach einer Verletzung normal und sagen dem Körper, dass er sich schonen soll. Medikamente zum Beispiel können uns in einem falschen Glauben wiegen.
Ein wenig Bewegung in den Grenzen des Schmerzes ist immer angebracht, auch wenn Sie einen Gips tragen. Anfänglich sind nur Bewegungen im Millimeterbereich möglich.
Fragen Sie Ihren Arzt oder Therapeuten, was normal ist und was nicht.
Wenn Sie selbst verstehen, was vor sich geht und wie eine normale Genesung abläuft, werden Sie besser damit zurechtkommen.
Wissen ist Macht.

Aktualisierter Reparaturleitfaden für Menschen

Kurz zusammengefasst: Schmerzmittel und Spritzen helfen oft nur kurzfristig, weil sie meist nur Symptome bekämpfen, nicht aber die Ursache behandeln. Richtige und konstante Bewegung hilft immer nachhaltiger.

Wenn vor zwanzig Jahren ein Patient in die Praxis kam und über einen schmerzenden Rücken klagte, wurde ihm gesagt, er solle sich auf eine harte Unterlage legen. Heute wird der Patient aufgefordert, sich von der Couch zu erheben, denn Ruhe ist höchstens für ein paar Tage erlaubt, danach wäre es gut, sich zu bewegen. Auch viele andere Behandlungsformen sind auf den Kopf gestellt worden. Vor zwanzig Jahren griffen die Ärzte meist auf Schmerzmittel und Operationen zurück.

Die wildesten Zahlen kommen aus den Vereinigten Staaten. Im Jahr 2009 dokumentierte der amerikanische Rückenschmerzforscher Richard Deyo in einem Artikel mit dem Titel *Overtreating chronic back pain: time to back off?* die Zunahme medizinischer Verfahren. Die Zahl der Injektionen oder Lokalanästhesien gegen Rückenschmerzen stieg in den USA zwischen 1994 und 2004 um mehr als 600 %. Der Opioidkonsum stieg um über 400 % und die Zahl der MRT-Aufnahmen um über 300 %. Die Zahl der Operationen zur Versteifung des unteren Rückens stieg um 220 %. Diese Operation ist im US-amerikanischen Gesundheitssystem ein sehr kostspieliger Eingriff, der bis zu 100.000 Dollar kosten kann und etwa 200.000-mal pro Jahr durchgeführt wird. Aber haben die Spritzen, Tabletten und Operationen denn geholfen? Nein, die Zahl der Menschen mit Rückenschmerzen hat nur zugenommen.

Vom Arzt zum Therapeuten

Heute wissen wir, dass die beste Methode der Heilung von Verletzungen des Bewegungsapparats die Physiotherapie ist. Nur wenn die Schmerzen so stark sind, dass Sie sich zum Beispiel auf dem Boden krümmen, sollte ein Arzt eine Spritze in die Hand nehmen. Das Gleiche hat sich bei der Behandlung von Schleudertrauma oder Nacken- und Schultersteife geändert. Eine Muskelverspannung wird durch lange statische Verspannungen im Nacken und in den

Schultern verursacht, die in der Regel durch das lange Sitzen vor dem Computer entstehen. Bis vor etwa zwanzig Jahren bestand die Behandlung von Sehnenentzündungen aus Wärmepackungen und Massagen. Für die Physios war es ein gutes Geschäft: Die Behandlung linderte die Schmerzen nur für kurze Zeit und der Schmerzpatient kletterte immer wieder auf den Tisch.

Heutzutage beginnt die Behandlung mit Massage und manueller Therapie, gefolgt von Übungen zu Hause. Dies führt in der Regel zu den besten und dauerhaftesten Ergebnissen. Die »neue« Behandlung hat für die Patienten gute und schlechte Nachrichten mit sich gebracht. Die gute Nachricht ist, dass die Behandlung in vielen Fällen wirksam ist. Die schlechte Nachricht ist, dass die Patienten die Arbeit selbst machen müssen. Man kann nicht mehr einfach auf dem Tisch des Physiotherapeuten sitzen und sagen: »Mach mich gesund.«

Aber sind neue Behandlungen bereits eine Selbstverständlichkeit? Nein, denn einige Mediziner verlassen sich immer noch auf altmodische Methoden. So kann es vorkommen, dass ein Patient mit Rückenschmerzen zu einer genauen MRT-Untersuchung geschickt oder dass eine Kortison-Spritze in einen Tennisellenbogen gesetzt wird.

Die Aufgabe der Ärzte ist nicht immer einfach. Sie sind dafür ausgebildet, Krankheiten zu untersuchen und zu behandeln und Leben zu retten. Viele der Patienten, die in eine Praxis kommen, leiden jedoch an Problemen des Bewegungsapparats, die nur selten auf eine Krankheit zurückzuführen sind, geschweige denn zum Tod führen. Eine Krankheit kann durch Bluttests nachgewiesen und eine medizinische Diagnose gestellt werden. Schmerzen des Bewegungsapparats hingegen werden in den meisten Fällen durch ein funktionelles Problem verursacht. Beispielsweise können die Schmerzen eines Patienten mit Rückenschmerzen darauf zurückzuführen sein, dass lediglich ein kleiner Teil des Rückens steif ist.

Die Beurteilung oder Untersuchung solcher Erkrankungen gehört nicht zu den Kernkompetenzen der Allgemeinmediziner, da sie in ihrer Ausbildung wenig über die Behandlung funktioneller Erkrankungen lernen. Natürlich kann man die Ärzte nicht pauschal in eine Gruppe einteilen. Orthopäden, Physiotherapeuten und Rheumatologen sind jedenfalls aber Spezialisten für Erkrankungen des Bewegungsapparats.

» *MSK-Beschwerden behandelt man am besten mit Physiotherapie.* «

In einer amerikanischen Studie wurden etwa 750 Patienten mit Rückenschmerzen ein Jahr lang beobachtet. In der Studie wurden die Ergebnisse, Risiken und Kosten der Behandlung verglichen, je nachdem, für welche behandelnde Person sich der Rückenschmerzpatient entschied. Gewählt werden konnte zwischen einem Arzt, einem Facharzt, einem Physiotherapeuten und einem Chiropraktiker. Nach einem Jahr waren die Behandlungsergebnisse in allen Gruppen gleich, mit Ausnahme eines deutlichen Unterschieds: Diejenigen, die sich für einen Physiotherapeuten und Chiropraktiker entschieden, wurden zu deutlich geringeren Kosten gesund als die anderen. Diese Patienten erhielten auch deutlich weniger Medikamente, Injektionen und MRTs. Keiner derjenigen, die Physiotherapie in Anspruch nahmen, wurde operiert.

Probleme mit der Bildgebung

Wenn Sie einen schmerzenden Rücken haben, sollten Sie bei Röntgenaufnahmen oder MRTs vorsichtig sein. Zunächst einmal ist nur ein kleiner Teil der Rückenschmerzen schwerwiegend. Zweitens lässt sich die Ursache von Rückenschmerzen in der Regel nicht durch Röntgenaufnahmen oder MRTs feststellen. Wenn der Rücken eines erwachsenen Menschen gescannt wird, zeigen sich bei fast allen Personen Veränderungen oder Befunde auf den Bildern. Es gibt Bandscheibenvorwölbungen, Degeneration und Arthrosebeginn. Diese sind jedoch in der Regel nicht die Ursache für ein Rückenproblem. In bis zu 90% der Fälle haben die Schmerzen eine andere Ursache als den Befund, z. B. ein funktionelles Problem oder Faktoren der Lebensführung wie übermäßiges Sitzen und mangelnde körperliche Fitness.

Doch woher kommen all diese Erkenntnisse? Je älter Sie werden, desto mehr Lebenszeichen zeigen sich in Ihren Knochen, Gelenken und Wirbeln. Es ist wie mit dem Ergrauen der Haare. Manche Menschen haben bereits mit 40 Jahren graue Haare, andere erst mit 70. Die Abnutzung von Gelenken ist bei Erwachsenen üblich, wird aber nur selten mit den Symptomen, die die Betroffenen aufweisen, in Zusammenhang gebracht. Die Ergebnisse wurden sowohl bei gesunden als auch bei erkrankten Menschen erzielt. Dies wird durch eine Reihe von Studien belegt. So wurden in der amerikanischen Framingham-Studie 710 Personen über 50 Jahre beschrieben, die zum Zeitpunkt der Studie keine Knieschmerzen hatten. Bei bis zu 90% wurde allerdings eine Knieabnutzung oder Arthrose festgestellt.

Das lässt sich auch auf andere Körperteile übertragen. In einer amerikanischen Studie wurden die Schultern von 51 asymptomatischen Personen mittleren Alters per Ultraschall untersucht. Bei 96% wurde mindestens ein auffälliger Befund festgestellt, z. B. eine Verdickung des Schleimbeutels, eine Abschürfung oder eine gerissene Sehne. Eine andere Studie eines amerikanischen Teams umfasste mehr als 3.000 gesunde Menschen ohne Rückenschmerzen. Sie ließen ihren Rücken mittels Magnetresonanztomographie untersuchen. Bei der Auswertung der Bilder wurden zahlreiche Befunde festgestellt. Bei der Hälfte der 40-Jährigen wurde ein Bandscheibenvorfall oder eine degenerative Bandscheibenerkrankung festgestellt. Bei den über 70-Jährigen wiesen fast alle diese Befunde auf.

Der menschliche Körper ist also voll von Befunden, die das MRT mit großer Genauigkeit erkennen kann. Auch bei Gesunden! Die Radiologie bzw. Bildgebung ist eine sehr anspruchsvolle Technologie. Während das erste jemals entwickelte bildgebende Gerät, das Röntgen, nur Knochen zeigte, zeigen Magnetresonanztomographie und Computertomographie fast alles, einschließlich des Gehirns.

Mit Hilfe der Bildgebung kann bestimmt werden, ob man zum Beispiel feuchtes oder trockenes Gewebe sehen möchte. Zu den feuchten Geweben gehören die inneren Organe und Muskeln, zu den trockenen Geweben die Knochen und das Fettgewebe, da sie wenig Wasser enthalten. Bei Verletzungen des Bewegungsapparats ist ein MRT in der Regel unnötig. Die Bilder zeigen, was wir nicht zu wissen brauchen. Das größte Problem bei Röntgen- und MRT-Untersuchungen ist die hohe Zahl der »falsch positiven« Ergebnisse. So kann bei jemandem beispielsweise eine Bandscheibendegeneration diagnostiziert werden, die jedoch nicht mit Rückenschmerzen verbunden ist.

» *Der menschliche Körper ist voll von Befunden, die das MRT mit großer Genauigkeit erkennen kann. Auch bei Gesunden!* «

Degeneration klingt ernster, als es ist. Bei jedem Menschen degenerieren die Bandscheiben mit dem Alter, bei manchen früher, bei manchen später. Der Verschleiß der Bandscheiben erfolgt langsam, sodass das Gewebe Zeit hat, sich an die Veränderungen anzupassen, und in der Regel treten keine Schmerzen oder Beeinträchtigungen des alltäglichen Lebens auf. Der Verschleiß ist darauf zurückzuführen, dass die Flüssigkeit in den Bandscheiben abnimmt und die Bandscheiben etwas dünner werden. Degeneration ist gleichbedeutend mit Abnutzung und Senkung. Wenn die Bandscheiben flacher werden, werden die Wirbel näher zusammengezogen. Gleichzeitig wird der Rücken etwas steifer und kompakter – und die Person wird tendenziell kleiner.

Überpräzise Bildgebung macht die Menschen also kränker, als sie wirklich sind. Im schlimmsten Fall führen die Ergebnisse zu Mystifizierung, falschen Vorstellungen und übermäßiger Angst. Wenn zum Beispiel bei einem Patienten ein Bandscheibenvorfall festgestellt wird und der Arzt nicht daran denkt, dem Patienten zu sagen, dass er nicht in Panik geraten soll, kann der Patient in eine Abwärtsspirale geraten. Er denkt, dass sein Rücken offensichtlich in einem sehr schlechten Zustand ist. Also beginnt er, Bewegung und das Tragen zu vermeiden und seinen Rücken zu sehr zu schonen. Das Wissen um eine Bandscheibendegeneration kann auch zu einer unbewussten Überzeugung werden, die das Vertrauen des Patienten in seinen Rücken untergräbt. All dies kann die Symptome der Rückenschmerzen nur verschlimmern. Ich selbst konnte in meiner Praxis feststellen, dass erstaunlich viele Rückenschmerzpatienten (fälschlicherweise) glauben, ihr Rücken sei »kaputt«. Die hohe Zahl der Befunde hat zu unnötigem Kummer und einer Vielzahl unnötiger, teurer Verfahren geführt.

Eine weitere Herausforderung bei Röntgen- und MRT-Aufnahmen besteht darin, dass ihre Interpretation nicht so einfach und unkompliziert ist wie Kaffee kochen. Zunächst werden die Bilder von einem Radiologen untersucht, einem Arzt, der auf die Interpretation bildgebender Untersuchungen spezialisiert ist. Er begegnet dem Patienten nicht, sondern sieht nur das auszuwertende Bild. Und jeder liest die Bilder auf seine eigene Weise.

» *Überpräzise Bildgebung macht die Menschen kränker, als sie wirklich sind.* «

Eine Gruppe amerikanischer Radiologen untersuchte 2017 diese Thematik und fand heraus, wie sehr sich die bildgebenden Diagnosen von einem Radiologen zum anderen unterschieden. Das Team schickte eine 60-jährige Frau, die an Ischias litt, für eine MRT-Untersuchung zu zehn verschiedenen radiologischen Instituten. Der Radiologe jeder Einrichtung nahm seine eigene Interpretation der Bilder vor. Als alle Diagnosen bzw. Befunde zusammengestellt waren, musste sich die arme Frau erst einmal setzen. Ihr lagen 49 verschiedene Befunde vor: Abnutzung, Bandscheibenvorfall, Gelenkveränderungen – und viele andere. Die verschiedenen Radiologen waren sich nur bei einem Drittel der Befunde einig. Ein Drittel der Befunde wurde von nur einem der zehn Radiologen erhoben und die Übereinstimmung zwischen den verschiedenen Instituten lag bei nur 20%.

Nach einer MRT-Untersuchung eines Patienten und der Interpretation der Bilder durch den Radiologen werden diese beispielsweise vom Hausarzt gelesen. Er ist möglicherweise der Auffassung, dass die Befunde des Radiologen die Ursache der Rückenschmerzen erklären. In diesem Fall haben die Ergebnisse des Radiologen eine viel zu große Bedeutung. Ein erfahrener Physiotherapeut oder Orthopäde, der den Patienten gesehen und klinische Untersuchungen durchgeführt hat, wird erkennen, dass die Interpretation des Bildes viel zu allgemein ist.

Eine klinische Untersuchung ist eine Untersuchung, die von einer medizinischen Fachkraft mit den Händen oder den Augen durchgeführt wird. Die Gliedmaßen des Patienten werden bewegt, der Bewegungsumfang wird getestet, es werden unterschiedlichste Beobachtungen gemacht.

Der Schweizer Radiologe Alfons Trepp verstand die Probleme der Bildgebung auf sehr konkrete Weise. Im Alter von etwa 40 Jahren erblindete er fast vollständig und beschloss, sich zum Physiotherapeuten ausbilden zu lassen. Trepp sagt, dass ihm erst die Ausbildung zum Physiotherapeuten die Augen für die Behandlung von Rückenschmerzen geöffnet habe. Wenn ein Patient mit Rückenschmerzen in Trepps Praxis kam, erkundigte er sich zunächst nach dem Befinden des Patienten und untersuchte dann dessen Beweglichkeit, die Muskulatur und die Rückenfunktion. Anschließend wurde der Patient möglicherweise geröntgt oder mit einem MRT untersucht. Obwohl Trepp fast blind war, konnte er die Bilder unter einem starken Vergrößerungsglas betrachten. Er stellte fest, dass die Befunde in den Bildern in der Regel nicht mit den von ihm klinisch erhobenen Befunden übereinstimmten.

Röntgenaufnahmen und MRTs sind in der Regel nicht erforderlich, wenn das Knie ein wenig schmerzt, die Schulter zwickt oder sich der Rücken steif anfühlt. In diesem Fall ist es besser, einen qualifizierten Physiotherapeuten aufzusuchen. Der Physiotherapeut untersucht das Problem und gibt gegebenenfalls Übungen vor, um beispielsweise die richtigen Muskeln zu stärken und den Bewegungsumfang der Gelenke zu verbessern. Am wichtigsten ist, dass die Übungen die Angst vor Bewegung reduzieren. Die Menschen gewinnen das Selbstvertrauen zurück, ihren Körper zu gebrauchen und darauf zu vertrauen, dass das Leben weitergehen kann – über die Couch hinaus.

Natürlich haben Röntgen- und MRT-Bilder auch ihre Berechtigung. Sie sollten z. B. angefertigt werden, wenn jemand ungewöhnliche oder schwere Symptome hat. Eine Bildgebung ist immer dann erforderlich, wenn der Verdacht auf einen Knochenbruch oder eine schwere Krankheit wie Krebs oder eine Hirnblutung besteht. Auch bei Unfallverletzungen und bei Jugendlichen im Wachstumsalter kann die Bildgebung hilfreich sein. Wenn ein Kind oder Jugendlicher einen schmerzenden Rücken hat, ist das oft nicht normal.

Eine meiner Patientinnen war ein 16-jähriges Mädchen, das seit mehreren Monaten unter Rückenschmerzen litt. Zum Beispiel verursachte das Vorbeugen Schmerzen. Als das Mädchen seine Schmerzen beschrieb, schien es sich oberflächlich betrachtet um ein normales muskuläres Problem zu handeln. Die MRT-Untersuchungen zeigten jedoch, dass es sich um eine sehr seltene Erkrankung handelt. Das Mädchen hatte einen großen Tumor an der Wirbelsäule.

In vielen Ländern sind Röntgenaufnahmen und MRTs bei der Behandlung von Verletzungen des Bewegungsapparats immer noch gang und gäbe. In den USA beispielsweise ist dies ein lukratives Geschäft, und die Hälfte aller Rückenpatienten wird zu einer MRT-Untersuchungen überwiesen. Auch in Europa wird die Bildgebung immer noch zu häufig eingesetzt, wenn auch nicht in dem Maße wie in den Vereinigten Staaten. Der Grund dafür ist oft menschlich: Manche Ärzte wollen schlichtweg sichergehen, dass nichts übersehen wird. Zusätzlicher Druck kann entstehen, wenn der Patient privat krankenversichert ist. In diesem Fall erwartet der Patient oft, dass er Zugang zu teuren Untersuchungen hat. Bildgebende Verfahren sind also eine etablierte Praxis, die aufgerüttelt und aktualisiert werden muss. Große Veränderungen brauchen aber immer etwas Zeit.

Mehr Physiotherapie, weniger Operationen

Ich war mit einem Freund beim Skifahren, als der Unfall passierte. Mein Freund war auf der Piste schwer gestürzt und konnte sich nicht mehr selbständig aufrichten. Ich untersuchte das Knie später und stellte fest, dass es in einem schlechten Zustand war. Das Knie war völlig taub, locker und schlaff. Wie ein nasser Lappen an einer Schnur. Das vordere Band im Knie war gerissen und der Freund konnte keinen Meter mehr gehen. Ein untypischer Gedanke kam mir in den Sinn: »Ohne Operation kommen wir da nicht wieder raus.«

Jahrzehntelang wurden schmerzende und verletzte Knie, Schultern und Rücken in der Regel mit einer Operation behandelt. Orthopäden und Physiotherapeuten glaubten, wenn etwas kaputt sei, könne man es mit einem Messer reparieren. Doch dann fragte sich jemand, ob dies wirklich der klügste Weg sei. In den frühen 2000er-Jahren wurde eine Studie nach der anderen untersucht. Langsam begann sich die Denkweise zu ändern.

Heute wissen wir, dass eine Operation bei Problemen des Bewegungsapparats oft unnötig ist. Zahlreiche Studien belegen, dass die meisten orthopädischen Erkrankungen, wie z. B. Knie- und Schulterschmerzen, mit Physiotherapie ebenso gut geheilt werden können wie mit einer Operation. Der Vorteil der Physiotherapie ist, dass sie kostengünstiger und weniger riskant ist. Auch die Patientenzufriedenheit ist hoch.

So hat sich die veraltete Denkweise z. B. auch bei der offenen Schulterchirurgie – im Volksmund auch als verengte Schulter (Impingement) bekannt – gewandelt. Dies ist eine der am häufigsten durchgeführten Operationen. Dabei wird Platz in der Schulter geschaffen, indem »Knochenspäne« von der Unterseite des Schulterblatts abgeschliffen werden. Zehntausende dieser Operationen werden jährlich durchgeführt. Sie werden jedoch nicht mehr empfohlen. In Finnland beispielsweise wurden mehrere international anerkannte Studien durchgeführt, die alle zu demselben Ergebnis kamen: Die Chirurgie hat im Vergleich zur Physiotherapie keinen zusätzlichen Nutzen. Die Beschwerden werden daher fast immer durch Physiotherapie und Bewegung geheilt.

Auch bei den meisten Knieproblemen ist Physiotherapie die beste Option. Das *New England Journal of Medicine*, die renommierteste medizinische Fachzeitschrift der Welt, veröffentlichte 2015 eine Sonderausgabe mit den 15 wichtigsten Studien der letzten zehn Jahre. Dazu gehörten Studien, die laut der Zeitschrift die medizinische Praxis weltweit verändern sollten. Vier der Studien befassten sich mit Knieoperationen. Wenn ein Knie beispielsweise einen altersbedingten Riss in der Kniekapsel oder eine beginnende Arthrose aufweist, sollten die Beschwerden nicht mit einer Knieoperation, sondern mit Physiotherapie behandelt werden.

In der Vergangenheit wurde eine beginnende Arthrose behandelt, indem der kleine, lockere Knorpel im Knie durch einen arthroskopischen Eingriff ausgespült wurde. Die Spülung scheint nicht wirksamer zu sein als ein Placebo-Eingriff. Auch bei Kreuzbandverletzungen des Knies ist die Physiotherapie die bevorzugte Behandlung und sollte mindestens drei Monate vor einer möglichen Operation versucht werden. »Wir brauchen also weniger Operationen und mehr Therapie«, betonte das *New England Journal of Medicine*.

Eine Operation selbst ist eine Verletzung des Körpers, zum Beispiel wenn in die Haut, die Gelenkkapsel und das Gelenk mit einem Messer geschnitten wird. Jüngere Menschen erholen sich in der Regel gut von der Operation und die Risiken sind gering. Ältere Menschen haben jedoch oft ein schwächeres Immunsystem als jüngere Menschen, was das Infektionsrisiko erhöht. Obwohl Studien gezeigt haben, dass nur wenige Menschen operiert werden müssen – vielleicht einer von 100 Menschen mit Rücken- und Schulterschmerzen –, geht das Spiel fast wie gewohnt weiter. Mitteleuropa zum Beispiel steckt noch fest in seinen alten Gewohnheiten.

Auch in Finnland hat die Chirurgie eine lange Tradition. Bis vor kurzem war Finnland ein Land der Rücken-, Knie-, Hüft- und Schulteroperationen. Die Gesamtsituation ist jedoch deutlich besser als in vielen anderen Ländern. Finnland hat außerdem den Vorteil, dass es über eine hochwertige, international anerkannte Forschung verfügt. An der Universität Helsinki ist beispielsweise die Ficebo-Forschungsgruppe angesiedelt, deren Name auf das finnische Zentrum für evidenzbasierte Orthopädie zurückgeht. Ziel der Forschungsgruppe ist die Förderung evidenzbasierter Behandlungen bei Muskel-Skelett-Problemen. Die Ergebnisse der Ficebo-Gruppe sind für Experten auf der ganzen Welt von Interesse.

Auch wenn immer mehr überzeugende Beweise vorliegen, so werden neue Forschungsergebnisse in der Regel nur langsam in der Praxis berücksichtigt. Es kann bis zu zwanzig Jahre dauern, bis das neue Wissen etabliert wird. Hierfür gibt es viele Gründe. Wenn ein Orthopäde zum Beispiel schon Hunderte von Schultern operativ repariert hat, ist er von den Ergebnissen, die er sieht, überzeugt. Der Patient, der den Orthopäden aufsucht, stellt in der Regel nicht in Frage, was der Orthopäde sagt. Der Orthopäde kann jedoch nicht wissen, ob die Patienten nicht vielleicht auch durch Physiotherapie geheilt worden wären. Dies kann nur durch wissenschaftliche Forschung überprüft werden.

Ein weiterer Grund für die langsame Verbreitung wissenschaftlicher Erkenntnisse ist, dass sie nicht alle Fachleute erreichen. Manche Fachleute geben sich mit dem zufrieden, was sie bereits gelernt haben, und aktualisieren ihr Wissen nicht, besuchen keine Seminare und lesen keine Fachzeitschriften. Sie bleiben also in ihren alten Gewohnheiten stecken. Sie erfahren zum Beispiel nicht, dass das renommierte »British Medical Journal« 2019 nachdrücklich die Empfehlung ausgesprochen hat, Weichteilprobleme in der Schulter nicht zu operieren. Selbst ein Riss sollte mit Physiotherapie und Bewegung rehabilitiert werden.

Im Übrigen gibt die derzeitige medizinische Praxis nur selten eindeutige Empfehlungen zu irgendetwas ab. Üblicher ist es, eine einfache Empfehlung mit dem zusätzlichen Vorbehalt auszusprechen, dass weitere Untersuchungen erforderlich sind. In dem betreffenden Artikel des »British Medical Journal« heißt es hingegen, dass neue Studien diese Empfehlung wahrscheinlich nicht ändern werden.

Natürlich ist trotzdem manchmal eine Operation erforderlich. Sie sind oft die beste Behandlung für unfallbedingte Verletzungen. Solche Verletzungen können ein gebrochener Knochen, eine vollständig aus der Gelenkpfanne gerutschte Schulter oder eine Knieverdrehung sein. Untersuchungen zeigen jedoch, dass bei altersbedingten Bänderrissen im Knie eine Operation nicht sinnvoll ist und eine Physiotherapie die bessere Lösung darstellt. Wenn aber das Kreuzband z. B. in der Hitze eines Fußballspiels reißt, wird eine Operation durchgeführt. Noch gibt es keine umfassenden Studien über Unfallverletzungen, um zu sehen, wie Physiotherapie im Vergleich zu Operationen den Zustand verbessern kann. Auch bei Arthrose der Hüfte oder des Knies bei älteren Menschen führt eine Operation zu besseren Ergebnissen als eine Physiotherapie. Die Forschung hat gezeigt, dass ein künstliches Gelenk in diesem Fall besser ist als Physiotherapie. Eine Operation ist jedoch immer mit Risiken verbunden.

Fast alle Erkrankungen des Bewegungsapparates – mit wenigen Ausnahmen – sollten zumindest anfangs zwei bis drei Monate mit Physiotherapie behandelt werden. Bessert sich das Problem nach dieser Zeit nicht, kann ein chirurgischer Eingriff erforderlich sein. Wenn zum Beispiel das vordere Kreuzband im Knie reißt und Sie nach drei Monaten immer noch das Gefühl haben, dass Ihr Knie beim Gehen nachgibt, hilft vermutlich nur noch eine Operation. Oft erholt sich das Knie jedoch ohne Eingriff wieder. Die Muskeln und die Gelenkkapsel heilen und stärken sich allmählich, und der Körper lernt, das gerissene vordere Kreuzband auszugleichen. Manchmal sogar erstaunlich gut.

Als mein Freund von der Skipiste nach Hause kam, wartete er etwa einen Monat, bevor er in eine Klinik ging. Im Laufe der Wochen ging die Schwellung zurück und die Beweglichkeit des Knies verbesserte sich. Nach einem Monat stellte der Orthopäde fest, dass das Knie bereits viel besser in Form war. Es war nicht mehr locker und schlaff. Es war stabil, fest und mein Freund konnte mit dem Bein gut laufen. Statt einer Operation schlug der Orthopäde daher eine Rehabilitation vor. Der Physiotherapeut verordnete ein Trainingsprogramm, und ein Jahr später stand mein Freund wieder auf Skiern.

So kann selbst ein gerissenes vorderes Kreuzband wiederhergestellt werden. Der einzige Unterschied zwischen denjenigen, die operiert werden, und denjenigen, die nicht operiert werden, besteht darin, dass das Knie der Letzteren möglicherweise nicht ganz so stabil ist wie das der Operierten. Aus diesem Grund werden Spitzensportler, die sich das vordere Kreuzband gerissen haben, in der Regel operiert. Sie wollen kein Risiko eingehen, da das Knie oft auch extremen Belastungen standhalten muss. Wenn z.B. das Bein eines Dreispringers auf den Boden aufschlägt, erfährt das Bein einen Stoß, der dem 22-fachen Gewicht des Springers entspricht. Wenn also ein Dreispringer 80 Kilo wiegt, werden die Gliedmaßen beim Absprung mit bis zu 1.700 Kilo belastet. Das verlangt ein fittes Knie.

Eine kleine Instabilität des Knies scheint jedoch das Alltagsleben normaler Menschen nicht zu beeinträchtigen. Die Menschen sind in der Lage, sich zu bewegen, Treppen zu steigen und ihren körperlichen Aktivitäten nachzugehen. Hauptsache, sie können rehabilitieren. Je sportlicher Sie leben, desto mehr Rehabilitationsmaßnahmen – und möglicherweise Operationen – braucht der Körper, um wieder auf den Badminton- oder Hockeyplatz oder den Wanderweg zurückzukehren.

Unabhängig davon, ob eine Muskel-Skelett-Verletzung chirurgisch oder physiotherapeutisch behandelt wird, kommt es auf die Geduld und das Engagement des Betroffenen für die Rehabilitation an. Wenn Sie auf Training verzichten, weil Sie keine Lust haben, zahlen Sie einen hohen Preis: Ihre Gelenke werden steif und Ihre Muskeln schwächer. Manche Verletzungen können auch lebenslange Erinnerungen hinterlassen, wie zum Beispiel ein Hinken.

Rehabilitation und die Jagd nach verlorener Motivation

Wenn ein Physiotherapeut Ihnen ein Widerstandsband um den Arm legt und Ihnen sagt, dass Sie zu Hause trainieren sollen, ist das manchmal so interessant wie Staubsaugen. Am liebsten würden Sie auf dem Sofa bleiben und die Fernbedienung hervorholen. Eine Möglichkeit, sich zu motivieren, ist ein Blick über das abendliche Fernsehprogramm hinaus. Menschen brauchen in der Regel ein sinnvolles Ziel, das ihnen hilft, schwierige Entscheidungen für sich selbst zu treffen. Eine Möglichkeit besteht darin, sich Gedanken darüber zu machen, wie man in, sagen wir, fünf Jahren leben will. Wenn Sie gut rehabilitieren, können Sie zum Beispiel besser mit Ihren Kindern spielen, ohne Knieschmerzen im Wald wandern gehen oder länger arbeiten.

Die Verpflichtung zur Rehabilitation ist eine Entscheidung. Wie der norwegische Mentaltrainer Erik Bertrand Larssen in seinem Buch *Hell Week: Seven Days to Be Your Best Self* feststellt, »verändert uns bloßes Wissen normalerweise nicht«. Wir wissen zum Beispiel, dass Rauchen Lungenkrebs verursachen und der Verzehr von Chips zu Übergewicht führen kann. Aber Wissen ändert nicht so leicht Gewohnheiten. Sie ändern sich nur, wenn Sie eine wertebasierte Entscheidung treffen, die Emotionen beinhaltet. Je stärker, desto besser.

Wenn Sie also das Gefühl haben, dass Sie fit werden wollen, um ein aktives Leben zu führen, dann können Sie darin Motivation finden. Das Ziel sollte immer im Auge behalten werden. Wenn es vergessen wird, kann man leicht in alte Gewohnheiten zurückfallen. In seinem Buch erinnert uns Larssen daran, dass Fantasien eine gute Möglichkeit sind, ein Ziel zu erreichen. Wenn Sie zum Beispiel nach einem langen Arbeitstag erschöpft sind und sich fragen, ob Sie joggen gehen oder auf dem Sofa bleiben wollen, ist die Antwort leicht zu erraten. Sie sind müde und Ihr Bauchgefühl sagt: »Couch, bitte.« Der Verstand mag Einwände erheben, aber das macht nichts, denn das Gefühl überlagert den Verstand. Aber wenn Sie die Frage anders formulieren, könnte die Antwort anders ausfallen. Larssen fordert dazu auf, sich zu fragen, wo man in einer Stunde sein möchte. Möchten Sie dann mit steifem Rücken auf der Couch liegen und in ein kleines Koma fallen? Oder möchten Sie unter einer warmen Dusche stehen, entspannt vom Joggen?

Eine weitere Möglichkeit, sich zu motivieren, besteht darin, zwei Listen zu erstellen. Die erste Liste enthält die Vor- und Nachteile des Trainings. Die zweite Liste enthält die Vor- und Nachteile, wenn man es nicht tut. Die erste Liste könnte z. B. den Titel »Wenn ich mein Knie rehabilitiere« tragen. Unter dieser Überschrift würden Sie zuerst alle guten und dann alle schlechten Aspekte der Rehabilitation aufschreiben. Das Gute an der Rehabilitation könnte z. B. sein, dass Sie in Zukunft ohne Angst Schlittschuh laufen und Treppen steigen können, dass Sie mit Ihrem Kind im Sandkasten hocken können und dass Sie ein beschwerdefreies Leben führen können. Der Nachteil könnte sein, dass es zeitaufwändig und verdammt langweilig ist.

Der Titel der zweiten Liste könnte den Titel »Wenn ich mein Knie nicht rehabilitiere« tragen. Die Vorteile des Verzichts auf Sport sind die Zeitersparnis, die Möglichkeit, die Lieblingssendung im Fernsehen zu sehen, und die Tatsache, dass Sie nicht so oft verschwitzte Wäsche waschen müssen. Der Nachteil ist, dass Ihre Knie nie wieder dieselben sein werden. Die Beschwerden hinterlassen Unwohlsein, Schmerzen und schlimmstenfalls ein Hinken. Ihre Lebensqualität ist deutlich eingeschränkt.

Physiotherapeuten bereiten oft zwei Punkte Kopfzerbrechen: Entweder muss der Patient rehabilitiert werden, oder die übermäßige Trainingslust des Patienten muss gebremst werden. Manche Menschen, oft mit einem sportlichen Hintergrund und einer perfektionistischen Natur, gehen die Rehabilitation wie ein wütender Stier an. Das Workout wird schweißtreibend, mit letzter Kraft – und noch ein bisschen mehr – absolviert. Das ist nicht zielführend, denn man wird nur geistig und körperlich müde. Der Körper hat aber keine Zeit, sich vom Training zu erholen, und ist nicht in der Lage, sich wirklich zu rehabilitieren. Und die Stresshormone, die durch den Körper strömen, verlangsamen den Erholungsprozess zusätzlich.

Eine 35-jährige Frau hatte einen Bänderriss im Knie. Sie war so sehr mit der Rehabilitation ihres Knies beschäftigt, dass die Nerven in ihrem Bein verrücktspielten. Die Muskeln in ihren Oberschenkel gaben nach und sie konnte überhaupt nicht mehr laufen. Es bedurfte einer Elektrotherapie, um die Muskeln wieder zum Leben zu erwecken und zum Arbeiten zu bringen. Auch in der Rehabilitation ist der mittlere Weg der beste. Manchmal ist es besser, sich auszuruhen und Entspannungsübungen zu machen.

Es gibt viele Dinge, die Menschen von Tieren lernen sollten – dazu gehört auch die Rehabilitation. Schließlich sind Tiere hervorragende Rehabilitationspatienten. »Tiere sind immer motivierte Patienten«, sagt Heli Hyytiäinen, der in Tierphysiotherapie promoviert hat. »Ein Tier will sich immer bewegen, wenn es die Möglichkeit dazu hat. Die Menschen müssen viel mehr motiviert werden.«

Die meisten Tiere verhalten sich in der Genesungsphase richtig, da sie in der Regel erkennen, dass der Physiotherapeut versucht, ihnen zu helfen. Störungen und Erkrankungen des Bewegungsapparats sind auch bei Haustieren weit verbreitet. Eines der häufigsten Probleme bei Hunden und Katzen ist Übergewicht, das Probleme wie Arthrose und Knieprobleme verursacht. Übergewicht ist für Tiere genauso giftig wie für Menschen. Alle Arten von Tieren, von Kaninchen über Hunde bis hin zu Pferden, sind von Msk-Beschwerden betroffen. Hyytiäinen hatte sogar schon eine Ratte als Patienten. »Ich war überrascht, wie intelligent und angenehm der Rattenpatient war. Er war wie ein Hund, und es war wirklich einfach, mit ihm Physiotherapie zu machen«, sagt Hyytiäinen.

Es gibt erstaunlich viele Ähnlichkeiten in der Art und Weise, wie Tiere und Menschen behandelt werden. Hyytiäinen hebt den Begriff »One Health« hervor. Es ist eine Denkweise, die besagt, dass Mensch und Tier viele Gemeinsamkeiten haben, wenn es um die Gesundheit geht. Wir teilen sogar Viren – wie die Corona-Pandemie gezeigt hat. One Health ist heute einer der interessantesten Forschungsbereiche. Durch das Studium von Tieren lernen wir, wie sich verschiedene Beschwerden und Krankheiten entwickeln und wie sich verschiedene Behandlungen auswirken. »Dieses Wissen kann für die Behandlung von Menschen genutzt werden – und umgekehrt. Die Erkenntnisse, die wir beim Menschen gewinnen, können wir wiederum für die Behandlung von Tieren nutzen.«

Neben der Haltung sollte den Tieren auch beigebracht werden, auf sich selbst zu hören. Tiere wissen oft instinktiv, was gut für sie ist. Wenn ein Hund müde ist, schläft er ein, statt mit müden Augen Netflix zu schauen. Auch die Menschen wissen, was das Beste für sie ist – wenn sie nur den Mut haben, innezuhalten und zuzuhören.

Placebo – wenn der Glaube wie eine Pille wirkt

»Ich möchte einen Marathon laufen«, sprach mich ein sehr sportlicher, etwa 50 Jahre alter Mann an. »Sie haben selbst gesagt, dass Bewegung die beste Medizin ist.« Der Mann war zuvor in meiner Vorlesung gewesen und hatte sich danach mit mir verabredet. Während meines Vortrags hatte ich gesagt, dass man sich auch mit einem Bandscheibenvorfall noch bewegen sollte. »Das will ich auch! Ich möchte Sport treiben, aber alle Ärzte und Physiotherapeuten haben mir gesagt, dass ich jetzt vorsichtig sein und mich ausruhen soll.«

Ich bemerkte sofort, dass der Mann einen ungewöhnlich schweren Bandscheibenvorfall hatte. Er konnte seinen Rücken kaum bewegen, geschweige denn gehen. Ein Bein war bereits teilweise gelähmt. Mit so einem Körper sollte man keinen Meter mehr laufen.

Dem Mann waren starke Schmerzmittel verschrieben worden, die er jedoch nicht eingenommen hatte. Ich riet dem Mann, seine Medikamente zu nehmen und sich auf die Couch zu setzen, statt zu joggen. Es würde ihm gut gehen, tröstete ich ihn, solange er seinen Geist beruhigte, sich ausruhte und auf seinen Körper hörte. Der Patient ging, kam aber eine Woche später wieder zurück. Als er durch die Tür kam, war ich sehr gespannt, wie es ihm gehen würde. Ich war sich sicher, dass der Mann noch Schmerzen haben würde.

Allerdings ging es dem Rücken – erstaunlicherweise – schon viel besser. Der Mann sagte, er habe beim Verlassen der Praxis vergangene Woche ein Aha-Erlebnis gehabt. Etwas habe sich geändert. Er konnte nicht genau sagen, was es war. Er wusste nur, dass er jetzt anfangen würde, sein Leben zu bessern. Seine Medikamente hatte er noch immer nicht genommen, aber er hatte endlich den Mut gehabt, sich auszuruhen. Ein paar Monate später konnte er entgegen meinen Erwartungen bereits wieder joggen. Später im selben Jahr lief er einen Marathon.

Was ist mit ihm passiert? Wir können nur Vermutungen anstellen. Erstens hatte er das Gefühl, dass ihm eine von ihm respektierte Fachkraft zuhörte, ihn ernst nahm und ihm sagte, was los war. Der Mann erkannte, dass es ihm irgendwann wieder gut gehen würde, er dazu aber seinen Übereifer reduzieren musste. Am wichtigsten war vielleicht, dass der Mann aus irgendeinem Grund wusste, dass es ihm besser gehen würde. Erkenntnis, Zuversicht und der Placebo-Effekt begannen zu wirken. Beim Placebo-Effekt geht es nur um den Placebo-Effekt. Das heißt, wenn Sie glauben, dass Sie sich erholen, beginnt Ihr Körper, den Heilungsprozess zu unterstützen.

Die menschliche Psyche beeinflusst die Gesundheit und sogar die Lebenserwartung in vielerlei Hinsicht. Im Jahr 2019 ergab eine amerikanische Studie, dass optimistische Menschen gesünder und länger leben als ihre pessimistischen Pendants. Eine pessimistische Denkweise ist mit einem erhöhten Risiko für Herz-Kreislauf-Erkrankungen verbunden. Auch der Geist kann heilen, sogar auf erstaunliche Weise.

In den 1940er-Jahren wurde in Arzneimittelversuchen eine neue Arbeitsweise getestet. Einem Teil der Probanden – der Kontrollgruppe – wurde nicht das echte Medikament, sondern ein unwirksames Placebo verabreicht. Die Versuchspersonen selbst waren sich dessen nicht bewusst und dachten, sie nähmen das echte Medikament ein. In Wirklichkeit handelte es sich bei der Tablette z. B. um Limette. Es funktionierte trotzdem. Die Symptome in der Kontrollgruppe wurden gelindert, weil deren Mitglieder dachten, sie hätten das Medikament eingenommen.

Der Placebo-Effekt ist ein vom Körper ausgelöster Mechanismus, der die Symptome lindert. Dieser Effekt ist seither Gegenstand zahlreicher Studien in aller Welt. Diese Studien haben u. a. gezeigt, dass Placebo genauso wirksam ist wie fast alle Schmerzmittel. Dies wurde beispielsweise verdeutlicht, indem zweihundert Personen, die unter einer bestimmten Art von Schmerzen litten, in zwei Gruppen aufgeteilt wurden. Die Probanden der einen Gruppe erhielten ein Schmerzmittel, die der anderen ein Placebo, z. B. eine Limettentablette, die keine schmerzstillende Wirkung hat. Die Probanden wurden über einen Zeitraum von mehreren Wochen mehrmals gefragt, ob sich ihr Schmerzempfinden verändert habe. In fast allen Studien fanden alle die durchschnittliche Schmerzlinderung recht gut. Es gab zwar Ausnahmen bei Einzelpersonen, aber keinen Unterschied zwischen den Gruppen.

Dies wurde z.B. mit Paracetamol untersucht. In einer großen Studie in Australien aus dem Jahr 2014 wurden 1.500 Patienten mit akuten Rückenschmerzen nach dem Zufallsprinzip in drei Gruppen eingeteilt. Die erste Gruppe nahm die Höchstdosis an Paracetamol ein, die zweite Gruppe durfte so viel Paracetamol einnehmen, wie sie wollte, und die dritte Gruppe erhielt ein Placebo. Nach durchschnittlich 17 Tagen waren die Rückenschmerzen in allen Gruppen verschwunden. Es gab keine signifikanten Unterschiede zwischen den Gruppen.

Ähnliche Studien wurden auch mit nichtsteroidalen Entzündungshemmern (Antirheumatika, NSAR) durchgeführt. NSAR haben eine etwas stärkere Wirkung als Placebo, aber der Unterschied ist so gering, dass er klinisch nicht relevant ist (Patienten merken den Unterschied nicht).

Für diese Ergebnisse gibt es wahrscheinlich zwei Erklärungen. Erstens werden in den meisten Fällen die Schmerzen schlichtweg über die Zeit an sich behandelt und gelindert. Zweitens ist die Überzeugung der Menschen, dass sie die »richtige Behandlung« und Medizin erhalten, an sich schon eine Erleichterung. Der Placebo-Effekt ist nicht nur Augenwischerei. Der Glaube, dass der Körper geheilt wird, ist der Auslöser für physiologische Veränderungen im Körper. Die Schmerzwahrnehmung wird im Gehirn gebildet, und der Placebo-Effekt aktiviert schmerzlindernde Bahnen im Gehirn.

Der Glaube an Heilung erzeugt vielleicht die stärkste Reaktion auf eine Behandlung. Je positiver und zuversichtlicher die Einstellung eines Menschen ist, desto besser kann er mit der Erfahrung von Schmerz umgehen. Studien der letzten Jahre haben gezeigt, dass selbst viele Operationen nicht wirksamer sind als eine Placebo-Operation. Dies ist zum Beispiel bei einer Kniearthroskopie oder einem Schulterimpingement der Fall. Es sollte jedoch bedacht werden, dass der Placebo-Effekt keine ernsthaften Beschwerden oder Krankheiten heilen kann. Er kann jedoch zur Linderung von Schmerzen und Symptomen beitragen.

Früher nahm man an, dass neurotische und beeinflussbare Menschen anfälliger für Placebo-Effekte seien als andere. Dieser Glaube ist inzwischen widerlegt worden. Weder Intelligenz noch Geschlecht haben etwas damit zu tun. Allerdings wirkt der Placebo-Effekt bei manchen Menschen besser als bei anderen. So macht es beispielsweise einen Unterschied, ob eine Person optimistisch und offen für eine Behandlung ist. Der Placebo-Effekt entsteht immer durch Erwartung. Wenn Sie also zuversichtlich sind, dass alles in Ordnung ist, wenn das Problem auftritt, wird sich diese Einstellung wahrscheinlich positiv auf Sie auswirken.

Ärzten und Therapeuten kommt dabei eine besonders wichtige Rolle zu. Sie sollten vertrauenswürdig und hilfsbereit sein und den Patienten stets ernst nehmen. Wenn sich der Patient gut aufgehoben fühlt und an eine Besserung glaubt, wird das allein schon den Schmerz lindern, selbst wenn ihm nur ernsthaft und einfühlsam zugehört wurde.

Aus der Forschung wissen wir, dass bei fast allen Verfahren und Arzneimitteln ein großer Teil Placebo ist. Für den Einzelnen sind die Ergebnisse an sich ein schwacher Trost. Wenn Sie zum Beispiel abends starke Knieschmerzen haben, ist es schwierig, ein Bonbon einzunehmen und sich zu sagen: »Ich nehme jetzt eine große Paracetamol«. Schmerzmittel haben also von Zeit zu Zeit ihre Berechtigung. Medikamente lindern in der Regel immer die Symptome, behandeln aber nicht unbedingt die Ursache der Schmerzen.

Medikamente zur vernünftigen Schmerzbekämpfung

Wenn Schmerzen und Wehwehchen auftreten, finden sich in der Hausapotheke oft viele verschiedene Medikamente. Vielleicht gibt es Ibuprofen, Paracetamol und Voltaren. Sie alle wirken schmerzlindernd, aber mit leicht unterschiedlichen Mechanismen. Ibuprofen ist ein NSAR in Tablettenform, Voltaren ist eine entzündungshemmende Creme zum Auftragen auf die Haut und Paracetamol ist ein Analgetikum und Fiebermittel.

NSAR wie Ibuprofen und Ketoprofen kontrollieren Entzündungen im Körper. NSAR wirken bei Gewebeschäden wie Arthrose, Muskelzerrungen, Zahnschmerzen und Bandscheibenvorwölbungen. »Wenn man sich nicht sicher ist, ob es sich um eine Entzündung handelt, kann man das leicht testen«, sagt Jukka-Pekka Kouri, Physiotherapeut und Spezialist für Schmerztherapie, in der »Helsingin Sanomat«. »Sie können NSAR drei bis fünf Tage lang einnehmen. Wenn der Schmerz nicht nachlässt, sollten Sie das Medikament absetzen. Lassen die Schmerzen nach, ist das Medikament das richtige.«

Herkömmliche NSAR sollten aber mit Vorsicht angewendet werden, da sie die Schleimsekretion der Magen- und Dünndarmschleimhaut reduzieren. Wenn der Schleim nicht mehr wie bisher ausgeschieden wird, steigt das Risiko für Magen- oder Zwölffingerdarmgeschwüre. Als entzündungshemmendes Mittel kann Ibuprofen auf ärztliche Verschreibung mit bis zu 2.400 mg pro Tag eingenommen werden, d.h. sechs Tabletten zu 400 mg. »Für rezeptfreie Produkte liegt die Empfehlung bei der Hälfte«, sagt Kouri.

Diese Zahlen sollten ernst genommen werden. Wenn Sie mehr als 1.800 mg Ibuprofen pro Tag einnehmen, steigt Ihr Risiko für Geschwüre erheblich. Wenn Sie eine so hohe Dosis über mehrere Tage einnehmen müssen, sollten Sie die Einnahme eines Antazidums (Magenschoner) in Betracht ziehen.

Lokale Entzündungen wie Sportverletzungen, oberflächliche Muskelschmerzen und Fingerarthritis sollten mit einer entzündungshemmenden Creme behandelt werden, sagt Kouri. »Salben werden unterbewertet. Sie sind wirksam und schaden dem Magen weniger, da nur ein kleiner Teil des Medikaments in den Blutkreislauf aufgenommen wird.«

Eine neue Generation von NSAR ist mittlerweile in Apotheken erhältlich. Diese Medikamente, die zur Cox-2-Gruppe gehören, wirken sich nicht auf die Magenschleimhaut aus und stellen daher kein nennenswertes Risiko für Magengeschwüre dar. Zurzeit sind die Arzneimittel der Cox-2-Gruppe nur auf Rezept erhältlich. Wie alle NSAR können sie Auswirkungen haben, zum Beispiel auf das Herz-Kreislauf-System und die Nieren. Laut Kouri sollten NSAID überhaupt nicht eingenommen bzw. verwendet werden, wenn Sie an Herzinsuffizienz, Bluthochdruck, koronarer Herzkrankheit oder Nierenerkrankungen leiden.

Paracetamol wirkt anders als die NSAR. Obwohl Paracetamol seit über hundert Jahren als Schmerzmittel verwendet wird, ist sein genauer Wirkmechanismus noch immer ein Rätsel. Das Medikament wirkt offenbar auf die Schmerzbahnen im zentralen Nervensystem und lindert so den Schmerz. Paracetamol dämpft weder die Entzündungsreaktion, noch erhöht es das Risiko von Magengeschwüren. Bei gelegentlichen Kopfschmerzen, Fieber oder Erkältungen ist es besser, Paracetamol anstelle von NSAR einzunehmen. Die Nebenwirkungen von Paracetamol sind sehr gering – vorausgesetzt, Sie halten sich an die Dosierungsgrenzen. Sie sollten nicht mehr als 3.000 mg Paracetamol pro Tag einnehmen, da die Folgen einer Überdosierung schwerwiegend sind. »Eine zu hohe Dosis verwandelt das Medikament in ein Gift, das Leberschäden verursachen kann«, sagt Kouri.

Wenn die Schmerzen und Beschwerden länger andauern und chronisch werden, lohnt es sich, nach anderen Mitteln als Medikamenten zu suchen. Immerhin helfen Medikamente etwa 30–50% der Patienten mit chronischen Schmerzen, viele von ihnen leiden aber auch unter Nebenwirkungen.

Opioide sind ein anderes Thema. Sie sind wirksame Medikamente, die zur Behandlung von mäßigen bis starken Schmerzen verschrieben werden. In Deutschland werden Opioide – die es in verschiedenen Stärken gibt – beispielsweise bei der Behandlung von Krebspatienten und bei akuten Schmerzen nach einer Operation oder einem Unfall eingesetzt.

Wenn Opioide zunächst zur Linderung starker Schmerzen eingesetzt werden, hat das zentrale Nervensystem offenbar keine Zeit, sich zu sensibilisieren und das Schmerzempfinden zu erlernen. Eine wirksame Behandlung von akuten Schmerzen verhindert, dass diese chronisch werden. Bei langandauernden, chronischen Schmerzen ist der Einsatz von Opioiden jedoch äußerst fragwürdig. In den letzten Jahren wurden die Nebenwirkungen von Opioiden wie Darmprobleme, Verstopfung, Übelkeit und allgemeine Müdigkeit, hervorgehoben.

»Es gibt auch neue Hinweise darauf, dass Opioide den Testosteronspiegel bei Männern senken und zu Problemen mit der Sexualfunktion führen«, sagt Kouri. Opioide können auch zu einer Art Schmerzspirale führen. Sie können einen Teil der Schmerzen verstärken, was wiederum den Bedarf an opioiden Medikamenten erhöht.

»Opioide können das Endorphin- und das Endocannabinoid-System, die körpereigenen Schmerzlinderungsmechanismen, beeinträchtigen.« Kouri weist jedoch darauf hin, dass Opioide bei der Behandlung von wirklich starken, akuten Schmerzen eine Daseinsberechtigung haben. Die Empfehlung für Opioide ist also ein vernünftiger Gebrauch, nicht ein völliges Verbot. »Wenn Opioid-Medikamente eingesetzt werden müssen, ist eine hochwertige und regelmäßige Überwachung erforderlich. Das Ziel ist eine kurzfristige Anwendung und eine möglichst niedrige, aber noch ausreichende Dosierung.«

Der Fluch der Opioide ist die Abhängigkeit, die sich bei manchen bereits nach der ersten Erfahrung mit Opioiden einstellen kann. Das vielleicht schlimmste Szenario wurde in den USA beobachtet, die derzeit unter der schlimmsten Opioid-Krise der Welt leiden. Die Krise, die Hunderttausende von Menschenleben gefordert hat, reicht bis in die 1990er-Jahre zurück. Bereits in den frühen 1990er-Jahren stellten Ärzte Rezepte für starke Opioide normalerweise nur für Patienten mit schweren Krebserkrankungen aus. Die Krise wurde ausgelöst, als Pharmaunternehmen begannen, Opioide aggressiv zu vermarkten. Die Unternehmen überzeugten die Ärzte, dass Opioide eine sichere Alternative zu vielen anderen Schmerzmitteln seien. Unterschätzt und heruntergespielt wurde das Ausmaß, in dem die Droge süchtig macht, obwohl die Entzugserscheinungen so schlimm waren, dass man ins Krankenhaus musste.

Zunächst glaubten die Ärzte an die Wirkung der Opioide, dann die Patienten. Opioide wurden zum Beispiel Männern und Frauen verschrieben, die körperliche Arbeit verrichteten und unter Rückenschmerzen litten. Viele Amerikaner wurden süchtig nach Opioiden, und der Missbrauch begann sich auszubreiten. Schmerzmittel töteten Menschen und dienten als Türöffner für noch stärkere Substanzen. Als die Ärzte die Medikamente nicht mehr so ohne weiteres verschrieben, begannen einige Opioidabhängige, Straßenheroin und das auf Opioiden basierende Fentanyl zu konsumieren, das zehnmal stärker ist als Heroin.

Die USA werden derzeit von der schlimmsten Drogenepidemie der Geschichte geplagt. Die Epidemie beschränkt sich nicht auf eine bestimmte Personengruppe, sondern betrifft Drogenkonsumenten jeden Alters und aller sozialen Schichten. Viele Pharmaunternehmen sind seither Gegenstand zahlreicher Klagen in den Vereinigten Staaten. Die UNO hat davor gewarnt, dass sich der Opioidmissbrauch auch in Europa rasch ausbreitet. In Mitteleuropa wird der Opioidkonsum deutlich strenger kontrolliert, und es gibt nur wenige Todesfälle im Zusammenhang mit verschreibungspflichtigen Medikamenten.

Opioide wurden auch in Placebo-Studien eingesetzt. An der Universität Oxford wurde eine Schmerzstudie an gesunden Probanden durchgeführt. Ihnen wurden per Laser schmerzauslösende Impulse in die Hand gegeben. In einer Hand wurde eine Infusion angelegt, in die ein Schmerzmittel injiziert werden konnte. Den Probanden wurde gesagt, dass in der Studie die Wirkung verschiedener Schmerzmittel auf Schmerzen getestet werden würde. Im ersten Experiment erhielten die Probanden überhaupt keine Schmerzmittel. Sie wurden gebeten, ihre Schmerzen auf einer Schmerzskala von 0 bis 100 zu bewerten, wobei 100 den stärksten vorstellbaren Schmerz darstellt. Im ersten Test bewerteten die Probanden ihre Schmerzen mit 65/100. Im nächsten Test wurde ihnen ohne ihr Wissen ein starkes schmerzstillendes Opioid verabreicht. Dieses Mal war der Schmerz geringer: 50/100. Im dritten Experiment wurde den Versuchspersonen gesagt, dass sie nun ein starkes Schmerzmittel, ein Opioid, erhalten würden. Nun sank der Schmerz auf 40/100. Beim letzten Test wurde ihnen gesagt, dass sie ein Medikament erhalten würden, das die Schmerzen wahrscheinlich verschlimmern werde. Sie erhielten jedoch dasselbe Opioid. Nun lag der durchschnittliche Schmerz bei 65/100 und damit auf demselben Niveau wie im ersten Testballon ohne Medikation.

Eine Kortisonspritze ist ein (zu) heftiger Schuss

Es war wie ein Wunder. Plötzlich stand ein Medikament zur Verfügung, das Rheuma, wunde Füße, Hautkrankheiten und Infektionen heilte. Früher wurde die rheumatoide Arthritis unter anderem mit Lehmbädern, Schröpfen, Schwarzwurzeltee und Hota-Pulver behandelt, Anfang der 1950er-Jahre änderte sich jedoch alles, als Kortison in Gebrauch kam.

Die Ärzte verteilten großzügig teures Kortison und die Menschen jubelten – aber die Party dauerte nicht lange. Bald stellte sich heraus, dass die regelmäßige Einnahme von Kortison unter anderem zu Fettleibigkeit, Blähungen, Diabetes, Osteoporose und einem »Mondgescht« führte. Durch hohe Kortisondosen häufte sich Fettgewebe im Gesicht an, wodurch es mondförmig und rund aussah.

Kortison, das als Allheilmittel galt, verwandelte sich in eine gefürchtete Substanz. Die Angst wurde von Generation zu Generation weitergegeben. Heute wird Kortison nicht mehr leichtfertig, sondern mit Bedacht eingesetzt. Und das zu Recht. Jukka-Pekka Kouri, ein Spezialist für Schmerzmedizin, sagt, dass Kortison wie der Adler in »Angry Birds« wirkt. Die Idee des Angry Birds-Spiels ist es, wütende Vögel mit einer Schleuder in die Festungen von bösen Schweinen zu schießen. Wenn die Festung zusammenbricht, werden die gemeinen Schweine vernichtet. Wenn man im Spiel nicht weiterkommt, kann man den mächtigsten aller Vögel, den in einer Höhle lebenden Uljas-Adler, um Hilfe bitten. Dieser riesige alte Adler hilft dem Spieler mit einer Sardinenprämie. Wird eine Dose Sardinen in die Festung der Schweine geworfen, kommt Uljas der Adler, schnappt sich die Dose und vernichtet dabei alle Schweine.

Uljas-Adler wirkt auf die Schweine wie eine Kortison-Spritze auf entzündetes Gewebe: Die Kortison-Spritze zermalmt die Infektion wie ein großer Hammer und beruhigt die Situation auf einen Schlag. Kortison ist ein sehr starkes entzündungshemmendes Mittel, das auch Schwellungen und Schmerzen sofort lindert.

Vor Jahren litt ich selbst an einem bösen Fersensporn. Die Schmerzen waren so stark, dass ich nicht richtig gehen konnte. Ein Chirurg spritzte Kortison in die schmerzende Stelle – und der Schmerz war weg. Fünf Tage später kehrte er jedoch zurück. Die Kortison-Spritze beseitigt nicht die Ursache der Entzündung, d. h., wenn die Schmerzen durch eine ständige Fehlbelastung verursacht werden, kehren sie zurück, wenn die Wirkung der Spritze nachlässt.

Aber auch Kortisonspritzen haben ihre Daseinsberechtigung. Es ist wissenschaftlich erwiesen, dass die Spritze zum Beispiel bei geschwollenen, schweren Arthrosen im Knie hilft, weil das Knie einen »Entzündungssturm« durchläuft. Hilfreich ist die Spritze auch bei Gelenkschleimhautentzündungen in der Schulter, Nervenwurzelschmerzen und Schmerzen in den kleinen Gelenken im Rücken, den sogenannten Facettengelenken.

Spritzen können ein- oder zweimal verwendet werden, aber nicht öfter. Und der behandelnde injizierende Arzt muss wissen, was er tut. Die Kortison-Spritze darf nicht falsch gesetzt werden; bei Nervenwurzelschmerzen und Facettengelenken zum Beispiel wird die Nadel unter CT-Kontrolle und Ultraschall auf einen Millimeter genau eingeführt.

Inzwischen ist auch bekannt, wann Kortisonspritzen nicht geeignet sind. Nicht empfohlen werden sie beispielsweise bei Muskelschmerzen, Nacken- und Schulterproblemen, Tennisellenbogen und anderen Überlastungsschäden und Sehnenverletzun-

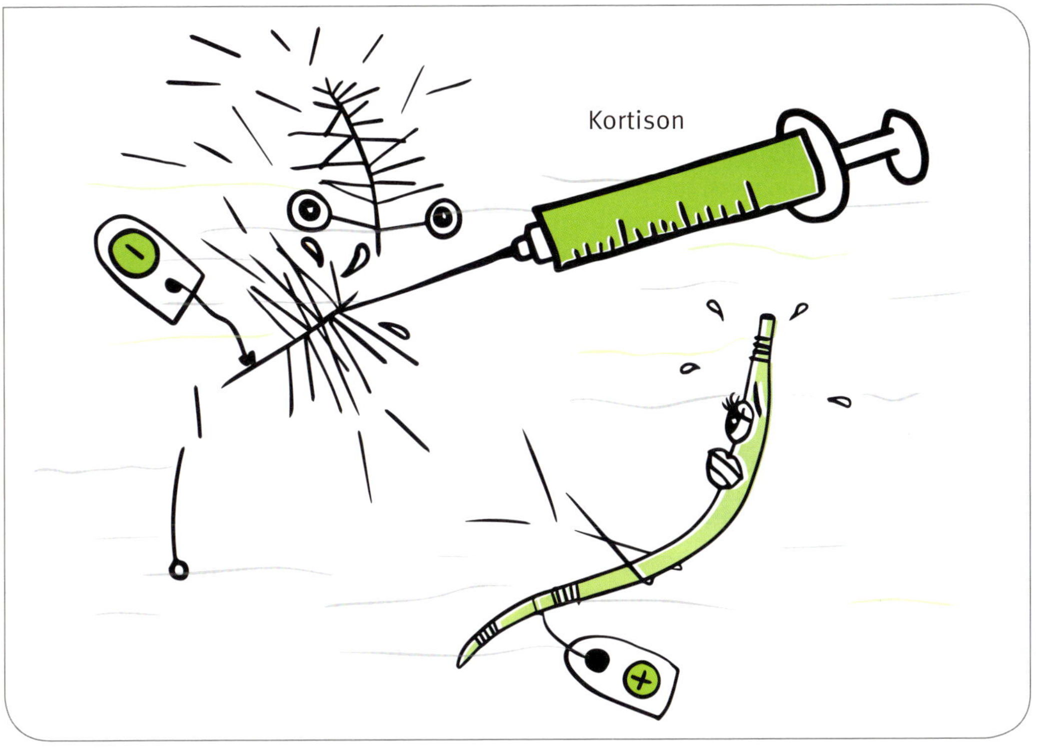

gen. Das Einstechen einer Kortison-Spritze in eine entzündete Sehne bedeutet nur einen kurzen Moment der Freude. Die Schmerzen verschwinden eine Zeit lang, aber auf längere Sicht bleiben sie bestehen. Bei einem Tennisellenbogen zum Beispiel ist Physiotherapie oder auch nur Ruhe langfristig besser als eine Injektion. Die Natur kann selbst einen schmerzenden Tennisellenbogen heilen, aber es braucht Zeit, Geduld und eine möglichst geringe Belastung der Hand.

In der Vergangenheit wurde Kortison ausgiebig zur Behandlung von schmerzhaften Zuständen eingesetzt, insbesondere bei Sehnen, z. B. an Knie und Hüfte. Heutzutage wird es bei Sehnenschmerzen nicht mehr empfohlen, da Kortison das Bindegewebe spröde macht und es die Sehnen der Gefahr von Degeneration und Rissbildung aussetzt.

Kortison beseitigt wie das körpereigene Cortisol Entzündungen, hat aber auch viele Nebenwirkungen. Eine Spritze ist wie ein großer Schlag für das Bindegewebe. Gibt es mehrere dieser Uljas-Adler-Stöße, wird beispielsweise das Proteoglykan von Philipp Flaschenbürste in der Sehne geschwächt, die Verzweigungen brechen ab und die Flaschenbürste kann das Katrin-Kollagen nicht mehr festhalten. Durch die Kortisonschübe ist das Bindegewebe – vor allem wenn es ohnehin schon brüchig ist – weniger belastbar. Auch in Deutschland sind zahlreiche schmerzende Achillessehnen infolge von Kortisoninjektionen gerissen.

Anstelle von Kortisoninjektionen werden schmerzende Sehnen zunächst am besten mit Ruhe und entzündungshemmenden

NSAR behandelt. Wenn die Entzündung abgeklungen ist, bleibt nur noch der mechanische Schmerz. Das bedeutet, dass eine bestimmte Bewegung weh tut. Zu diesem Zeitpunkt ist es ratsam, die NSAR abzusetzen und die Muskelspannungen zu stärken, z. B. mit Übungen eines Physiotherapeuten. Dies führt zu einem besseren, länger anhaltenden und sichereren Ergebnis als eine Spritze.

Natürlich kann auch mal eine Kortisonspritze sinnvoll sein, wenn die Schmerzen wirklich sehr stark sind, wenn am nächsten Tag eine Hochzeit ansteht und der Fersensporn so sehr schmerzt, dass der Gang zum Altar ein wahres Hindernis darstellen würde. Ein paar Spritzen bringen einen nicht um, aber es lohnt sich nicht, mehr als eine zu nehmen. Abgesehen von den Risiken beeinträchtigen Kortisoninjektionen die natürlichen Selbstheilungskräfte des Körpers, was den Genesungsprozess verlängern kann.

Kortison wird auch oral verabreicht, z. B. zur Behandlung von Allergien und verschiedenen rheumatischen Erkrankungen, sowie in anspruchsvollen medizinischen Situationen wie bei Nierentransplantationen. »In diesen Fällen ist eine Kortisonbehandlung unerlässlich und sollte nicht unterbrochen werden. Die Verwendung von Kortison ist in der heutigen medizinischen Welt aber kritisch zu betrachten. Der Einsatz beruht auf einer sorgfältigen Abwägung von Nutzen und Schaden«, sagt Kouri.

Der komplexe Fall der Diskushernie

Wenn etwas einen schlechten Ruf hat, dann ist es ein Bandscheibenvorfall. Er wird gefürchtet, vor ihm wird gewarnt und er wird als das ultimative Verhängnis angesehen. Einmal eine Ausbuchtung, immer eine Ausbuchtung. Zum Glück ist dies in der Realität nicht der Fall. Auch wenn ein Bandscheibenvorfall dramatisch und ernst klingt, ist er letztlich nicht lästiger als ein verstauchter Knöchel. Beides ist eine Zeit lang schmerzhaft, wird aber in der Regel vom Körper behoben.

Bei akuten und starken Schmerzen im Rücken handelt es sich häufig um einen Bandscheibenvorfall. Tatsächlich ist er ein recht häufiges Rückenproblem. Die Bandscheibe besteht aus zwei Teilen. Die äußere Hülle besteht aus starkem Bindegewebe, im Inneren befindet sich eine gelartige Flüssigkeit. Und genau diese Flüssigkeit kann sich ausbeulen. Da die Bandscheiben bei jungen Menschen eher prall und mit Flüssigkeit gefüllt sind – also mehr Flüssigkeit austreten kann –, ist das Risiko eines Bandscheibenvorfalls bei ihnen größer als bei älteren Menschen. Manche Menschen haben auch von Natur aus ein schwächeres, lockereres und beweglicheres Bindegewebe, was sie anfälliger für Bandscheibenvorfälle macht.

Ein Bandscheibenvorfall folgt in der Regel immer auf eine plötzliche Beuge-, Hebe- oder Drehbewegung. Diese Bewegung ist jedoch nicht die Ursache des Problems, sondern ist sozusagen nur der Tropfen, der das Fass zum Überlaufen gebracht hat.

Wenn Sie Ihre Rückenmuskulatur nicht trainieren, wird die äußere Schicht der Bandscheibe langsam brüchig. In den meisten Fällen ist die Bandscheibe über Jahre hinweg immer spröder geworden, bevor sie sich vorwölbt. Wenn Sie dann beispielsweise eine schwere Kiste hochheben und eine kleine Drehbewegung machen, sind die Muskeln, die es nicht gewohnt sind, darauf zu reagieren, nicht in der Lage, Ihren Rücken zu schützen und zu stabilisieren. Dadurch wird ein starker Druck auf die Bandscheibe ausgeübt, wodurch der Bindegewebsring gedehnt wird. Die äußere Schicht der Bandscheibe gibt dann teilweise nach, d. h., sie wölbt sich vor.

Eine gesunde Bandscheibe ist nicht das »schwächste Glied im Körper«, sondern besteht aus robustem Material und kann schwere Lasten tragen. Aber es gibt auch so etwas wie Pech. Ein Maurer, der an harte Arbeit gewöhnt ist, kann zum Beispiel eine zu schwere Last heben oder ein Spitzensportler kann eine plötzliche Bewegung aus einer ungünstigen Position ausführen – und dann tut es weh. Die häufigste Form eines Bandscheibenvorfalls ist eine Vorwölbung (Protrusion) der untersten Bandscheibe, die sich zwischen dem fünften Lendenwirbel und dem Kreuzbein befindet. Am häufigsten treten Bandscheibenvorwölbungen im Bereich des unteren Rückens auf.

Schon ein kleiner Bandscheibenvorfall kann starke Schmerzen und Bewegungseinschränkungen verursachen. Er hat ein klares Verhaltensmuster: Der Rücken ist steif, die Schmerzen sind stark und man kann sich nicht nach vorn beugen. Andererseits kann ein Bandscheibenvorfall auch asymptomatisch sein. Es ist wie bei einem Bänder- oder Schultersehnenriss: Manche Menschen haben Schmerzen und Symptome, andere bemerken das Ganze überhaupt nicht.

Obwohl die durch die Vorwölbung verursachten Schmerzen zunächst beängstigend sein können, lassen sie in der Regel nach einigen Tagen nach. Zunächst sollten Sie sich höchstens eine Woche lang ausruhen und gegebenenfalls Schmerzmittel einnehmen. Die beste Form der Behandlung ist Zeit. Eine Schnittwunde am Finger heilt in der Regel innerhalb weniger Tage ab. Auch einen Bandscheibenvorfall repariert der Körper normalerweise innerhalb von drei bis vier Wochen.

Auch wenn der Bandscheibenvorfall zunächst mit Ruhe behandelt wird, sollten Sie Ihren Rücken nach ein paar Tagen wieder belasten können. Sie sollten ihn innerhalb der Schmerzgrenzen bewegen und spazieren gehen. Das Wichtigste ist, dass Sie den Mut haben, Ihren Rücken wieder einzusetzen. Die ersten paar Wochen sollten für den Rücken ruhig angegangen werden. Sie können auch eine erfahrene Person bitten, ein Tape entlang der Wirbelsäule auf den Rücken zu kleben. Das verhindert eine übermäßige Bewegung des Rückens und Beugebewegungen, die der Rücken normalerweise nicht mag. Wenn sich der Bandscheibenvorfall innerhalb weniger Wochen nicht bessert, sollten Sie einen Physiotherapeuten aufsuchen.

Bis vor zwanzig Jahren wurden Menschen mit einem Bandscheibenvorfall geraten, alle Übungen zu meiden, die den Rücken belasten. Mittlerweile wurde diese Praxis auf den Kopf gestellt. Der Rücken wird durch einfache Übungen wie Gehen, Nordic Walking, Schwimmen und Aqua-Jogging fast immer wieder fit. Diese Sportarten sind rückenschonend, weil sie dieselben Bewegungen wiederholen und die Bandscheibe nicht überraschen. Sie sollten mit diesen normalen, monotonen Bewegungen beginnen, sobald die Schmerzen es zulassen, in der Regel nach ein paar Wochen. Nach etwa vier Wochen haben sich die Bandscheiben wieder normalisiert, d. h., der Bewegungsumfang ist wiederhergestellt und die Schmerzen sind verschwunden.

Aber Vorsicht ist geboten. Das Bindegewebe wächst langsam und wird nach einem Monat nicht wieder vollständig belastbar sein. Deshalb ist es sinnvoll, sich bei anstrengenden Sportarten wie Fußball oder Tennis weiterhin zu schonen.

Ein großer Teil der Rückenschmerzen wird durch eine Bandscheibenproblematik verursacht. Eine noch schlimmere Version ist der Bandscheibenvorfall. Es handelt sich also um zwei verschiedene Dinge, auch wenn die Begriffe im Volksmund oft verwechselt werden. Bei einer Bandscheibenvorwölbung gibt die äußere Schicht der Bandscheibe nur teilweise nach, d. h., sie wölbt sich vor. Bei einem Bandscheibenvorfall hingegen reißt die Außenwand der Bandscheibe, und die gelartige Flüssigkeit im Inneren der Bandscheibe dringt durch die Außenwand in den Wirbelkanal ein. Ein Bandscheibenvorfall kommt seltener vor als eine Vorwölbung der Bandscheibe, und die Symptome sind in der Regel stärker ausgeprägt. Ein Vorfall kann auch mit Symptomen wie Gefühlsstörungen (Taubheitsgefühl), Lähmungen und Muskelschwäche einhergehen, die immer sofortige ärztliche Hilfe erfordern.

Ischiasbeschwerden werden fast immer durch einen Bandscheibenvorfall verursacht. In diesem Fall ist die Bandscheibe im unteren Rücken so stark gerissen, dass die in den Wirbelkanal eingedrungene Flüssigkeit auf die Wurzel des Ischiasnervs drückt. Die Schmerzen sind meist sehr stark und strahlen bis in die unteren Gliedmaßen aus. Es kann auch zu Taubheit und Schwäche in den Beinmuskeln kommen. Die Heilung einer Ischialgie dauert deutlich länger als die eines normalen Bandscheibenvorfalls. Etwa 80 % der Ischiaspatienten erholen sich innerhalb von sechs Monaten, bei den restlichen 20 % dauert die Genesung länger. Bei einem kleinen Teil der Betroffenen bleibt der Zustand chronisch.

Ein Bandscheibenvorfall heilt oft von selbst, und auch eine Bandscheibenhernie (Vorsprung der Bandscheibe drückt gegen das Rückenmark oder einen Nerv) kann von selbst heilen. Ein Bandscheibenvorfall setzt die körpereigenen Makrophagen, also die Fresszellen, in Bewegung. Sie tauchen an der Stelle auf, leiten die austretende Flüssigkeit ab und fressen das abgestorbene Gewebe. Schließlich wird der Riss vernarben.

Manchmal kann ein Bandscheibenvorfall eine Operation erfordern. Sie wird durchgeführt, wenn die Diskushernie lähmende Schmerzen und Mobilitätsprobleme verursacht. Ein chirurgischer Eingriff ist auch dann erforderlich, wenn der Nerv eingeklemmt ist, wodurch einer der Muskeln in den Gliedmaßen weiterhin schwach oder sogar gelähmt ist. Präzisionsoperationen mit einem Operationsmikroskop durch Orthopäden und Neurochirurgen beseitigen in der Regel das Problem und lassen den Schmerz auf dem Operationstisch zurück.

Manchmal bleibt ein Bandscheibenvorfall monatelang schmerzhaft. Einer der häufigsten Gründe für einen langwierigen Bandscheibenvorfall ist, dass man nicht weiß, was man mit dem Rücken tun und was man nicht tun darf. Zunächst einmal sollte sich der Rücken erholen können. Wenn Sie zu schnell mit dem Training beginnen, hat die vorgewölbte Bandscheibe keine Zeit, zu heilen und zu vernarben. Wenn Sie sich hingegen zu ängstlich und vorsichtig bewegen, ist das auch nicht gut für Ihren Rücken. Wenn man aus Angst vor Schmerzen auf Sport verzichtet, führt das mit der Zeit nur zu mehr Problemen. Der Rücken bekommt »zu viel Aufmerksamkeit« und die Angst selbst kann die Schmerzen verstärken. Gleichzeitig werden die Muskeln schwächer und sind nicht mehr in der Lage, den Rücken so gut zu schützen, wie es früher der Fall war, als sie noch in gutem Zustand waren.

Bei anhaltenden Schmerzen ist es immer ratsam, sich Hilfe zu holen, zum Beispiel bei einem Physiotherapeuten. Bei chronischen Fällen ist eine multidisziplinäre Rehabilitation erforderlich, zu der auch ein Arzt und ein Psychologe hinzugezogen werden können.

Skoliose und andere übereilte Entscheidungen

Leon, ein junger Ingenieurstudent, kam mit Rückenschmerzen in meine Praxis. »Mein Rücken ist eine Katastrophe«, sagte er und begann, mit seinen Händen verschiedene Kurven in die Luft zu zeichnen. Ein Arzt hatte bei Leon eine Skoliose diagnostiziert. Ich untersuchte Leon und auch ich stellte fest, dass er eine leichte Skoliose im Rücken hatte. »Darüber müssen Sie sich keine Sorgen machen«, beruhigte ich den jungen Mann. »Diese Art von leichter Skoliose ist sehr häufig. Ich habe selbst eine, weil eines meiner Beine einen Zentimeter länger ist als das andere. Und mein Becken ist schief, aber ich habe kein Rückenproblem«, sagte ich ihm.

Leons Rücken tat weh, wenn er stundenlang am Computer saß und lernte. Der Schmerz ließ nach, wenn er von seinem Stuhl aufstand und spazieren ging. Die Schmerzen waren jedoch nicht auf die Skoliose zurückzuführen, sondern auf Muskelschmerzen, die durch Sauerstoffmangel aufgrund unzureichender Durchblutung verursacht wurden. Leon war sehr muskulös, da er vier- bis fünfmal pro Woche ins Fitnessstudio ging. Er war gewohnt, immer gleich zu sitzen: Seine Rückenmuskulatur war steif und angespannt. Wenn Leon also stundenlang still saß, konnte das Blut in seinem Rücken nicht richtig zirkulieren. Die Bewegung beim Aufstehen und Gehen brachte das Blut wieder zum Fließen und lockerte die verspannten Muskeln. Ich riet Leon, sich zu strecken, zu entspannen und beim Sitzen immer wieder Pausen im Stehen zu machen.

Skoliose, unterschiedlich lange Beine oder eine Beckenfehlstellung werden immer noch gelegentlich für Rückenschmerzen verantwortlich gemacht. Wenn jemand unterschiedlich lange Beine hat – wie die meisten Menschen – und einen schmerzenden Rücken, wird schnell eine Verbindung zwischen beidem hergestellt. In den 1980er-Jahren führten finnische Orthopäden mehrere Studien über die Unterschiede in der Länge der unteren Gliedmaßen der Finnen durch. Diese Studien ergaben, dass Unterschiede in der Länge der unteren Gliedmaßen bei gesunden Menschen ebenso häufig vorkommen wie bei Menschen mit Rückenschmerzen.

Ein Unterschied von weniger als einem Zentimeter hat in der Regel keine Auswirkung – auch wenn er sich in seltenen Fällen im Gang einer Person bemerkbar macht. In der Regel ist erst ein Längenunterschied von anderthalb Zentimetern signifikant. Dann ist es wahrscheinlich, dass es zu Problemen wie Skoliose und einseitigen Rückenschmerzen kommt, die sich eher auf der Seite des längeren Beins bemerkbar machen. Die Auswirkungen von Längenunterschieden sind also individuell, stehen aber in der Regel nicht in einem direkten kausalen Zusammenhang mit Rückenschmerzen. Wenn die Rückenschmerzen durch unterschiedliche Beinlängen verursacht werden, kann das Problem möglicherweise dadurch gelöst werden, dass das kürzere Bein mit einer Sohlenerhöhung oder einer Einlage versehen wird.

Eine Skoliose hingegen wird am häufigsten durch unterschiedlich lange Beine verursacht. Wenn die »Basis« des Rückens nicht gerade ist, verdreht sich der Rücken leicht. Skoliose mag wie ein schrecklicher Zustand klingen, sie ist aber in der Regel kein Problem. Eine leichte Skoliose ist sehr häufig und kann sich zum Beispiel beim Nach-vorne-Beugen als kleiner Buckel auf dem Rücken zeigen. Eine leichte Skoliose verursacht nicht mehr Rückenschmerzen als ein »gesunder Rücken«. Der Grund dafür ist, dass sich die Beinlängendifferenz und die Skoliose in der Regel schon im Jugendalter entwickelt haben. Das Gewebe hat sich im Laufe der Jahre an die Situation angepasst. Warum also verursacht eine Skoliose beispielsweise erst mit 40 Jahren Rückenschmerzen?

Viele, die glauben, dass ihre Rückenschmerzen durch eine Skoliose verursacht werden, leiden wahrscheinlich nur unter Haltungsschäden oder muskulären Rückenschmerzen. Die Ausnahme sind Kinder und Jugendliche mit Rückenschmerzen. Zeigt sich auf ihren Röntgenbildern eine Skoliose, so ist diese wahrscheinlich die Ursache der Beschwerden und muss behandelt werden.

Eine schwere Skoliose ist ebenfalls eine Ursache für Beschwerden. In der Regel handelt es sich um eine angeborene Skoliose von 25 Grad oder mehr. Dies kann mit Hilfe von Röntgenaufnahmen gemessen werden – und oft ist diese Art von Skoliose durch die Kleidung hindurch sichtbar.

Wenn die Skoliose besser ist als ihr Ruf, gilt das Gleiche für einen Beckenschiefstand. Es kommt vor, dass ein Osteopath einem Patienten sagt, er habe einen Beckenschiefstand, was nichts weiter als eine harmlose Feststellung ist. Der Patient könnte jedoch denken: »Ach du meine Güte, das klingt ja schlimm.« Aus diesem Grund müssen Fachleute – wieder einmal – ihre Sprache überdenken und erklären, was vor sich geht. Wenn wir im Berliner Hauptbahnhof hundert Menschen anhielten und ihr Becken untersuchten, hätte die Mehrheit von ihnen höchstwahrscheinlich ein schiefes, falsch ausgerichtetes oder verdrehtes Becken.

Eine schiefe Hüfte kann ebenfalls durch unterschiedlich lange Beine verursacht werden. Auch hier handelt es sich um ein sehr häufiges Phänomen, das keine Beschwerden verursachen muss. Eine Ausnahme bilden frischgebackene Mütter, bei denen ein schiefes Becken tatsächlich Probleme verursachen kann. Nach der Geburt sind die Beckenbänder gelockert, was dazu führen kann, dass das Becken in einer extremen Position festsitzt, d. h. »verriegelt« ist, was Schmerzen im unteren Rücken verursacht. Dies kann z. B. durch Manuelle Therapie korrigiert werden. Es dauert etwa ein Jahr, bis die Bänder ihre richtige Länge gefunden haben und sich wieder versteifen. Zu diesem Zeitpunkt bereitet das Becken keine Probleme mehr.

Medizinische Diagnosen wie Skoliose, ein schiefes Becken oder ein Bandscheibenvorfall können Menschen Angst machen, wenn sie nicht wissen, was wirklich los ist. In der heutigen Welt ist der Zugang zu Informationen kein Problem, ganz im Gegenteil, es stehen uns zu viele Informationen zur Verfügung. Der Bereitschaftsdienst von Dr. Google ist 24 Stunden am Tag erreichbar. Die Herausforderung des Internets besteht darin, dass es eine Vielzahl von Diagnosen – und sogar Worst-Case-Szenarien – liefert. Durch Sport schmerzende Beine können sich in ein Blutgerinnsel verwandeln und Spannungskopfschmerzen in einen Gehirntumor. Ein sensibler Mensch kann das Schlimmste befürchten.

» *Der Bereitschaftsdienst von Dr. Google ist 24 Stunden am Tag erreichbar.* «

Insbesondere Online-Diskussionsforen bieten eine einfache Möglichkeit, Sorgen und Frustrationen loszuwerden. Es ist selten, dass Menschen, die sich gut erholt und Hilfe für ihre Beschwerden gefunden haben, in einem Diskussionsforum über ihre positiven Erfahrungen berichten. Ist etwas schief gelaufen, wird in die Tasten gehauen.

Es ist sinnvoll, im Internet nach Informationen zu suchen, solange Sie nur daran denken, die Quellen zu überprüfen. Woher stammen die Informationen auf der Website, und was ist das mögliche Motiv des Autors? Die von Ärztegesellschaften unterhaltenen Gesundheitsbibliotheken sind zum Beispiel eine gute Anlaufstelle für aktuelle und zuverlässige Informationen.

Das Wichtigste in Kürze

Probleme des Bewegungsapparats sind sehr häufig. Die meisten von ihnen sind nicht gefährlich.

Röntgenaufnahmen und MRTs werden zu häufig gemacht. Auf den Bildern ist fast immer etwas zu finden, aber oft gibt es keinen klaren Zusammenhang zwischen dem Fund und den Beschwerden. Es lohnt sich also, die Ergebnisse der Scans kritisch zu hinterfragen.

Medikamente, Operationen und Injektionen sind überraschend wenig geeignet, um Probleme des Bewegungsapparats zu behandeln. Günstigere und weniger riskante Behandlungen führen oft zu ebenso guten Ergebnissen. Oft ist Geduld gefragt.

Eine positive Erwartung der Genesung ist vielleicht die beste Garantie für eine Heilung.

Der Sprachgebrauch von Fachleuten kann die Situation verschlimmern. Bandscheibenvorwölbungen, Skoliose und ein schiefes Becken hören sich schlimmer an, als sie tatsächlich sind.

Oft ist es eine gute Idee, ein wenig Geduld zu haben und die eigene Behandlung und Physiotherapie auszuprobieren, bevor man ins Krankenhaus eilt.

Anatomie des Schmerzes

In diesem Kapitel kommen wir nochmals auf das Thema »Schmerz« zurück, nun schauen wir uns aber die verschiedenen Arten von Schmerz an, um noch besser zu verstehen, wie wir auf unseren Körper hören und ihm helfen können.

Schmerzen zu empfinden, ist eigentlich nichts Schlechtes. Die wenigen Menschen, die aufgrund eines genetischen Defekts überhaupt keinen Schmerz empfinden, sterben meist sehr jung. Ohne Schmerzen können Verletzungen und Krankheiten völlig unbemerkt bleiben. Durch Schmerz teilt der Körper Ihnen mit, dass etwas nicht stimmt.

Die Art des Schmerzes sagt Ihnen, worum es sich handelt

Primär ist Schmerz ein Warnsignal. Wenn zum Beispiel ein Splitter in einem Finger stecken bleibt, bemerken das zuerst die sensorischen Nervenenden in der Haut, die sogenannten Nozizeptoren. Fast überall im Körper gibt es Millionen dieser als »Gefahrenrezeptoren« bezeichneten Sinnesnerven. Sie überwachen die Situation in den Gelenken, Muskeln und im Darm.

Wenn ein Gefahrenmelder eine Gefahr erkennt, z. B. einen Schnitt im Finger, sendet er sofort eine Nachricht über das periphere Nervensystem an das Rückenmark des zentralen Nervensystems. Das Rückenmark fungiert als erster Kontrollstelle. Es hört sich die Nachricht an und überlegt, ob die Nachricht ihre Reise zum Gehirn fortsetzen soll. Der Gefahrenalarm am Finger gibt nicht so schnell auf, sondern sendet weiter Nachrichten. Wenn es genug davon gibt und sie stark genug sind, spürt das Rückenmark, dass die Angelegenheit eindeutig wichtig ist. Das Gehirn muss informiert werden.

Wenn das Rückenmark seine Zustimmung gibt, öffnet sich das Tor und die Nachrichten setzen ihre Reise zum Gehirn fort. Dort reflektiert das Gehirn die Botschaften, vergleicht sie mit den Schmerzen, die es in der Vergangenheit erlebt hat, und entscheidet, ob sie ernst zu nehmen oder harmlos sind.

Sollte das Gehirn entscheiden, dass es sich um eine schwere Gewebeschädigung handelt, würde es eine starke Stressreaktion auslösen, die dazu führte, dass sich der

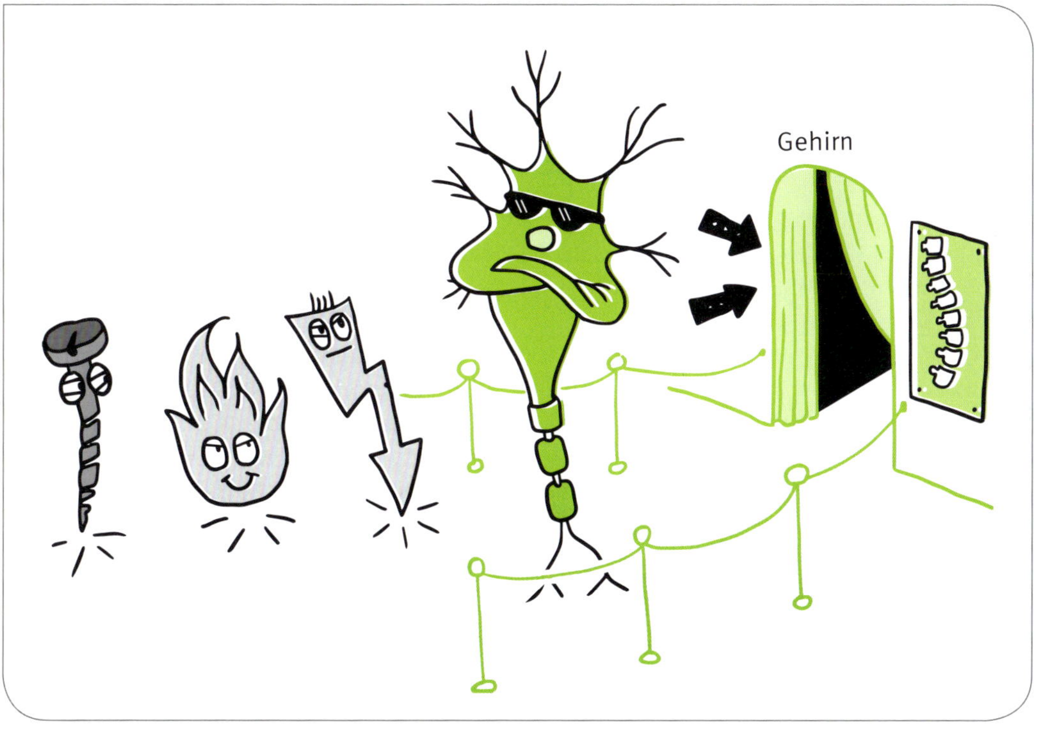

Schmerz nach dem ersten Schock sehr stark anfühlt. Da es sich aber nur um einen Splitter im Finger handelt, denkt das Gehirn, dass alles in Ordnung ist. Hier gibt es keinen Grund für eine »Kampf-oder-Flucht«-Reaktion, also auch keinen Grund, Adrenalin auszuschütten und die Muskeln anzuspannen. So teilt das Gehirn dem Menschen mit einem leichten Schmerz mit, dass der Finger weh tut und der Splitter bitte entfernt werden sollte.

Die Schmerzwahrnehmung wird also erst im Gehirn gebildet – und Schmerz ist von Mensch zu Mensch unterschiedlich. Manche Menschen empfinden den Schmerz als intensiver, andere als weniger intensiv. Die Schmerzschwelle wird zum Beispiel von den Genen beeinflusst, was bedeutet, dass die Schmerzübertragungswege bei jedem Menschen anders funktionieren. Dies liegt daran, dass das Gehirn die Schmerzen moduliert, sie also ändert und den Schmerz so entweder lindert oder verstärkt. Das Schmerzempfinden wird auch durch Gedanken und Gefühle beeinflusst. Gelassenheit und Zuversicht erhöhen die Schmerzschwelle, während Furcht und Angst sie senken.

» *Die Schmerzwahrnehmung wird erst im Gehirn gebildet – und Schmerz ist von Mensch zu Mensch unterschiedlich.* «

Wenn eine Person wegen eines Splitters in Panik gerät und befürchtet, dass sich der Finger entzünden könnte, werden die Schmerzen wahrscheinlich als stärker wahrgenommen. Wenn Sie beim Zahnarztbesuch starke Schmerzen erwarten, sind diese oft schlimmer, als wenn Sie nur leichte

Schmerzen erwarteten. Der Schmerz wird auch durch die Situation beeinflusst, in der der Schmerz empfunden wird. Das Gehirn und das zentrale Nervensystem können den Schmerz bei Bedarf dämpfen oder entscheiden, dass er erst später auftritt. Wenn zum Beispiel ein Normalbürger auf glattem Boden stürzt und sich das Handgelenk bricht, wird er vermutlich sofort starke Schmerzen verspüren. Bricht sich dagegen ein Spitzeneishockeyspieler mitten im intensivsten Play-off-Spiel das Handgelenk, so kann er das Spiel wahrscheinlich zu Ende spielen.

Manchmal funktioniert das Gehirn sogar auf erstaunlich mysteriöse Weise. Ein Schlafwandler kann zum Beispiel überhaupt keinen Schmerz empfinden. Ein Forschungsteam unter der Leitung von Regis Lopez, einem französischen Arzt an einem Krankenhaus in Montpellier, untersuchte hundert Schlafwandler. Davon berichteten 47, dass sie während des Schlafwandelns einen Unfall hatten. Lediglich zehn von ihnen wachten mit Schmerzen auf. Fast vier Fünftel der Befragten hatten während des Unfalls keine Schmerzen verspürt, sondern schliefen trotz ihrer Verletzungen weiter. Ein Schlafwandler war sogar aus einem Fenster im dritten Stock gesprungen und hatte Knochenbrüche erlitten, was er aber erst nach dem Aufwachen bemerkte. Ein anderer Studienteilnehmer war im Schlaf auf das Dach seines Hauses geklettert, heruntergefallen, hatte sich das Bein gebrochen – und träumte bis zum Morgen weiter.

Im Wachzustand empfinden Schlafwandler hingegen oft mehr Schmerzen als viele andere. So litten die Schlafwandler der Studie beispielsweise viermal häufiger unter Kopfschmerzen und bis zu zehnmal häufiger unter Migräne als die Kontrollgruppe der Studie.

Es gibt viele verschiedene Arten von Schmerz. Im Allgemeinen werden fünf Arten von Schmerzen unterschieden. Wenn etwas im Körper einen Gefahrenalarm auslöst, handelt es sich in der Regel entweder um *mechanische*, z. B. durch Steifheit verursachte Schmerzen, oder um *ischämische*, z. B. durch ein Haltungs- oder Stoffwechselproblem verursachte Schmerzen, oder um *chemische bzw. entzündliche* Schmerzen. Diese drei Schmerztypen sind gewebebasiert, das heißt, es liegt zum Beispiel eine Störung des Bewegungsapparats vor. Diese Störung meldet sich beim Gehirn durch Gefahrensignale im Nervensystem. Die vierte Schmerzart, der *Nervenschmerz*, ist darauf zurückzuführen, dass das Nervensystem selbst geschädigt und schmerzsensibilisiert ist. Die fünfte Art von Schmerz ist der *noziplastische* Schmerz. Diese Art von Schmerz hat keine physiologische Erklärung im Körper, sondern hat in der Regel psychologische Ursachen, was aber nicht bedeutet, dass die Schmerzen nicht real sind.

Jede Schmerzart hat ihre eigenen Symptome und Verhaltensweisen. Die Symptome des einen sind elektrisierend, die des anderen juckend. Wenn Sie die Art des Schmerzes erkannt haben, können Sie bereits darauf schließen, was Sie dagegen tun können. Jede Schmerzart wird auf die für sie am besten geeignete Weise behandelt. Schmerzarten kommen oftmals auch im Paket daher. So kann beispielsweise eine entzündete Sehne neben entzündlichen Schmerzen auch mechanische und ischämische Schmerzen verursachen. Schmerzen haben zudem immer etwas mit Psychologie zu tun, auf die eine oder andere Weise. Lange Zeit ging man davon aus, dass Schmerzen nur durch einen Gewebedefekt im Körper verursacht werden. Das ist oft der Fall, aber nicht immer. Insbesondere bei chronischen Schmerzen wird der Schmerz auch durch andere Faktoren beeinflusst, vor allem durch psychische Ursachen.

Mechanische Schmerzen sind gut zu behandeln

Endlich war der Mai gekommen. Niklas wählte einen passenden Schläger aus seiner Golftasche und beschloss, sich ein wenig aufzuwärmen, da sich sein Körper nach dem Winter etwas steif anfühlte. Bald schon rief aber der Golfplatz. Im zweiten Durchgang, gerade als der Ball in die Luft flog, spürte Niklas einen stechenden Schmerz unter seinem rechten Schulterblatt. Die Schmerzen hielten während der gesamten Runde an. Als Niklas am nächsten Morgen aufwachte, konnte er seinen Oberkörper überhaupt nicht mehr drehen. Sich die Haare zu waschen, das Hemd anzuziehen und die Schuhe zu binden, tat weh.

Niklas linderte die Schmerzen mit Schmerzmitteln, aber da die Schmerzen weiter anhielten, ging er vier Tage später zu einem ihm bekannten OMT-Physiotherapeuten (Facharzt für Orthopädische Manuelle Physiotherapie). Eine Rippe hatte sich eingeklemmt und war durch Manuelle Therapie leicht zu behandeln. Die Schmerzen wurden durch die Behandlung sofort und spürbar gelindert. Niklas kam ein paar Tage später wieder, um die Behandlung zu wiederholen, die Schmerzen waren fast verschwunden. Der Physiotherapeut gab Niklas spezifische Anweisungen, um die Wirbelsäulenmuskulatur zu stärken und die Rotation des oberen Rückens zu verbessern. Der Rest der Saison auf dem Golfplatz verlief symptomfrei und Niklas' muskuläres Gleichgewicht verbesserte sich.

Mechanischer Schmerz bedeutet, dass eine bestimmte Bewegung einen scharfen, stechenden Schmerz verursacht. Die Bewegung ist oft schmerzhaft und steif. Mechanische Schmerzen stehen in der Regel in direktem Zusammenhang mit dem Körperteil, an dem der Schmerz empfunden wird. Wenn es keine Bewegung gibt, gibt es auch keine Schmerzen. Typische Beispiele sind Rückenschmerzen, die durch Steifheit, Verstauchungen, einen steifen Nacken oder ein Schleudertrauma verursacht werden, bei dem sich die Muskeln plötzlich stark anspannen und es schmerzt, den Rücken zu bewegen.

Mechanische Schmerzen haben in der Regel eine gute Prognose und verschwinden in den meisten Fällen innerhalb weniger Tage von selbst. Mechanische Schmerzen sind auch am einfachsten zu behandeln. Die Behandlung umfasst in der Regel eine manuelle Therapie, das heißt, die Behandlung an den Geweben und Gelenken, körperliche Übungen und Dehnungen. Medikamente werden nur benötigt, wenn die Schmerzen sehr stark sind.

Entzündliche Schmerzen entstehen oft durch Überlastung

Die Frühlingssonne brachte eine Schmutzschicht auf den Fenstern zum Vorschein. Charlotte, 53, beschloss, die Initiative zu ergreifen und alle 12 Fenster ihres Hauses auf einmal zu putzen. Charlotte war von Beruf Sekretärin und trieb keinen Sport. Das Reinigen aller Fensterscheiben erwies sich als zu große Aufgabe.

Nach dem fünften Fenster wurde ihre rechte Schulter ein wenig steif. Aber Charlotte wollte die Arbeit zu Ende bringen. In der folgenden Nacht wachte sie mit heftigen Schmerzen in ihrer Schulter auf. Die Schulter war steif und fühlte sich an, als wäre sie geschwollen. Es tat weh, den Arm zu bewegen, und sie musste aus dem Bett aufstehen.

Am nächsten Tag ließen die Schmerzen etwas nach, kehrten aber eine Woche lang jede Nacht zurück, sodass Charlotte schließlich einen Arzt aufsuchte. Die Diagnose lautete: Sehnenentzündung in der Schulter (Tendinitis). Der Arzt verschrieb für fünf Tage täglich drei Tabletten NSAR. Die Behandlung wirkte und die Schmerzen verschwanden. Die Steifheit in der Schulter blieb jedoch bestehen. Die Physiotherapeutin, die zu Hilfe kam, gab Charlotte einige Übungsanweisungen. Die Übungen mussten jeden Tag durchgeführt werden, bis sich die Bewegung der Schulter normalisiert hatte. Nach etwa zehn Tagen war die Schulter wieder in Ordnung.

Charlottes Zustand ist typisch für Entzündungsschmerzen. Am häufigsten werden diese durch Überarbeitung oder Verletzungen verursacht. Wenn Gewebe beschädigt ist, beginnt der Körper von selbst, es zu reparieren. Das erste Stadium ist die Entzündung, bei der die Verletzungsstelle geschwollen und warm ist. Der Entzündungsschmerz ist pochend, als schlüge im Schmerzbereich ein Puls. Der Schmerz ist morgens besonders stark, und die betroffene Stelle ist nach dem Aufwachen oftmals steif. Aber im Laufe des Tages werden die Schmerzen besser und erträglicher. Entzündliche Schmerzen werden mit Schonung, Vermeidung von Belastungen, Hochlagerung und Kompression behandelt, z. B. mit einer Schiene, einer Bandage oder einem Tape. Wenn die Schmerzen stark werden, können sie mit entzündungshemmenden Medikamenten gelindert werden.

Ischämische Schmerzen im Sitzen

Nach einem langen Tag am Computer rieb sich Felix den schmerzenden Rücken, wo sich die Muskeln wieder fest anfühlten und verspannt waren. Zum Glück war der Tag vorbei, und bald würde er mit dem Hund spazieren gehen können. Ein zügiger Spaziergang bot immer eine deutliche Erleichterung. Leichte Rückenschmerzen hielten jedoch bereits monatelang an, schließlich wandte sich Felix an einen Physiotherapeuten. Der stellte fest, dass die Rückenmuskulatur nicht steif, sondern dünn und schwach war.

Dadurch, dass Felix so lange saß, wurden seine Rückenmuskeln nicht ausreichend mit Blut und somit Sauerstoff versorgt. Die Muskeln wurden schlichtweg müde und konnten die Position nicht mehr halten. Der Physiotherapeut riet Felix, nicht mehr so viel zu sitzen, und gab ihm Trainingsanweisungen für die Stärkung seiner Muskeln im Fitnessstudio.

Ischämische Schmerzen sind sehr häufig. Sie werden verursacht, wenn die Blutzufuhr zum Gewebe aus irgendeinem Grund blockiert wird, z. B. durch Kompression oder Dehnung. Das häufigste Beispiel ist wohl der »Büronacken«: Wenn man den ganzen Tag am Computer sitzt, zirkuliert das Blut im Nacken- und Schulterbereich nicht mehr richtig. Die mangelnde Durchblutung führt zu einer Übersäuerung des Gewebes. Wenn die Muskeln nicht genügend Sauerstoff bekommen, sinkt ihr pH-Wert, und der Körper reagiert mit Gefahrenalarm. Schmerzen sind ein Hinweis darauf, dass die Muskeln ein Problem haben.

Der ischämische Schmerz ist die mildeste Form des Schmerzes überhaupt. Er fühlt sich mild, leicht reizend und ermüdend an. Viele Menschen haben das Gefühl, dass ihre Muskeln angespannt und verkrampft sind – obwohl sie eigentlich oft zu schwach sind. Im anderen Extremfall sind die Muskeln durch intensives Training und wenig Dehnung zu stark angespannt. In angespannten Muskeln kann das Blut nicht richtig zirkulieren.

Ischämische Schmerzen treten oft nur in einer bestimmten Position auf, z. B. im Stehen oder Sitzen, und verschwinden, wenn man sich bewegt. Bewegung lindert den Schmerz, weil sie die Durchblutung anregt. Auch Massagen sind gut gegen Schmerzen – allerdings nur für kurze Zeit. Wenn die Ursache nicht behandelt wird, kehren die Schmerzen schleichend zurück. Ein Physiotherapeut kann Ihnen sagen, warum Ihre Durchblutung gestört ist und wie Sie dies mit speziellen Übungen beheben können.

Hinter ischämischen Schmerzen können auch übermäßig bewegliche Gelenke, ein Problem mit der Bewegungskoordination oder eine deutliche Fehlhaltung, also eine falsche Belastung des Körpers, stecken. Der schlimmste ischämische Schmerz tritt im Fall eines arteriellen Verschlusses auf, wie z. B. bei einer arteriellen Thrombose der unteren Gliedmaße. In diesem Fall treten die Schmerzen beim Gehen auf, verschwinden aber bald wieder, wenn man sich hinsetzt. So ist der Fall auch beim Herzinfarkt. Ischämische Schmerzen sind in der Regel aber nicht weiter schlimm. Um sie loszuwerden, ist es notwendig, die alltäglichen Gewohnheiten zu korrigieren. Die größte Herausforderung ist oft die Überwindung des inneren Schweinehundes.

Nervenschmerzen sind ein seltsames Leiden

Wahrscheinlich ist jeder schon einmal mit dem Ellbogen gegen eine Türkante geknallt und hat damit den Nerv getroffen, der als »Musikantenknochen« bekannt ist. Der stechende Schmerz ist oft bis in die Finger zu spüren. Es ist ein Nervenschmerz. In den meisten Fällen beschädigt ein kleiner Stoß den Nerv nicht, sodass die Schmerzen sofort gelindert werden. Ist hingegen einer der Nerven im Körper geschädigt, ist und bleibt der Schmerz vorhanden.

Die häufigste Ursache für Schmerzen durch Nervenschäden ist ein Ischias. Dabei drückt ein Bandscheibenvorfall auf eine Nervenwurzel im Rückenmark, was zu schmerzhaften und oft langanhaltenden Nervenschmerzen führt.

Das menschliche Nervensystem ist in zwei Teile gegliedert. Das zentrale Nervensystem umfasst das Gehirn und das Rückenmark, und dieses Nervensystem steuert alle Aktivitäten des Körpers. Das Gehirn und das Rückenmark verzweigen sich ihrerseits in ein eigenes peripheres Nervensystem, dessen Nerven den gesamten Körper von Kopf bis Fuß durchziehen. Das Gehirn verfügt also über ein eigenes peripheres Nervensystem, das sich zu Kopf, Kiefer und Schultern verzweigt. Aus diesem Grund hat beispielsweise ein Tetraplegiker (Lähmung aller vier Extremitäten) keine Nervenversorgung der Gliedmaßen, Augen, Mund und Ohren funktionieren aber normal.

Bei Nervenschmerzen sind die Nervenbahnen, die den Schmerz wahrnehmen, verletzt. Nervenschmerzen können nicht nur durch eine Verletzung, sondern auch durch eine Krankheit wie Diabetes oder Gürtelrose verursacht werden.

Nervenschäden können auf viele verschiedene Arten auftreten. Sie können zum Beispiel durch einen Schlag oder eine Verdrehung verursacht werden. Das Knöchelband kann verstaucht und gleichzeitig ein kleiner peripherer Nerv beschädigt sein. In diesem Fall erholt sich der Knöchel zwar wieder, aber die Schmerzen bleiben. Manchmal kann ein Nerv auch eingeklemmt werden. Dies geschah bei einer Patientin von mir, die in den Sommerferien viel in engen Schuhen tanzte. Die Schuhe hatten so viel Druck auf den Nerv an der Oberseite ihres Fußes ausgeübt, dass der Nerv gereizt war. Das Problem wurde gelindert, als ich die Nerven in ihrem Fuß behandelte und die Frau aufhörte, zu enge Schuhe zu tragen.

Nervenschmerzen sind deutlich schmerzhafter als andere Arten von Schmerzen. Der Schmerz kann beispielsweise brennend, ausstrahlend, stechend, elektrisch, kribbelnd oder lähmend sein. Manchmal fühlt es sich an, als liefen Ameisen unter der Haut. Die Schmerzen können auch von anderen seltsamen Empfindungen wie Muskelschwäche, Kribbeln und Taubheit begleitet werden. Die größte Herausforderung bei Nervenschmerzen ist ihre seltsame Natur. Der Schmerz kann uns Tag und Nacht verfolgen, oder er kann ein Eigenleben führen: Er erscheint, verschwindet und taucht wieder auf, wann er will. Aus diesem Grund erkennen nicht alle medizinischen Fachkräfte Nervenschmerzen korrekt.

Nervenschmerzen können nicht immer durch gewöhnliche Schmerzmittel gelindert werden, da z. B. Antirheumatika (NSAR) nicht auf das zentrale Nervensystem einwirken. In solchen Fällen werden stärkere Medikamente benötigt, die das zentrale Nervensystem beeinflussen. Die Schmerzen sollten in jedem Fall so schnell wie möglich behandelt werden, denn wenn sie lange anhalten, können sie das zentrale Nervensystem sensibilisieren und zu einer chronischen Erkrankung werden. Beschädigte Nerven heilen meist, die Genesung dauert jedoch oft Monate. Die Behandlung durch einen Physiotherapeuten kann helfen, oftmals ist zusätzlich eine medikamentöse Therapie erforderlich. In manchen Fällen ist eine Operation die einzige Möglichkeit der Heilung.

Das zentrale Nervensystem kann Schmerz lernen

Viele der Schmerzen, die wir empfinden, sind akute, vorübergehende Schmerzen. Ein schwerer Umzugskarton schmerzt den Rücken, ein Hexenschuss fährt in den Rücken oder ein Knöchel ist verstaucht. Selbst wenn die Schmerzen stark sind, heilt die Natur bzw. der Körper sie normalerweise innerhalb einer Woche selbst. Bei einer kleinen Anzahl von Menschen bleiben die Schmerzen jedoch bestehen.

Oft besteht das Problem selbst bereits nicht mehr, aber die Schmerzen bleiben und werden chronisch. Egal, wie genau man seinen

Körper untersucht, man kann die Ursache oft nicht finden. Denn in vielen chronischen Fällen sind die Faktoren, die den Schmerz aufrechterhalten, psychischer Natur. In vielen Fällen sind chronische Schmerzen nicht gewebebedingt, sondern werden durch etwas verursacht, das das zentrale Nervensystem für Schmerzen sensibilisiert hat. Ursache können zum Beispiel Stress, Depressionen, Angst oder Unruhe sein.

Während Nervenschmerzen beispielsweise durch einen geschädigten oder eingeklemmten Nerv verursacht werden, wird die Schmerzempfindlichkeit des zentralen Nervensystems häufig durch das Gehirn unterhalten. Das zentrale Nervensystem selbst ist nicht geschädigt, aber dank des Gehirns hat es neue, schmerzerhaltende Verhaltensweisen erlernt. Das Nervensystem und das Gehirn sind wie Erstklässler – sie lernen neue Dinge sehr einfach und schnell. Wenn wir das Lied »Alle meine Entchen« üben, die Schritte des Tangos studieren oder Spanisch lernen, lernt das Nervensystem mit uns.

Wenn man genug geübt hat, werden die Lektionen im Gehirn verankert. Singen, Tanzen und Sprechen in anderen Sprachen geschieht automatisch und ohne nachzudenken. Es kann sogar sein, dass die Entchen von ganz allein ihre Kreise in Ihrem Kopf drehen – wenn Sie einen Ohrwurm haben. So wie das Gehirn Lieder lernt, so lernt es auch Gefühle und Gedanken, die wir uns wiederholen. Je öfter Sie einen Gedanken wiederholen, desto leichter kann das neuronale Netz aktiviert werden und Prozesse automatisieren. Wenn Sie also Gedanken üben, werden sie stärker. Zum Guten und zum Schlechten.

Wenn einem Patienten in der Arztpraxis gesagt wird, dass er einen Hexenschuss hat, kann ihn das sehr erschrecken. Auf dem Heimweg sagt er sich: »Mein Rücken ist kaputt, alles ist schief und das tut auch weh.« Der gleiche Gedankengang setzt sich am Esstisch und im Bett fort. Dies verstärkt das Erlernen von Rückenschmerzen und verschlimmert oft das Schmerzempfinden. Mit anderen Worten: Das Gehirn lernt, den Schmerz aufrechtzuerhalten, so wie es lernt, den Ohrwurm zu hören. Hier spricht man vom Nocebo-Effekt, was bedeutet, dass die Annahme einer Verschlechterung selbsterfüllend ist.

Die schlimmste Form der Angst ist das »Katastrophisieren«, also die Befürchtung des Schlimmsten, die Übertreibung und die Hoffnungslosigkeit. Katastrophisieren bewirkt, dass der Körper Hormone ausschüttet, die das zentrale Nervensystem für Schmerzen sensibilisieren. Stress und Angst, die durch die Schmerzen verursacht werden, können auch dazu führen, dass eine Person mit Rückenschmerzen zum Beispiel Sport und körperliche Aktivitäten meidet. »Ich muss das Fitnessstudio absagen«, könnte er oder sie denken. »Es ist besser, zu Hause auf dem Sofa zu bleiben, damit sich der Rücken nicht verschlimmert.«

In den meisten Fällen ist die Angst vor Schmerzen unnötig, wenn auch verständlich. Petteri Koho, ein OMT-Physiotherapeut, der über Bewegungsangst promoviert hat, stellte bei seinen Untersuchungen fest, dass Menschen mit Rückenschmerzen genauso viele Ängste haben wie Menschen mit Herzerkrankungen. Das Problem ist, dass Angst die Abwärtsspirale oft noch verschlimmert. Wenn Sie nicht den Mut haben, Ihren Rücken zu bewegen und einzusetzen, wird er sich wahrscheinlich nicht so gut erholen. Besser wäre es jedoch, bei Schmerzen das

Gegenteil zu tun: Versuchen Sie, die Dinge positiv zu sehen und sich so viel wie möglich zu bewegen.

Gedanken und Gefühle haben eine erstaunlich starke Wirkung. Was wir hören, sagen, tun, denken und fühlen, löst Nervenimpulse aus. Diese Impulse können das Schmerzempfinden entweder verschlimmern oder lindern. So bewirken beispielsweise Angst, Beklemmung und wiederholte Anschuldigungen wie »Das ist alles die Schuld von diesem verdammten Mistkerl, der mir mit seinem Moped über den Fuß gefahren ist«, dass der Körper Stresshormone ausschüttet. Adrenalin und Cortisol sensibilisieren das zentrale Nervensystem für Schmerzen.

Neurotransmitter wirken aber auch in die entgegengesetzte Richtung. Wenn Sie selbstbewusst, entspannt und gut gelaunt sind, setzt Ihr Körper Wohlfühlhormone wie Dopamin, Serotonin und Oxytocin frei. Diese Neurotransmitter wirken schmerzlindernd.

Neurotransmitter spielen also eine wichtige Rolle. Vor allem aufgrund der Hormone fühlen sich Menschen mit chronischen Schmerzen an einem Tag besser und am nächsten schlechter. Wenn Sie zum Beispiel gut geschlafen haben, die Sonne scheint und Ihre Freunde mit einer guten Flasche Wein zu Besuch kommen, steigen Ihre Lusthormone in die Höhe und Sie nehmen den Schmerz vielleicht gar nicht wahr. Das kann auch passieren, wenn Sie in der Garage an Ihrem geliebten Volvo V70 herumwerken, eifrig stricken oder auf dem Sofa Ihre Lieblingsmusik hören. Vergnügliche Aktivitäten regen die Ausschüttung des Glückshormons Dopamin an, durch das Stress abgebaut und der Geist abgelenkt wird. Auf diese Weise unterbricht es die Schmerzbahnen.

Tatsächlich kann das Hören der Lieblingsmusik Schmerzen in erstaunlichem Maße lindern. Im Jahr 2015 veröffentlichte die renommierte britische Fachzeitschrift »Lancet« eine zusammenfassende Studie, die auf Daten von mehr als 70 verschiedenen Studien basierte. An der Studie nahmen fast 7.000 chirurgische Patienten teil. Die Ergebnisse zeigten, dass das Hören von Musik die Schmerzen, den Bedarf an Schmerzmitteln und die Ängste der Patienten reduzierte. Der Effekt war derselbe, unabhängig davon, ob die Patienten die Musik vor, während oder kurz nach der Operation hörten. Die Musik wirkte sogar dann, wenn der Patient unter Narkose stand.

Der deutsche Arzt Thomas Weiss hat untersucht, wie der noziplastische Schmerz mit der Psyche zusammenhängt. Dies lässt sich in Gehirnscans erkennen. Wenn ein gesunder Mensch einem sogenannten funktionellen MRT-Scan unterzogen wird und ihm während der Untersuchung Wörter wie »Schmerz«, »Leiden«, »Schnitt« und »Stich« gesagt werden, zeigen die Bilder, dass das Gehirn neutral auf die Wörter reagiert. Wird eine Person mit noziplastischen Schmerzen demselben Test unterzogen, sind die Gehirnbilder anders. Jedes Wort, das sich auf Schmerz bezieht, kann die Schmerzwahrnehmung des Gehirns aktivieren. Allein der Gedanke daran kann sich also als Schmerz manifestieren. Das zentrale Nervensystem hat gelernt, auf jedes Anzeichen von Schmerz zu achten – sogar auf Worte – und Schmerzen leichter zu erzeugen.

In Europa leiden viele unter Schmerzen. Laut einem Bericht der WHO aus dem Jahr 2017 leidet etwa jeder fünfte im erwerbsfähigen Alter an chronischen Schmerzen. Man geht davon aus, dass die meisten Schmerzen auf eine Sensibilisierung des zentralen Nervensystems zurückzuführen sind, die ihren Ursprung im Gehirn hat. Sie kann fast allen Arten von chronischen Schmerzen zugrunde liegen.

Anhaltende Schmerzen können das Immunsystem verwirren und eine Vielzahl von Symptomen verursachen: Kopfschmerzen, Reizdarmsyndrom, Fibromyalgie, Verstopfung, Hautausschläge, Schmerzen im unteren Rücken, im Nacken und in den Hüften – um nur einige zu nennen. Schmerzen, die durch eine Sensibilisierung des zentralen Nervensystems verursacht werden, gehen ihren eigenen Weg. Sie kommen und gehen, wie und wann sie wollen, und tun, was sie wollen. Das Schmerzempfinden kann sogar durch das Wetter beeinflusst werden.

Da die Schmerzursache in diesen Fällen häufig mit der Psyche zusammenhängt, besteht die Hauptbehandlung von Schmerzen in Gesprächen, Psychotherapie und Entspannungstechniken. Zur Unterstützung werden Medikamente und aktive Rehabilitation eingesetzt. Die Behandlung untersucht zum Beispiel, wie Sie im Alltag zurechtkommen und wie es Ihnen in verschiedenen Bereichen Ihres Lebens geht. Ziel der Psychotherapie ist es, das Gehirn so zu trainieren, dass es wieder normal funktioniert und nicht mehr ständig das Schmerzlied abspielt. Das Wichtigste ist, dass Sie vom Mitfahrer wieder zum Fahrer werden, Sie selbst das Steuer wieder in die Hand nehmen. Ab und an werden chronische Schmerzen leider aber auch zu einem ständigen Begleiter. Das Beste – aber auch Schwierigste – ist dann, den Schmerz zu akzeptieren.

Manchmal wird die Sensibilisierung des zentralen Nervensystems nicht durch das Gehirn, sondern durch die Neurotransmitter im Rückenmark verursacht. Dies ist eine sehr viel seltenere Erkrankung, die nur einige Prozent der Schmerzpatienten betrifft. Diese Erkrankung wird in der Regel durch langanhaltende neuropathische Schmerzen verursacht. Infolgedessen stehen die Nervenzellen im Rückenmark unter ständigem »Beschuss« durch Nozizeptoren, also Gefahrensignale. Der Gefahrenalarm signalisiert den Nervenzellen also ständig: »Achtung, Achtung, Schmerz, Schmerz!« Kontinuierliches Bombardement kann die Funktion der Nervenzellen so verändern, dass sie übermäßig schmerzempfindlich werden. Die Nervenzelle beginnt dann, auch auf Reize, die normalerweise nicht schmerzhaft sind, mit Schmerz zu reagieren. Infolgedessen wird der akute Schmerz chronisch.

Bei einer Sensibilisierung durch das Gehirn ist der Schmerz variabel, bei der Sensibilisierung durch das Rückenmark ist er anhaltend. Selbst das Tragen von enger Kleidung, z. B. von Socken, kann schmerzhaft sein. Diese Art von chronischen Schmerzen wird mit Psychotherapie, körperlichen Übungen und gegebenenfalls mit Medikamenten behandelt. Massagen, Dehnungen und Manuelle Therapie dagegen würden die Schmerzen eher verschlimmern.

Unabhängig von der Ursache der Schmerzen ist es wichtig, starke Schmerzen von Anfang an zu kontrollieren. Auf diese Weise wird das zentrale Nervensystem mit geringerer Wahrscheinlichkeit für den Schmerz sensibilisiert und das Leben geht weiter.

Das Wichtigste in Kürze

Der Mechanismus des Schmerzes lässt sich aus der Art und Weise ableiten, wie sich der Schmerz verhält. Der Scherzmechanismus gibt direkte Hinweise, wie er behandelt werden kann.
Steht Schmerz in direktem Zusammenhang mit dem Gewebe, ist er eindeutig: Eine bestimmte Bewegung oder Position verursacht den Schmerz. In diesem Fall sind Bewegung und Sport das Mittel der Wahl. Auch die Manuelle Therapie hilft.
Bei entzündlichen Schmerzen wird der Schmerz leicht gelindert, wenn die betroffene Gliedmaße leicht bewegt wird. Der Körperteil sollte nicht belastet werden, aber eine kleine Bewegung kann zum Beispiel den Flüssigkeitskreislauf anregen. Wenn ein NSAR den Schmerz lindert, wissen wir, dass es sich um eine entzündliche Art von Schmerz handelt.
Nervenschmerzen, auch neuropathische Schmerzen genannt, sind sehr starke Schmerzen. Der Schmerz wird durch eine Nervenverletzung oder -erkrankung verursacht. Die Behandlung dieser Art von Schmerzen ist eine größere Herausforderung und erfordert einen Schmerzspezialisten.
Auch das zentrale Nervensystem kann empfindlich werden. Dies wird als noziplastischer Schmerz bezeichnet. Chronische Schmerzen sind in der Regel noziplastisch und hängen mit den Lebensumständen, der Psyche und anderen, weit weniger gewebebasierten Befunden zusammen. Diese Art von Schmerzen erfordert häufig einen multidisziplinären Ansatz, bei dem ein Arzt, ein Therapeut und ein Psychologe zusammenarbeiten.
Sobald ein Schmerzmechanismus identifiziert ist, kann die Behandlung klar ausgerichtet werden.

Zurück zur Gesundheit

Drei Aspekte helfen bei der Schmerzbewältigung und unterstützen den Genesungsprozess enorm: Ihre eigene Einstellung und Ihr Selbstvertrauen, natürlich Bewegung und die entspannende Ruheatmung.

Der Schmerzforscher Lorimer Moseley führte Anfang der 2000er-Jahre ein interessantes Experiment durch. Er unterzog eine Gruppe von Menschen mit chronischen Rückenschmerzen einem Test, um ihr Wissen über Schmerzen zu messen. Der Multiple-Choice-Test umfasste Themen wie die Ursache von Schmerzen, die Vorgänge im Körper und die Linderung von Schmerzsignalen. Die Ergebnisse waren kein Grund zur Freude. Im Durchschnitt beantworteten die Teilnehmer nur ein Viertel der Fragen richtig. Moseley bat dann eine Gruppe von Ärzten, Psychologen und Physiotherapeuten, dieselben Fragen zu beantworten. Hier waren die Testergebnisse deutlich besser. Bei den Fachleuten waren etwa 55 % der Antworten richtig.

Nach dem Test fragte Moseley die Fachleute, ob sie es für möglich hielten, den Patienten die Physiologie des Schmerzes zu erklären, also was es mit dem Schmerz auf sich habe. Fast alle Fachleute waren sich einig, dass sie das natürlich nicht könnten und auch nicht sollten. Schließlich sei es für den Durchschnittsbürger viel zu schwierig zu verstehen. Doch Moseley packte den Stier bei den Hörnern. Für die Rückenpatienten, die an dem Test teilnahmen, hielt er einen eintägigen Kurs über Schmerzen ab. Moseley erklärte in einfachen Worten, was es mit dem Schmerz auf sich hat.

Als die Patienten den Test nach dem Kurs wiederholten, beantworteten sie im Durchschnitt bis zu 60 % der Fragen richtig. Nach nur einem Tag Studium wussten sie also schon mehr als manche Fachleute. Dies ist für die Genesung von großer Bedeutung. Je besser jemand, der unter Schmerzen leidet, versteht, was vor sich geht, desto besser kann er sich selbst behandeln und helfen. Er ist selbstbewusster, motivierter und weniger besorgt.

Moseleys Test hat gezeigt, dass Gesundheitspersonal Patienten häufig unterschätzt. Einige Ärzte und Therapeuten beschränken sich darauf, die Dinge umständlich zu erklären und ihre Ansprache mit mysteriösen

Wörtern wie »Tendinopathie« und »Immobilisierung« auszuschmücken. Natürlich spielt auch der ständige Zeitmangel eine Rolle. Die Nasenspitze des nächsten Patienten lugt bereits durch den Türspalt, und die Zeit läuft. Jedem Patienten sollten die Dinge jedoch so klar und einfach wie möglich erklärt werden. Dies führt immer zu einem besseren Ergebnis. Wissen und Selbstvertrauen wirken wie Öl auf einer Fahrradkette.

Wissen reduziert Schmerz

Aktuelle Erkenntnisse zeigen, dass eine positive Wahrnehmung der eigenen Fähigkeiten und körperliche Aktivität die wirksamsten Behandlungen für Rückenschmerzen sind. Die Kombination ist effizienter als das Messer eines Chirurgen. Einer der Schlüsselfaktoren ist also das Selbstvertrauen, d. h. der Grad des Vertrauens eines Menschen in seine eigenen Fähigkeiten und die Überzeugung, dass er seine Probleme bewältigen kann. Ein gutes Selbstvertrauen trägt eindeutig zur Genesung bei. Ein geringes Selbstvertrauen ist hingegen ein Indikator für anhaltende Schmerzen. Studien zeigen, dass diejenigen, die nicht glauben, dass sie sich erholen oder ihre Schmerzen in den Griff bekommen können, eher dazu neigen, aus akuten Rückenschmerzen chronische Schmerzen zu entwickeln.

Und woher können Sie diese Art von positivem und zuversichtlichem Selbstvertrauen nehmen? Die Einstellungen stammen oft aus der Kindheit. Wenn ein Kind ermutigt wird, wächst sein Selbstvertrauen, was sich beim Erwachsenen darin widerspiegelt, wie er mit Problemen umgeht. Interessanterweise stärkt regelmäßige Bewegung ebenfalls das Selbstvertrauen – »und das gilt besonders für Kinder«, schreibt der Psychiater Anders Hansen in seinem Buch *»The Real Happy Pill«*. Auch als Erwachsener kann man Einfluss auf die eigene Fähigkeit zur Selbstbestimmung nehmen. So tragen beispielsweise ein mutiges Leben, Erfolgserlebnisse und Selbstakzeptanz zum Selbstvertrauen bei. Manchmal ist auch eine Therapie erforderlich, um zu helfen.

Im Jahr 2021 veröffentlichte Forschungsergebnisse zeigen, wie wichtig die Verbindung von Körper und Geist ist. Eine Gruppe von Personen mit akuten Rückenschmerzen wurde einer MRT-Untersuchung unterzogen und anschließend in zwei Gruppen aufgeteilt. Die erste Gruppe erhielt lediglich den Bericht eines Radiologen, in dem alle im Rückenbereich festgestellten Anomalien wie Degenerationen und beginnende Arthrose aufgeführt waren. Die zweite Gruppe erhielt keinen Bericht des Radiologen, sondern ihr wurde lediglich mitgeteilt, dass alle Befunde im Rückenbereich im Normbereich lägen und altersentsprechend seien.

Nach drei Monaten hatten die Teilnehmer der ersten Gruppe dreimal mehr Rückenschmerzen als die Teilnehmer der zweiten Gruppe. Dies ist wahrscheinlich größtenteils dadurch zu erklären, dass diejenigen, die nur die Meinung eines Radiologen erhalten hatten, dachten, ihr Rücken sei in einem wirklich schlechten Zustand. Dies verstärkte Angst und Hoffnungslosigkeit und verlangsamte den Heilungsprozess. Der anderen Gruppe wurde gesagt, es gebe keinen Grund zur Sorge, alles sei in Ordnung. So blieben sie zuversichtlicher, glaubten, mit den Schmerzen umgehen zu können, und waren eher bereit, ihren Rücken zu bewegen.

Moseley behandelte chronische Rückenschmerzpatienten erfolgreich nach der »Explain pain«-Methode, das heißt, er erklärte den Schmerzpatienten die Physiologie des Schmerzes. In dem Maße, in dem die Patienten mehr Verständnis für ihre Schmerzen erlangten, ließen diese nach. Wissen verringert den Schmerz.

Bewegung – das beste Mittel gegen Schmerzen

Vor zwanzig Jahren dachte man, dass man sich bei schmerzendem Körper am besten ausruhen und schonen sollte. Menschen mit Rückenschmerzen wurden nicht zum Joggen oder ins Fitnessstudio geschickt, sondern in die Apotheke und in die Warteschlange vor der Arztpraxis. Heute wissen wir, dass Bewegung und Training ein wesentlicher Bestandteil der Schmerzbehandlung sind. Patienten mit Muskel-Skelett-Problemen sollten daher vor allem zur Bewegung ermutigt werden.

Bewegung hat sich als besonders wirksam bei Nackenschmerzen, Schulter- und Knieschmerzen erwiesen sowie bei gutartigen Rückenschmerzen – die etwa 90 % aller Rückenschmerzen ausmachen. In einer dänischen Studie wurde festgestellt, dass bei Menschen mit Knie- oder Hüftarthrose, die Beinmuskeln trainieren mussten, die Schmerzen gelindert wurden und sich die Funktionsfähigkeit um 30–40 % verbesserte.

Um Schmerzen zu verstehen, müssen wir ein wenig über sogenannte Zytokine wissen. Es handelt sich dabei um Neurotransmitter, die von Zellen ausgeschüttet werden, die beispielsweise eine wichtige Rolle bei der Immunantwort des Körpers spielen. Es gibt Dutzende verschiedener Arten von Zytokinen, die alle komplizierte Namen haben. Einige Zytokine, wie IL-2, IL-4 und IL-13, reduzieren Entzündung im Körper. Andere Zytokine, wie IL-6, TNF-α und IFN-γ, verursachen und erhalten eine Entzündung. Fieber beispielsweise ist ein Sturm von Entzündungszytokinen, der die Körpertemperatur ansteigen lässt und den Körper dazu veranlasst, Keime abzuwehren.

Wenn jemand trainiert, werden von den Muskelzellen Zytokine, sogenannte Myokine, ausgeschüttet. Eines dieser Myokine ist IL-6. Ein 30- bis 40-minütiger Lauf mit mäßiger Intensität erhöht beispielsweise die Menge der IL-6-Myokine im Körper um das Fünffache.

IL-6 ist eines der Zytokine, die Entzündungen verursachen. Schweißtraining führt also zu einem Entzündungszustand im Körper. Aus diesem Grund fühlen sich die Menschen etwa eine Stunde lang nach dem Sport »krank«, was bedeutet, dass ihr Widerstand gering ist. Es ist daher ratsam, zu duschen, sich warm anzuziehen und gut zu essen und zu trinken. Wer nach der Joggingrunde in der Kälte zittert, hat ein höheres Risiko, krank zu werden.

Schweißtreibendes Training lässt also das IL-6 Myokin um ein Vielfaches ansteigen. Dies wiederum veranlasst entzündungshemmende Zytokine, in die Offensive zu gehen. Studien zeigen, dass der IL-6-Spiegel im Körper nach dem Sport schnell abfällt. Die »positiven« Zytokine, die die Entzündung verringern, bleiben jedoch erhöht. Dieses Phänomen bewirkt, dass der Entzündungszustand im Körper zu sinken beginnt. Viele Erkrankungen des Bewegungsapparats wie Arthrose, Rückenschmerzen und Bandscheibenvorfälle sind häufig mit Entzündungen verbunden. Schmerzen und Entzündungen gehen oftmals Hand in Hand. Wenn also jemand mit Rückenschmerzen trainiert, wird die Entzündung im Körper ein wenig nachlassen, und die Schmerzen werden wahrscheinlich zumindest bis zu einem gewissen Grad gelindert.

Dieses Muster funktioniert in der Regel, wenn eine Entzündung im Körper vorliegt, die nicht durch eine schwere Krankheit wie Krebs oder Sepsis verursacht wird. In den meisten Fällen handelt es sich bei Problemen des Bewegungsapparats nicht um Krankheiten, sondern um Beschwerden.

Wenn also IL-6 aufgrund von Bewegung ansteigt und der Körper nicht krank ist, wirken die entzündungshemmenden Zytokine. Die körpereigenen Abwehrkräfte starten einen großen Gegenangriff und sorgen dafür, dass Entzündungen und Schmerzen zurückgehen. Ist der Körper dagegen wirklich krank, zum Beispiel bei einer Infektion oder Blutvergiftung, gibt es so viele entzündungsfördernde Botenstoffe im Körper, dass die entzündungshemmenden Zytokine alle Hände voll zu tun haben. In diesem Fall können sie sich nicht in der gleichen Weise durchsetzen wie in einem gesunden Körper nach einem schweißtreibenden Training. Deswegen erhalten Krebspatienten beispielsweise ein Zytostatikum, das die entzündungsauslösenden Zytokine abtötet; dabei werden aber auch gesunde Zellen und gute Zytokine abgetötet.

Bewegung verursacht also einen kleinen Notfall im Körper. Der Körper muss aber immer ein Gleichgewicht finden. Wenn das Immunsystem durch Sport belastet wird, kippt der Körper die Waagschale in die andere Richtung. Der Körper reagiert auf den Notfall, indem er das Immunsystem auf ein etwas höheres Niveau als zuvor bringt. Dies geschieht in der Ruhephase nach dem Training. Gleichzeitig wird die physische Kondition des Körpers verbessert.

Im Sport wird der Begriff »Superkompensation« verwendet, der auf demselben Sachverhalt beruht. Wenn zum Beispiel Muskeln trainiert werden, werden sie nach der Ruhephase etwas stärker. Je mehr Sie Ihren Körper belasten, desto größer wird die Superkompensation. Die Ruhephase ist sehr wichtig. Jedes Mal, wenn der Körper belastet wird, ist er nach der Ruhephase auf einem höheren bzw. fitteren Niveau. Wenn Sie sich nicht ausruhen, entziehen Sie Ihrem Körper seine Ressourcen.

Um von der schmerzlindernden und gesundheitsfördernden Wirkung eines Trainings zu profitieren, müssen Sie keinen Marathon laufen oder im Fitnessstudio bis zum Umfallen trainieren. Es scheint, dass bereits ein wenig Grundlagenausdauertraining – vor allem für Ungeübte – Wirkung zeigt. Schon ein halbstündiger Spaziergang schafft ein leichtes Ungleichgewicht im Körper, das Schmerzen und leichte Entzündungen lindern kann. Insgesamt sollte mindestens zweieinhalb Stunden pro Woche etwas schweißtreibender Sport getrieben werden. Walken, Laufen, Schwimmen, Skifahren und Radfahren sind geeignet. Am besten wählen Sie eine Sportart, die Ihnen auch Spaß macht. Wenn Sie laufen gehen, nur weil Sie »müssen«, wird die Motivation nicht lange anhalten. Für das Training ist eine Herzfrequenz von 100–130 Schlägen pro Minute optimal. Wenn Menschen mit chronischen Rückenschmerzen eine halbe Stunde lang auf einem Heimtrainer strampeln müssen, bis ihre Herzfrequenz auf 120 steigt, reduziert das ihre Schmerzempfindung. Es lohnt sich auch, auf den Heimtrainer zu steigen, wenn Sie zum Beispiel eine Schulteroperation hinter sich haben. Bewegung lindert auch Schulterschmerzen, selbst wenn der Arm nichts tut.

» *Ein 80-Jähriger, der immer Sport getrieben hat, ist in der gleichen körperlichen Verfassung wie ein 30-Jähriger, der nie Sport getrieben hat: Beide können gleich gut laufen.* «

Sie können und sollten sich ab und zu mehr anstrengen. Für Rücken- und Schulterschmerzen beispielsweise hat die Forschung gezeigt, dass die Schmerzen umso besser gelindert werden, je mehr und je intensiver man trainiert. Auch Krafttraining ist eine gute Idee. Sie sollten mindestens einmal, besser aber zweimal pro Woche ins Fitnessstudio gehen. Sie können die Gewichte so wählen, dass Sie 12–15 Wiederholungen jeder Bewegung sauber ausführen können.

Genau das hat zumindest ein Finne getan. Marko Savolainen, ein ehemaliger Bodybuilding-Profi, sagte in einem Interview mit »Helsingin Sanomat«, dass er in den Reinigungsraum eines Fitnessstudios gezogen sei, um sich auf sein Training konzentrieren zu können.

Die Zytokine, die die Entzündung aufrechterhalten, und diejenigen, die sie unterdrücken, sollten im Gleichgewicht sein. Dies ist in der Regel der Fall, wenn Sie sich ausreichend bewegen, gesund ernähren und ausreichend schlafen. Das Immunsystem des Körpers ist dann in guter Verfassung. Auch der Psyche geht es wahrscheinlich gut, denn intensives Training erhöht die Endorphine und Enkephaline, körpereigene morphinähnliche Substanzen.

Wenn Sie hingegen das Leben eines Stubenhockers führen und fette Speisen, rotes Fleisch und Zucker in sich hineinstopfen, beginnt das Fett, sich um die inneren Organe herum anzusammeln. Diese Fettschicht verursacht eine geringgradige Entzündung im Körper, die zu einem Anstieg der Zytokine führt. Geringgradige Entzündungen erhöhen das Risiko für viele, auch schwere Krankheiten. Regelmäßige körperliche Betätigung und eine gesunde Ernährung – mit Gemüse, Obst und weichen Fetten – verringern leichte Entzündung.

Insgesamt ist die Bedeutung von Bewegung erstaunlich hoch. Bewegung lindert nicht nur Schmerzen, sondern verbessert auch die Lebensqualität. Ein 80-Jähriger, der immer Sport getrieben hat, ist in der gleichen körperlichen Verfassung wie ein 30-Jähriger, der nie Sport getrieben hat: Beide können gleich gut laufen. In der Tat ist körperliche Aktivität wahrscheinlich das Wichtigste, was wir für unseren Bewegungsapparat tun können. Es wäre eine gute Idee, mehr auf körperliche Aktivität zu achten. Wenn man zum Arzt geht, sollte man neben den Blutzucker- und Cholesterinwerten auch nach dem Zustand der Laufschuhe gefragt werden.

Das Sonderkommando und die taktische Atmung

»Ich werde mich bestimmt nicht mehr verrenken«, dachte Anna. Die 36-jährige Frau, die sich einer Knieoperation unterzogen hatte, war kurz zuvor auf ihren Krücken ins Badezimmer gehumpelt und hatte sich gebückt, um Wasser aus dem Wasserhahn zu trinken, als ein scharfer, lähmender Schmerz durch ihren unteren Rücken schoss. Der Schmerz war so überwältigend, dass Anna auf allen vieren liegen blieb. Sie wagte nicht, sich zu bewegen, außer langsam und bedächtig. Allein der Gedanke, sich zu bücken, erschien Anna unmöglich, weswegen sie sofort einen Termin für eine Physiotherapie vereinbarte.

Anna hatte noch nie zuvor Rückenschmerzen gehabt und war deshalb verängstigt. Sie erinnerte sich daran, gehört zu haben, dass Schmerzmittelinjektionen eine mögliche Therapie darstellten. Vielleicht könnten sie helfen? Der Physiotherapeut vermutete einen Hexenschuss. Er behandelte weder Annas Muskulatur, noch überwies er sie für Schmerzmittel an einen Arzt. Stattdessen brachte ihr eine Technik bei, mit der sie die Muskeln in ihrem unteren Rücken durch Atmung entspannen konnte. Als Anna die Praxis verließ, war sie erstaunt. Der Gedanke, sich zu bücken, war immer noch so verlockend, wie den Kopf ins kalte Wasser zu stecken. Würde ihr das Atmen Rettung schenken?

Als sie nach Hause kam, tat Anna, was ihr der Physiotherapeut geraten hatte. Sie setzte sich auf das Sofa und begann, ruhig, bewusst und tief in den unteren Rücken zu atmen. Anna konnte die Muskeln in ihrem Rücken durch die Atmung spüren und fühlen, ob sie sich weiter beugen konnte. Allmählich, Zentimeter für Zentimeter, beugte sie sich tiefer und tiefer. Das Atmen gab ihr gewissermaßen Sicherheit. Schließlich berührte Annas Kopf in einem fast glückseligen Zustand sanft den Boden. Die Schmerzen im Rücken kehrten nicht mehr zurück.

Wie Anna denken viele Menschen, dass Rückenschmerzen immer noch mit Spritzen behandelt werden. In manchen Situationen geht es nicht ohne eine Schmerzspritze, aber oft ist es am wichtigsten, den Menschen die Mittel an die Hand zu geben, ihren Körper und ihren Geist selbst zu beeinflussen. Die Atemübung entspannte Annas Rückenmuskulatur, sodass sie ihren Rücken wieder bewegen, sich bücken und einen Schluck Wasser aus dem Wasserhahn trinken konnte.

Atemübungen werden heute im Rahmen der Gesundheitsfürsorge eingesetzt – sie sollten jedoch noch stärker genutzt werden. Die Spezialeinheiten der finnischen Polizei zum Beispiel haben die Bedeutung von Atemübungen erkannt. Dr. Harri Gustafsberg, der als Coach für das Sonderkommando arbeitete, brachte den Polizisten eine Technik bei, die sich Tiefenatmung nennt. »Sie waren zunächst skeptisch und wurden erst hellhörig, als man ihnen die Tiefenatmung als taktische Atmung verkaufte«, lacht Gustafsberg, Forscher und Coach für mentale Leistungsfähigkeit.

Gustafsberg, der früher selbst als Polizeibeamter im Sonderkommando tätig war, hält die Tiefenatmung für ein besonders wirksames Mittel. Sie ist eine der wenigen Möglichkeiten, das eigene vegetative Nervensystem zu beeinflussen.

Der menschliche Körper verfügt über zwei autonome Nervensysteme, von denen das eine immer eingeschaltet ist und das andere nicht arbeitet. Wenn wir zum Beispiel gestresst, ängstlich oder aktiv sind, arbeitet das sympathische Nervensystem. Es erhöht die Herzfrequenz, die Atemfrequenz und den Blutdruck, was zu einer effizienteren Energieproduktion und verbesserten Leistung führt. Adrenalin strömt in den Körper und die Muskeln werden angespannt. Auf diese Weise kann ein Mensch notfalls kämpfen oder fliehen. Wenn wir zur Ruhe kommen, wird das parasympathische Nervensystem aktiviert. Es senkt die Herzfrequenz, den Blutdruck und die Muskeleffizienz. Die Atmung beruhigt sich und der Körper beginnt sich zu entspannen.

Solange diese beiden Nervensysteme die Balance halten, ist alles in Ordnung. Der Körper schwankt zwischen Wachsamkeit und Erholung. Das sympathische Nervensystem ist aktiv, wenn ein Mensch mit einer schwierigen Situation fertig werden muss. Probleme entstehen dann, wenn der Stress länger anhält. In diesem Fall bleibt das sympathische Nervensystem ständig eingeschaltet. Der Körper läuft auf Hochtouren, fühlt sich unruhig und kann sich nicht richtig erholen. Und der Magen will das Essen nicht verdauen.

Da beide Nervensysteme vom Willen unabhängig sind, kann der Mensch dem Sympathikus nicht sagen, dass er nicht arbeiten soll. Eine der wenigen Möglichkeiten, das Nervensystem zu beeinflussen, ist die Atmung. Sie ermöglicht den Zugang zum wichtigsten, längsten und größten Nerv des parasympathischen Nervensystems, dem Nervus vagus. Im Finnischen wir er auch »Kreislaufnerv« genannt, weil er buchstäblich vom Hirnstamm zu allen wichtigen Organen, vom Herzen bis zum Darm, verläuft.

Der Vagusnerv ist ein wichtiger Akteur: Er reguliert die Atmung, den Herzschlag, das Immunsystem und die Verdauung. Wenn der Körper ständig gestresst ist, wird der Nervus vagus nicht oft genug aktiviert, und der Darm zum Beispiel fühlt sich nicht wohl.

Der Vagusnerv wird auch als das Bremspedal des Körpers oder als Hauptschalter der Homöostase (Aufrechterhaltung konstanter Verhältnisse in einem System) bezeichnet. Wird der Schalter umgelegt, beginnt sich der Körper zu erholen und zu beruhigen. Der Schalter wird unter anderem durch die Atmung betätigt. Atemübungen aktivieren den Vagusnerv, der wiederum den Parasympathikus erweckt. Das senkt die Herzfrequenz und den Blutdruck und ermöglicht Ihrem Körper, sich wieder zu beruhigen.

»Die Tiefenatmung, auch Ruheatmung genannt, ist leicht zu erlernen«, sagt Gustafsberg. Und so geht's: Nehmen Sie im Sitzen, Stehen oder Liegen eine entspannte, aber aufrechte Position ein. Legen Sie eine Hand auf Ihren Bauch und die andere auf Ihre Brust. Ziehen Sie langsam Luft in den Bauch, und spüren Sie das Anheben Ihrer Bauchdecke mit der aufgelegten Hand. Diese Atmung füllt den Bauch und den unteren Teil der Lunge mit Luft. Atmen Sie dann Luft in den oberen Teil der Lunge, sodass sich Ihre Brust etwas anhebt. Sind Bauch und Lunge gefüllt, halten Sie den Atem einen Moment lang an und blasen Sie die Luft dann ruhig und langsam, gerne durch den Mund, aus. Die Ausatmung darf dabei etwas länger sein als die Einatmung.

»Diese Übung sollte mindestens ein paar Minuten pro Tag durchgeführt werden. Wir sollten jeden Tag einen Moment mit uns selbst verbringen. Die tiefe Atmung kann als eine grundlegende Fitnessübung betrachtet werden«, sagt Gustafsberg.

Eine weitere traditionelle Atemübung besteht darin, beim Einatmen bis vier zu zählen, den Atem kurz anzuhalten und dabei bis zwei zu zählen und beim Ausatmen wieder bis vier oder etwas weiter zu zählen. Ruhiges Atmen signalisiert dem Körper, dass alles in Ordnung und die Gefahr vorüber ist.

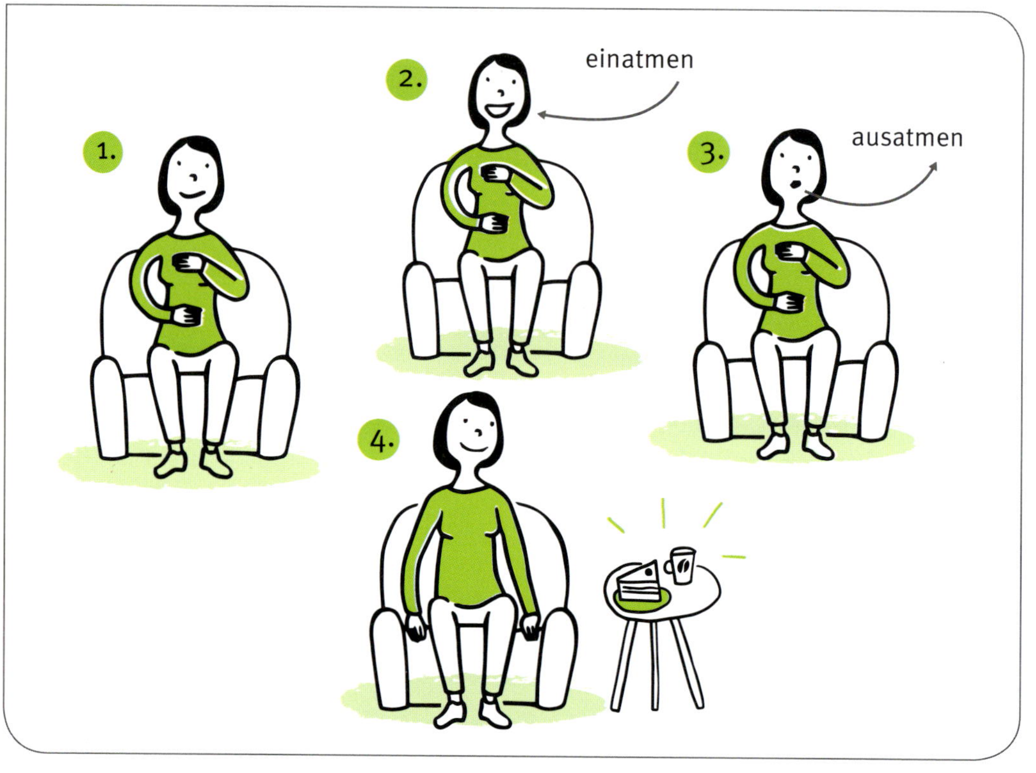

Die Wirksamkeit Ihrer Atemübungen können Sie mit einem Herzfrequenzmessgerät oder durch Zählen des Pulses am Handgelenk überprüfen. Wenn Sie einige Minuten lang langsam ein- und ausatmen, sinkt Ihr Pulsschlag. Dies ist ein direkter Hinweis darauf, dass Stress abgebaut wird. Tiefes Atmen kann ebenfalls zur Schmerzlinderung beitragen, da die Stresshormone abgebaut werden und sich der Geist auf etwas anderes als den Schmerz konzentriert. Nach der Übung werden Sie sich wahrscheinlich ruhiger fühlen und einen klareren Kopf haben.

Die Tiefenatmung lehrt Sie auch die »richtige« Art zu atmen. Wenn Sie ein- und ausatmen, sollte sich Ihr Bauch mit der Atmung heben und senken. Dann arbeitet das Zwerchfell, d. h., die Lunge dehnt sich mit dem Zwerchfell aus und zieht sich zusammen, so wie es vorgesehen ist. Bei vielen Menschen befindet sich das Zwerchfell jedoch im Zwangsurlaub, weil sie gewohnt sind, flach zu atmen. In diesem Fall zirkuliert die Luft nur im oberen Teil der Lunge und steigt nicht zum Zwerchfell hinab. Das Problem bei der flachen Atmung ist, dass die Atemhilfsmuskulatur, also die Muskeln der Hals-Nacken-Schulter-Region, ständig Überstunden machen. Dies kann zu Nackenschmerzen, verspannten Schultern und Kopfschmerzen führen.

Eine einfache Möglichkeit, die eigene Atmung zu testen: Legen Sie eine Hand auf den Unterbauch und die andere in den Nacken. Beim Atmen sollte sich Ihr Nacken nicht verspannen. Genau das ist einer 72-jährigen Frau passiert, die ständig »Geräusche im Kopf« hatte. Sie atmete oberflächlich und die Muskeln in ihrem Nacken waren sehr angespannt. Ich brachte der Frau Atemübungen bei, die dazu beitrugen, dass der Lärm aufhörte.

Ich überprüfe bei meinen Patienten immer, wie sie atmen, insbesondere diejenigen mit Nacken- und Rückenschmerzen. Denn eine flache Atmung kann auch Rückenschmerzen verursachen. Das Zwerchfell ist ein großer und wichtiger Muskel. Wenn er nicht richtig funktioniert, überträgt sich das Problem auf andere Muskeln in der Körpermitte. Beispielsweise kann die Rückenmuskulatur versuchen, die Aktivität des Zwerchfells auszugleichen, und ist daher angespannt.

Das Zwerchfell steht auch in enger Beziehung zu den Beckenbodenmuskeln. Wenn es in einem dieser Bereiche ein Problem gibt, spiegelt sich dies sofort im anderen wider. Physiotherapeuten, die sich auf die Beckenbodenmuskulatur spezialisiert haben, sagen, dass viele, die Probleme mit ihrer Beckenbodenmuskulatur haben, auch unter Rückenschmerzen leiden.

Manchmal überrascht und verwirrt die Wirksamkeit von Atemübungen sogar einen Fachmann. Eine junge Frau mit einem verstauchten Knöchel kam in meine Praxis. Der Knöchel heilte nicht normal, und die Frau konnte ihr Bein wochenlang nicht belasten. Als die Schmerzen immer stärker wurden, entwickelte die Frau ein seltenes, lokales Schmerzsyndrom namens CRPS (deutsch: komplexes regionales Schmerzsyndrom). Ich untersuchte die Frau und stellte fest, dass sie nur oberflächlich atmete. Als die Frau unter meiner Anleitung die Zwerchfellatmung ausprobierte, wurde ihr schwindlig. Nachdem sie sich davon erholt hatte, sagte sie, dass sie eine Art Fließen in ihrem Bein gespürt habe. Vorher habe sie nichts in ihrem Bein gespürt. Nach ein paar Tagen konnte die Frau ihr Bein wieder belasten. Offenbar hat die Aktivierung des parasympathischen Nervensystems etwas in ihrem Körper verändert und das Bein begann zu heilen. Mir erschien es wie ein Wunder.

Das Wichtigste in Kürze

Wenn Sie wissen, was los ist, können Sie sich selbst helfen.
Bitten Sie Ihren Arzt oder Therapeuten um eine Erklärung, damit Sie verstehen, warum Sie Schmerzen oder Beschwerden haben. Glauben Sie nicht nur der Erklärung, es liege am Gewebe.
Wir sind ganzheitliche Wesen, deshalb reagieren wir immer mit unserem ganzen Wesen. Dazu gehören Gedanken, Gefühle, Beziehungen, die körperliche Verfassung und das gesamte Leben um uns herum.
Wissen verschafft Erleichterung – verstehen Sie Ihre Schmerzen.
Bewegung und Sport sind die wirksamste Behandlung von Beschwerden. Bewegen Sie sich! Niemand sonst kann das für Sie tun.
Beruhigen Sie sich, entspannen Sie sich, atmen Sie.
Atemübungen sind unglaublich effektiv. Informieren Sie sich und sehen Sie selbst, wie wirksam sie sind.

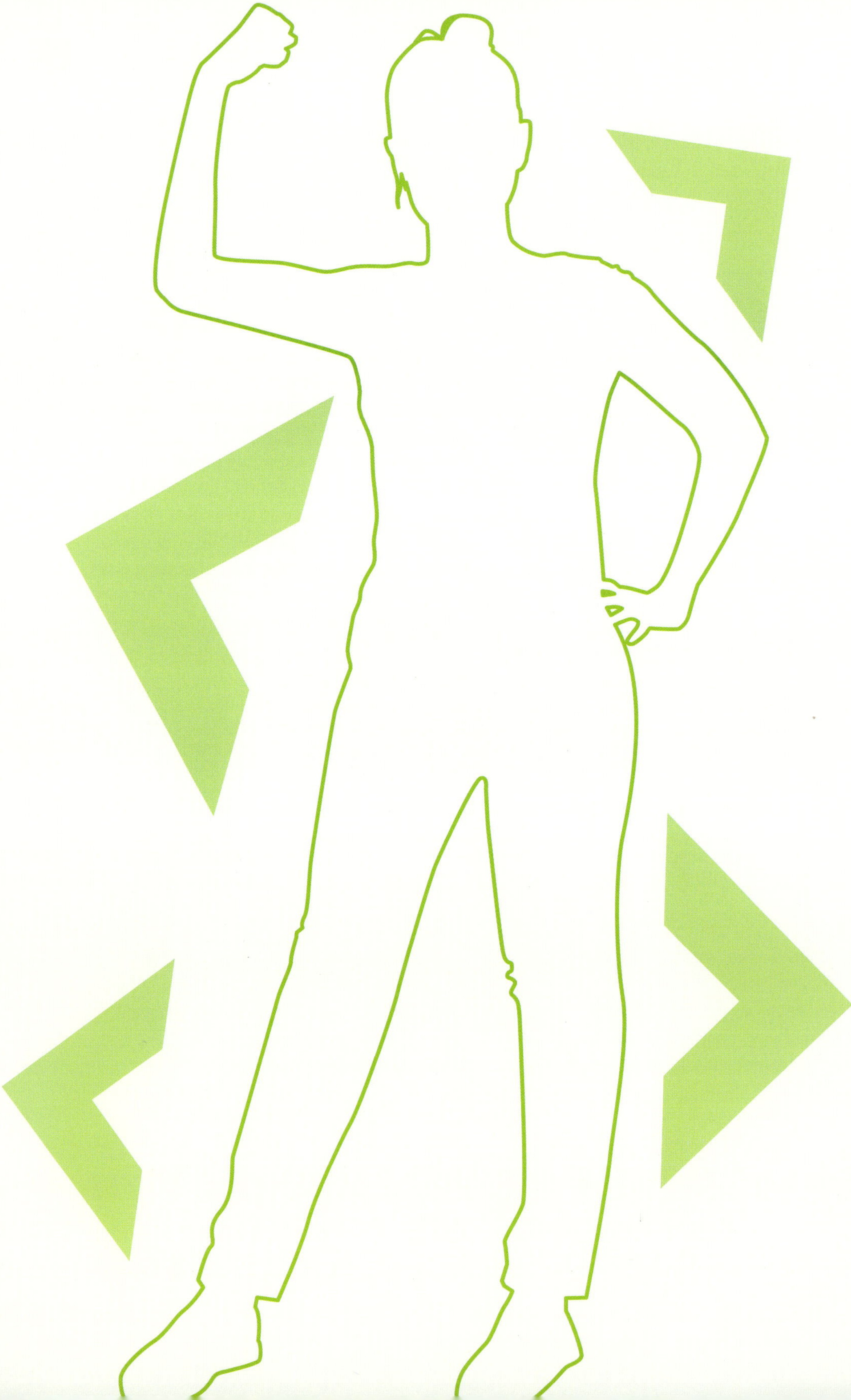

Ratgeber bei Beschwerden

Hier erfahren Sie, was es mit den 34 häufigsten Erkrankungen des Bewegungsapparats auf sich hat, wie sie behandelt werden und auch, wie Sie ihnen vorbeugen können.

Posturale (haltungsbedingte) Rückenschmerzen

Was ist das und woran erkenne ich Haltungsschäden im Rücken?

Haltungsbedingte Rückenschmerzen sind ein sehr häufiges Leiden. Jeder zweite Mensch hat irgendwann einmal Haltungsschmerzen. Wie der Name schon sagt, ist die Erkrankung daran zu erkennen, dass der Rücken beim Sitzen, Stehen oder Gehen in einer bestimmten Position oder bei einer bestimmten Tätigkeit schmerzt. Die Schmerzen treten jedoch in der Regel nicht bei körperlicher Betätigung auf.

Haltungsbedingte Rückenschmerzen strahlen nicht in den Rest des Körpers aus, sondern bleiben im Rücken. Der Schmerz fühlt sich »ermüdend« an, als ob der Rücken nicht stark genug wäre oder kurz vor dem Zusammenbruch stünde. Haltungsänderung und Bewegung helfen, die Schmerzen zu lindern.

Haltungsbedingte Rückenschmerzen bessern sich nicht von allein. Da die Schmerzen und Beschwerden relativ gering sind, unternehmen viele jedoch nichts dagegen. Aus diesem Grund leiden viele über Jahre hinweg unter posturalen Rückenschmerzen.

Ist es etwas Gefährliches?

Haltungsbedingte Rückenschmerzen sind immer gutartig, das heißt, sie sind nichts Ernstes. Ihr Arzt verwendet unter Umständen die Bezeichnungen »Lumbalgie« und »Lumbago« (Rückenschmerzen) oder »lumbovertebrales Syndrom« und »Lumbalsyndrom« (auch Rückenschmerzen).

Wie wird das Problem behandelt?

Haltungsbedingte Rückenschmerzen sind leicht zu erkennen und zu behandeln. Ein Arztbesuch ist nicht erforderlich, da der Arzt lediglich feststellen kann, dass es eben keine ernstzunehmende Erkrankung ist. Therapeutische Übungen werden in der Regel nicht von einem Arzt angeleitet, hierfür gibt es Physiotherapeuten.

Die Erkrankung erfordert auch keine Medikamente, medizinischen Tests oder bildgebenden Verfahren. Röntgenaufnahmen und MRT-Scans zeigen wahrscheinlich Befunde wie Abnutzungen, die nichts mit der Erkrankung zu tun haben und an sich nicht aussagekräftig sind.

Die richtige Anlaufstelle ist eine Therapie. Fast jeder Physiotherapeut kann Ihnen Ratschläge zur Behandlung von Haltungsschäden im Rücken geben. Die wirksame Behandlung besteht darin, die Haltung des Körpers zu korrigieren und die Muskeln zu stärken, die für eine aufrechte Haltung verantwortlich sind.

Kann das Problem verhindert werden?

Das beste Mittel gegen Haltungsschäden im Rücken ist, den Rücken in Form zu halten. Sportarten, die die Haltungsmuskulatur trainieren, beugen auch Haltungsrückenschmerzen vor. Dazu gehören Laufen, Leichtathletik und Fitnesstraining. Vor allem Gewichtheben und das Training mit Gewichten, z. B. Kurzhanteln, sind sehr gute Präventionsmaßnahmen.

Die Gelenke von Menschen mit posturalen Rückenschmerzen sind oft sehr beweglich und benötigen daher eine gute Stützmuskulatur. Haltungsbedingte Rückenschmerzen treten nämlich relativ häufig bei ehemaligen Sportlern auf, die von klein auf bewegungsintensive Sportarten wie Schwimmen, Turnen und Kampfsport ausgeübt haben. Wenn sie mit dem Sport aufhören und ihre Muskeln nicht mehr trainieren, stützen die Muskeln die übermäßig beweglichen Gelenke nicht mehr und der Körper kann Haltungsschmerzen im Rücken entwickeln.

Worum könnte es sich sonst handeln?

Haltungsbedingte Rückenschmerzen an sich schränken die Bewegung des Rückens nicht ein. Wenn die Beweglichkeit des Rückens stark allerdings eingeschränkt ist, kann es sich um ein Bandscheibenleiden handeln. Bei Bandscheibenschmerzen sind die Schmerzen stärker und die Bewegungen eingeschränkter als bei posturalen Rückenschmerzen.

Haltungsbedingte Rückenschmerzen strahlen nicht in die Gliedmaßen aus. Wenn dies der Fall ist, kann es sich um einen Ischias handeln. Bei Beckengelenksbeschwerden sind die Schmerzen im unteren Bereich des Gesäßes angesiedelt, können aber auch teilweise auf die Körperhaltung zurückzuführen sein, insbesondere bei jungen Frauen und frischgebackenen Müttern.

Haltungsschmerzen sind nicht akut, da sie sich allmählich entwickeln. Manchmal verursachen übermäßig bewegliche Gelenke und eine schlechte Kontrolle des Rückens zunächst Haltungsschmerzen und führen bei längerer Dauer zu akuten Schmerzen, wie z. B. einer Bandscheibenerkrankung.

Muskuläre Rückenschmerzen (Myalgie)

Was ist das und woran erkenne ich muskulär bedingte Rückenschmerzen?

Muskuläre Rückenschmerzen sind ein sehr häufiges Problem. Sie treten typischerweise auf, wenn Sie etwas tun, woran Ihr Körper nicht gewöhnt ist. So können beispielsweise Umzüge, Renovierungsarbeiten oder Gartenarbeit Rückenschmerzen verursachen. Auch Sport kann muskulär bedingte Rückenschmerzen verursachen. Die Schmerzen verschwinden in der Regel nach ein paar Wochen.

Bei muskulären Rückenschmerzen ist die Beweglichkeit des Rückens zwar nicht eingeschränkt, aber die Bewegungen können leicht steif sein, und es können auch Schmerzen in Ruhe auftreten. Der Schmerz kann sogar leicht in den unteren Rücken ausstrahlen, aber muskelbasierte Rückenschmerzen verursachen keinen Gefühlsverlust, keine Muskelschwäche und kein Kribbeln, das bei Ischias auftritt.

Ist es etwas Gefährliches?

Muskelbedingte Rückenschmerzen sind nicht gefährlich, obwohl sie manchmal schwerwiegend sein können. Ihr Arzt kann den Zustand »Lumbalgie« oder »Lumbago« (Rückenschmerzen/Hexenschuss) oder auch »Lumbalsyndrom« (ebenfalls Rückenschmerzen) nennen.

Wie wird das Problem behandelt?

Die beste Behandlung für muskulär bedingte Rückenschmerzen ist eine Massage. In den meisten Fällen kann ein Massagetherapeut Ihren Rücken in nur wenigen Sitzungen wieder in Form bringen. Manchmal ist auch eine Triggerpunkttherapie erforderlich. Ein Triggerpunkt ist ein Schmerzpunkt in einem Muskel oder ein lokalisierter Muskelknotenpunkt. Es kann sich wie eine kleine Erbse oder Beule im Muskel anfühlen. Von »Triggerpunkt« spricht man, weil der Schmerz durch Druck auf den Punkt ausgelöst werden kann. Triggerpunkte werden von vielen Massagetherapeuten, aber auch von Physiotherapeuten, Chiropraktikern, Osteopathen und Naturheilern behandelt. Die Behandlung von Triggerpunkten ist ab und an schmerzhaft, aber bereits nach drei bis vier Sitzungen sollten gute Ergebnisse erzielt werden. Wenn das Problem weiterhin besteht, sollten Sie sich um Ihr muskuläres Gleichgewicht kümmern.

Auch Medikamente können bis zu einem gewissen Grad bei muskulär bedingten Rückenschmerzen helfen, langfristig sind sie jedoch wirkungslos. Ein Arzt muss nicht aufgesucht werden, da er nur Schmerzmittel verschreibt, die ohnehin in der Apotheke erhältlich sind. Schlimmstenfalls schickt der Arzt Sie zu einer MRT-Untersuchung, bei der wer weiß welches Leiden zum Vorschein kommt – meist ohne jeglichen Grund.

Was können Sie selbst gegen das Problem tun?

Schmerzgele können beispielsweise zur Selbstbehandlung von muskulären Rückenschmerzen eingesetzt werden. Bei ständiger sportlicher Überbeanspruchung hält dieses Training die Muskeln überaktiv. In diesem Fall lohnt es sich, zu analysieren, ob die eigene Technik eventuell Mängel aufweist.

Manche Menschen haben von Natur aus angespannte und überaktive Muskeln. Häufig ist das bei Spitzensportlern der Fall, die immer die Besten sein wollen. Infolgedessen ist der Rücken fast immer verspannt und die Muskulatur schmerzt. Deshalb sollte ein »Allesgeber« Entspannungsübungen und die Zwerchfellatmung ausprobieren und einfach mal die Seele baumeln lassen. Körperlich und geistig entspannende Aktivitäten sind gut für eine verspannte Rückenmuskulatur. Beispiele dafür sind Stretching, Yoga und Schwimmen. Sauna und warme Bäder sind ebenfalls entspannend.

Kann das Problem verhindert werden?

Theoretisch kann man muskelbedingten Rückenschmerzen vorbeugen, aber niemand tut es. Ausreichende körperliche Aktivität und die Aufrechterhaltung von Muskelkraft und Beweglichkeit sind wichtig. Wer unter Stress leidet, sollte lernen, sich zu entspannen – was natürlich leichter gesagt ist als getan.

Worum könnte es sich sonst handeln?

Triggerpunkte, also schmerzhafte, eingeklemmte Punkte in den Muskeln, können auch in die Gliedmaßen ausstrahlen und wie ein Ischias aussehen. Ischiasschmerzen sind jedoch deutlich stärker als muskelbedingte Rückenschmerzen und machen zum Beispiel das Laufen fast unmöglich.

Muskelbedingte Rückenschmerzen schränken die Beweglichkeit des Rückens in der Regel nicht ein. Wenn es Probleme mit der Beweglichkeit gibt, kann es sich um ein Problem mit den Bandscheiben handeln.

Wenn Ihr Rücken nur in bestimmten Positionen schmerzt, nicht aber bei körperlicher Anstrengung, handelt es sich vermutlich um haltungsbedingte Rückenschmerzen. Sie werden häufig mit muskulären Rückenschmerzen verwechselt. Bei muskulär bedingten Rückenschmerzen verschwinden die Schmerzen bereits nach wenigen Massagen vollständig. Bei haltungsbedingten Rückenschmerzen hilft die Massage nur für kurze Zeit. Die Massage regt die Durchblutung an, aber der Schmerz kehrt zurück, wenn die die Wirkung der Massage nachlässt.

Hexenschuss (Lumbago)

Was ist das und woran erkenne ich einen Hexenschuss?

Ein Hexenschuss ist eine plötzliche vollständige Blockierung des Rückens. Das Gefühl ist dramatisch: Der Rücken lässt sich überhaupt nicht mehr bewegen, und die Schmerzen können extrem stark sein, wenn man versucht, die Position des Rückens zu verändern. Manchmal können die Rückenschmerzen so stark sein, dass man auf allen vieren auf dem Boden kriecht und nicht aufstehen oder sich bewegen kann.

Ein Hexenschuss kann ohne ersichtlichen Grund auftreten, zum Beispiel durch eine leichte Bewegung beim Hocken oder Heben. Eine Lumbago kann durch eine sehr kleine Blockierung des Gelenks oder eine kleine Verstauchung der Bandscheibe verursacht werden. Das zentrale Nervensystem kann den Defekt nicht genau lokalisieren und löst daher sicherheitshalber einen schweren Muskelkrampf aus, also eine starke Kontraktion des Muskels in dem Bereich, in dem es den Defekt vermutet. Es handelt sich somit um eine Überreaktion des zentralen Nervensystems.

Die Heilung des Rückens geht meist schnell vonstatten, und die Beschwerden werden innerhalb weniger Tage deutlich gelindert. In den meisten Fällen ist der Zustand bereits nach einer Woche um 80% besser. Studien haben gezeigt, dass fast alle Betroffenen nach etwa drei Wochen frei von akuten Beschwerden sind. Manche Menschen leiden ein paar Mal im Jahr unter einer solchen Rückenschmerzattacke. In diesem Fall lohnt es sich, zur Physiotherapie zu gehen, um sich Übungen zur Verbesserung der Muskulatur zeigen zu lassen.

Ist es etwas Gefährliches?

Obwohl ein Hexenschuss oft dramatisch und gefährlich wirkt, ist er es meist nicht. Ihr Arzt verwendet möglicherweise auch die Bezeichnung »Lumbalgie« oder »Lumbalsyndrom«. Beides bedeutet dasselbe: Rückenschmerzen.

Wie wird das Problem behandelt?

Ein Hexenschuss muss in der Regel nicht behandelt werden. Wenn sich Ihre Rückenbeschwerden aber nicht innerhalb weniger Tage bessern, sollten Sie einen Termin bei einem Physiotherapeuten, Chiropraktiker oder Osteopathen vereinbaren.

Ein Hexenschuss erfordert nur dann ärztliche Hilfe, wenn ein Gefühlsverlust in den Beinen vorliegt oder sich die Beine nicht normal bewegen lassen. Sie sollten auch sofort einen Arzt aufsuchen, wenn Sie Symptome wie Harninkontinenz, Unfähigkeit zu urinieren oder Gefühlsverlust im Anal- und Genitalbereich haben. In diesem Fall handelt es sich vermutlich um einen Bandscheibenvorfall.

Was können Sie selbst gegen das Problem tun?

Schmerzmittel können in der akuten Phase hilfreich sein. Am allerersten Tag ist es gut, sich auszuruhen. Am zweiten Tag sollten Sie aufstehen und sich bewegen. Spaziergänge, Entspannungsübungen wie z. B. Atemübungen und ein warmes Bad sind in der Regel gut für den Rücken.

Kann das Problem verhindert werden?

Grundsätzlich ist es schwer zu sagen, wer einen Hexenschuss erleidet und warum. Es kann zum Beispiel ein Bandscheibenproblem vorliegen, der Rücken kann zu beweglich sein oder die Muskeln können einfach zu angespannt sein. Oder der Betroffene hat am Vortag oft schwere Gegenstände gehoben und getragen. Manchmal kann auch ein kalter Luftzug aus einem geöffneten Fenster in der Nacht einen Hexenschuss verursachen.

Die beste Vorbeugung gegen einen Hexenschuss besteht darin, für die Beweglichkeit und Muskelkraft des Rückens zu sorgen. Auf diese Weise wird Ihr Rücken nicht aufgeschreckt, wenn er eine unerwartete Bewegung machen muss. Gymnastikkurse, Fitnessstudio, Laufen sind gut für Ihren Rücken.

Worum könnte es sich sonst handeln?

Viele akute Rückenprobleme, wie Bandscheibenvorfälle und Ischiasbeschwerden, können wie ein Hexenschuss beginnen. Normalerweise verschwindet eine Lumbago in ein paar Tagen; wenn es jedoch eine andere Beschwerde ist, erholt sich der Rücken möglicherweise nicht so schnell.

Skoliose

Was ist das und woran erkenne ich eine Skoliose?

Skoliose ist eine sehr häufige Erscheinung, die nur selten Probleme verursacht. Sie kann in eine C- und eine S-förmige Skoliose unterteilt werden. Das bedeutet, dass die Wirbelsäule von hinten gesehen entweder einen C- oder einen S-Bogen bildet.

Eine Skoliose wird oft zufällig festgestellt, das heißt, der Rücken schmerzt, und wenn der Arzt oder Therapeut eine Skoliose bemerkt, kann dies zu der falschen Annahme führen, dass die Rückenschmerzen durch eine Fehlstellung bzw. Schieflage des Rückens verursacht werden. In den meisten Fällen ist dies nicht der Fall. Wie bereits erwähnt, verursacht ein leicht schiefer Rücken keine Beschwerden oder Probleme. Die Rückenschmerzen haben also eine andere Ursache.

Ist es etwas Gefährliches?

Nur eine ausgeprägte Skoliose verursacht Schmerzen und Beschwerden, ist aber in der Regel dennoch nicht gefährlich. In der Regel handelt es sich um eine kongenitale (angeborene) Skoliose von 25 Grad oder mehr. Der Grad der Skoliose kann anhand eines Röntgenbildes gemessen werden. Diese Art der Rückenkrümmung ist sogar durch ein Hemd hindurch sichtbar, der Rücken ist also in der Tat ziemlich gekrümmt. Sehr schwere Fälle von Skoliose, die eine Operation erfordern, sind äußerst selten.

Wie wird das Problem behandelt?

Bei Skoliose die Form zu ändern, ist sehr schwer. In leichten Fällen kann die Form des Rückens durch gezielte Übungen eines Physiotherapeuten leicht verändert werden. In den meisten Fällen können diese Übungen dazu beitragen, Schmerzen und Beschwerden zu lindern.

Eine Skoliose wird am häufigsten durch einen Längenunterschied der Beine verursacht. Wahrscheinlich sind Unterschiede in der Länge der unteren Gliedmaßen von weniger als einem Zentimeter nicht signifikant. Wenn der Längenunterschied größer ist und Probleme verursacht, kann das Problem möglicherweise dadurch gelöst werden, dass die Verkürzung des Beins durch eine dickere Schuhsohle oder eine Einlage ausgeglichen wird. Die Position sollte sich dadurch bald ändern und die Beschwerden sollten innerhalb einiger Wochen nachlassen. Lassen die Beschwerden nicht nach, ist der Unterschied in der Beinlänge keine Erklärung für die Rückenschmerzen.

In der Regelmuss nur dann ein Arzt aufgesucht werden, wenn ein Kind oder Jugendlicher Skoliose hat. Eine Skoliose muss immer von einem Kinderarzt oder einem Orthopäden diagnostiziert werden. Eine schwere Skoliose – die sehr selten vorkommt – wird operiert, wenn das Kind noch im Wachstum ist. Große Operationen erfordern eine lange Nachsorge.

Kann das Problem verhindert werden?

Einer leichten Skoliose kann theoretisch vorgebeugt werden, allerdings sollte bereits vor der Pubertät mit Rückenübungen begonnen werden. Bei Kindern ist eine mögliche Fehlstellung des Rückens ein auffälliges Merkmal beim Nach-vorn-Beugen. Im Erwachsenenalter ändert sich die Struktur des Rückens kaum, eventuelle Beschwerden lassen sich aber oft durch eine Stärkung der Muskulatur in den Griff bekommen.

Unabhängig davon, ob Sie eine leichte Skoliose haben oder nicht, lohnt es sich immer, Ihren Rücken durch Sport in Form zu halten. Es ist nachgewiesen, dass Rückenschmerzen im Allgemeinen durch Bewegung gelindert werden können. Eine Übung, die die Muskeln des Rumpfs stärkt, ist zum Beispiel das Planken. Gymnastikübungen, Kniebeugen sowie Rücken- und Bauchmuskelübungen stärken den Körper ebenfalls. In der Tat können und sollten alle Arten von Sport getrieben werden. Das Wichtigste ist, dass man den Mut hat, seinen Rücken einzusetzen.

Worum könnte es sich sonst handeln?

In den meisten Fällen sind Rückenschmerzen nicht durch Skoliose, sondern durch Muskel- oder Haltungsschäden verursacht. Zum Beispiel kann die Rückenmuskulatur überdehnt oder geschwächt sein.

Diskushernie – Vorwölbung und Vorfall der Bandscheibe (Protrusion und Prolaps)

Was ist das und woran erkenne ich einen Bandscheibenvorfall?

Bandscheibenvorwölbungen sind ein sehr häufiges Leiden. Der Rücken schmerzt zum Beispiel beim Heben oder Tragen oder bei einer plötzlichen Bewegung. Ein Bandscheibenproblem beginnt oft mit einem Hexenschuss.

Bei einer Vorwölbung gibt die äußere Hülle der Bandscheibe nur teilweise nach, das heißt, sie wölbt sich vor. Anders als oft angenommen, heilen Bandscheibenvorwölbungen gut und relativ schnell.

Bei einem Bandscheibenvorfall hingegen reißt die äußere Hülle der Bandscheibe und die gelartige Flüssigkeit im Inneren der Bandscheibe tritt durch die äußere Hülle in den Wirbelkanal aus. Die Symptome eines Bandscheibenvorfalls sind stärker ausgeprägt als die einer Bandscheibenvorwölbung. Strahlen die Schmerzen bis in die Gliedmaßen aus und werden von Gefühlsstörungen begleitet, handelt es sich um einen Bandscheibenvorfall. Wir sprechen in diesem Fall auch von einem Ischias, bei dem der Bandscheibenvorfall Druck auf die Nervenwurzel ausübt.

Ist es etwas Gefährliches?

In den allermeisten Fällen ist eine Bandscheibenvorwölbung nicht gefährlich, und der Zustand verschwindet in etwa vier Wochen. Ein Arzt kann die Erkrankung auch als Hexenschuss, Lumbalgie oder Lumbalsyndrom bezeichnen. Er meint damit immer Rückenschmerzen.

Eine Diskushernie, also ein Prolaps, ist hingegen eine seltenere und ernstere Erkrankung. Sie sollten sofort einen Arzt aufsuchen, wenn Sie eines oder mehrere der folgenden Symptome haben: Lähmungen, Gefühlsstörungen, Schwierigkeiten beim Halten des Stuhls oder beim Wasserlassen, Gefühlsstörungen im Anal- und Genitalbereich oder unerträgliche Schmerzen, die in keiner Position nachlassen.

Lähmungen, die durch eine Rückenmarksverletzung verursacht werden, können in einem von hundert Fällen von Rückenschmerzen zu einer Operation führen.

Wie wird das Problem behandelt?

In der akuten Phase kann eine Bandscheibenvorwölbung starke und beängstigende Schmerzen und deutliche Bewegungseinschränkungen verursachen. Die Symptome klingen jedoch in der Regel innerhalb weniger Tage ab. Eine Protrusion ist wie ein verstauchter Knöchel: Es schmerzt zunächst ein paar Tage lang, der Schmerz lässt aber erstaunlich schnell nach. Wissenschaftliche Studien haben interessanterweise gezeigt, dass die beste Behandlung einer akuten Vorwölbung Zeit ist. Es scheint, dass kein Medikament oder keine Therapie besser ist, als Zeit verstreichen zu lassen. Bildgebende Verfahren sind zum Beispiel nicht erforderlich.

Die beste Behandlung einer Bandscheibenvorwölbung besteht darin, Ruhe zu bewahren und abzuwarten, bis sich die Symptome bessern. Es ist ratsam, den Rücken innerhalb der Schmerzgrenzen zu bewegen, spazieren zu gehen und sich ein paar Tage lang auszuruhen. Das Wichtigste ist, dass Sie versuchen, aktiv zu bleiben, und Sie sollten nicht länger als ein paar Tage oder höchstens eine Woche der Arbeit fernbleiben. Es ist hingegen keine gute Idee, sich auf das Sofa zu legen und nur abzuwarten.

Wenn sich die Symptome nicht bessern, können Sie einen Physiotherapeuten, Chiropraktiker oder Osteopathen aufsuchen. Diese können Ihren Rücken entspannen und bearbeiten, um die Schmerzen zu lindern und die Beweglichkeit zu verbessern.

Akute Schmerzen werden mit Massage und manueller Therapie behandelt. Spätestens nach etwa einem Monat müssen Sie mit dem Training beginnen. Es kann ein paar Wochen dauern, bis die Rückenbeschwerden abklingen. Bei etwa 10 % der Patienten können die Symptome länger andauern; sind es mehr als drei Monate, spricht man von chronischen Rückenschmerzen. Die Behandlung langanhaltender Rückenschmerzen erfordert einen multidisziplinären Ansatz, das heißt eine Zusammenarbeit eines Arztes mit einem Psychologen und verschiedenen Therapeuten.

Kann das Problem verhindert werden?

Bewegung ist der beste Weg, Rückenschmerzen vorzubeugen. Stärken Sie Ihre Rücken- und Rumpfmuskulatur und erhalten Sie Ihre Beweglichkeit – auch in den Hüften. Gute Bewegungsformen sind Gehen, Joggen, Nordic Walking, Skifahren, Fitnesstraining und verschiedene Gymnastikkurse.

Worum könnte es sich sonst handeln?

Eine Blockierung des Rückens, also die Blockade der kleinen Wirbelgelenke (Facettengelenke), kann einem Bandscheibenvorfall ähneln. Wenn der Rückenschmerz in die unteren Extremitäten ausstrahlt – und vor allem, wenn eine Gefühlsstörung auftritt, handelt es sich um einen Ischias.

Ischias oder ins Bein ausstrahlende Schmerzen (Radikulopathie)

Was ist das und woran erkenne ich eine Ischämie?

Ischiasschmerzen, auch Ischialgie genannt, werden durch Reizung, Kompression oder Entzündung der Nervenwurzel zwischen den Rückenwirbeln verursacht. Die häufigste Ursache ist ein Bandscheibenvorfall, der Druck auf eine Nervenwurzel, den Ischiasnerv, ausübt und zu einer Entzündung führt.

Zu den Symptomen gehören ins Bein ausstrahlende Schmerzen. Die Schmerzen können sehr unangenehm sein und von Taubheitsgefühlen und Muskelschwund begleitet werden. Es können auch in den Arm ausstrahlende Schmerzen auftreten. Wenn sie mit einem Gefühlsverlust einhergehen, spricht man von einer Radikulopathie.

Eine Ischialgie ist ein sehr dramatischer Zustand, ähnlich wie ein Hexenschuss. Die Genesung kann zwischen einige Wochen und sechs Monate dauern, aber die Prognose ist gut. In den meisten Fällen geht ein Ischias mit der Zeit wieder vorbei. Etwa jeder zwanzigste Patient mit Rücken- und Nackenschmerzen leidet unter Ischiasbeschwerden.

Ist es etwas Gefährliches?

Obwohl die Schmerzen im Anfangsstadium oft stark sind, wird ein Ischias selten gefährlich. In diesem Fall wölbt sich die Bandscheibe weiter in den Wirbelsäulenkanal vor. Zu den Symptomen gehören Schwierigkeiten beim Wasserlassen und Stuhlgang sowie Gefühlsstörungen im Anal- und Genitalbereich. Die Behandlung ist eine dringende Notoperation.

Wie wird das Problem behandelt?

Die Erkrankung erfordert einen Arztbesuch, manchmal ist auch eine MRT-Untersuchung erforderlich. Die Schmerzen sind in der Regel so stark, dass der Arzt entweder entzündungshemmende oder nervenschmerzlindernde Medikamente verschreibt.

Neben der medikamentösen Behandlung können Ischiasbeschwerden auch mit Chiropraktik und Physiotherapie behandelt werden. Ein Chiropraktiker, Osteopath oder Physiotherapeut kann versuchen, den Rücken zu dehnen, um Platz für einen eingeklemmten Nerv zu schaffen. Eine Massage kann auch die Muskelverspannungen lösen, die typischerweise mit Ischias einhergehen. Kälte- oder Wärmetherapie kann ebenfalls ein wenig helfen. Auch eine Reihe von Rheumasalben, die in der Apotheke erhältlich sind, können zur Schmerzlinderung beitragen.

Die Genesung von Ischiasbeschwerden ist sehr individuell. Mit viel Glück verschwindet ein Ischias innerhalb eines Monats, die Genesung kann aber auch bis zu sechs Monate dauern. Bei den meisten Menschen heilt der Zustand ohne Operation durch chiropraktische Behandlung oder Physiotherapie und Medikamente. Wenn in den ersten Monaten keine Besserung eintritt, kann eine Operation die einzige Option sein. Dabei wird der Nerv aus seiner Verengung befreit. Ein chirurgischer Eingriff wird auch durchgeführt, wenn das Ischiasleiden lähmende Schmerzen und Mobilitätsprobleme verursacht. Eine Operation sollte jedoch nicht überstürzt werden, denn Zeit ist ein Wundermittel gegen Ischias.

Was können Sie selbst gegen das Problem tun?

In der akuten Phase können Medikamente helfen. Das Wichtigste ist, zumindest anfangs, sich auszuruhen und gute Körperhaltungen zu finden, die den Schmerz lindern. Eine geeignete Position ist das Liegen auf der Seite oder auf dem Bauch. Es lohnt sich, auszuprobieren, womit Sie sich besser fühlen. Spazierengehen tut auch gut, es sei denn, der Rücken verkrampft sich.

Kann das Problem verhindert werden?

Es ist schwer zu sagen, wer ein Ischiasproblem erleidet und warum. Die Ursachen können denen des Hexenschusses ähnlich sein, also ein Bandscheibenproblem, eine Überbeweglichkeit der Wirbelsäule oder strukturelle Anomalien. Es kommt häufig vor, dass in den Tagen vor dem Ischias etwas passiert ist, das den Rücken beeinträchtigt hat. Vielleicht haben Sie zum Beispiel schwere Gegenstände gehoben oder einen langen Tag mit Gartenarbeit verbracht.

Die beste Vorbeugung gegen Ischiasbeschwerden besteht darin, die Beweglichkeit des Rückens und die Muskelkraft zu erhalten. So kann sich der Rücken an ein breites Spektrum von Reizen gewöhnen und wird nicht durch unerwartete Bewegungen aufgeschreckt. Gruppenturnen, Fitnessübungen, Laufen und Gymnastik jeglicher Art sind alles gute Aktivitäten.

Worum könnte es sich sonst handeln?

Die Diagnose von ausstrahlenden Schmerzen kann manchmal schwierig sein. In der Tat können Ischiasbeschwerden auch viele andere Ursachen haben. Es kann sich zum Beispiel um das Piriformis-Syndrom handeln, bei dem der Ischiasnerv unter einem Muskel tief im Gesäß eingeklemmt wird, wenn der Muskel stark angespannt ist. Auch andere tiefe Gesäßmuskeln können so angespannt sein, dass Triggerpunkte entstehen, die in den unteren Rücken ausstrahlen. Darüber hinaus können kleine Facettengelenke blockiert werden und ausstrahlende Schmerzen verursachen.

Morbus Bechterew (Spondylitis ankylosans), Bandscheibenvorfall, Ischias, Piriformis-Syndrom und Fasziitis können alle ähnliche Symptome aufweisen. Auch das Iliosakralgelenk (SI-Gelenk) kann blockiert werden und ins Bein ausstrahlen. Um die Sache noch komplexer zu machen, kann der Arzt bei all diesen Erkrankungen auch einen Hexenschuss, eine Lumbalgie oder ein Lumbalsyndrom feststellen. Neurologische Symptome, also Taubheit und Schwäche, werden nur durch »echte« Ischiasbeschwerden verursacht. Der Name Ischias rührt daher, dass etwas auf den Ischiasnerv drückt, das Problem kann aber auch in einer anderen Nervenwurzel stecken. In den oberen Extremitäten sind am häufigsten die Nervenwurzeln zwischen dem 6. und 7. Halswirbel eingeklemmt. Dies wird dann als zervikales radikuläres Syndrom bezeichnet.

Wirbelverschiebung im Rücken (Spondylolisthesis)

Was ist das und woran erkenne ich eine Wirbelverschiebung?

Bei der Spondylolisthesis (Wirbelverschiebung) handelt es sich zum Teil um einen angeborenen Strukturdefekt, d. h., sie ist beim Betroffenen oft schon seit der Kindheit vorhanden. In den meisten Fällen wird eine Wirbelverschiebung zufällig entdeckt, wenn im Erwachsenenalter aus einem anderen Grund eine Röntgenaufnahme des Rückens angefertigt wird, die eine Wirbelverschiebung zeigt. Beispielsweise hat sich der fünfte Lendenwirbel nach vorn bewegt und befindet sich sozusagen vor dem oberen Wirbel.

Bei etwa 10–15 % der Menschen kann es zu einer Wirbelverschiebung kommen.

Ein kleiner Bruch kann auch im oberen Wirbelbereich durch eine Wirbelverschiebung auftreten. Bei der überwiegenden Mehrheit der Menschen verursacht die Verschiebung keine Probleme. Allerdings kann es manchmal schmerzen, wenn Sie Ihren Rücken strecken, stehen oder gehen. Im schlimmsten Fall können die Schmerzen und Symptome bis ins Bein ausstrahlen und zu Gefühlsstörungen führen.

Ist es etwas Gefährliches?

Im schlimmsten Fall kann eine Wirbelverschiebung zu Lähmungen, Gefühlsstörungen oder Muskelschwäche in den unteren Gliedmaßen führen, weil die Verschiebung Druck auf das Rückenmark oder die Nervenwurzel ausübt. Dies kommt aber selten vor.

Wie wird das Problem behandelt?

Eine Spondylolisthesis kann nur durch Röntgenaufnahmen nachgewiesen werden, wofür eine Überweisung durch einen Arzt erforderlich ist. Es gibt keine Heilung für den Zustand, wenn sie aber Symptome verursacht, können diese normalerweise mit Physiotherapie behandelt werden. Der Therapeut zeigt in der Regel Übungen zur Stabilisierung der Wirbelsäule. Das muskuläre Gleichgewicht muss wiederhergestellt und die Bauch-, Rücken- und Beckenmuskulatur muss gestärkt werden. In seltenen, schweren Fällen drückt eine Wirbelfehlstellung auf das Rückenmark oder eine Nervenwurzel. Dann wird der untere Rücken mit Schrauben versteift, um eine weitere Verschiebung der Wirbel zu verhindern.

Kann das Problem verhindert werden?

Eine Wirbelverschiebung muss nicht immer eine angeborene Erkrankung sein. Auch Sportarten, die eine gute Beweglichkeit erfordern, können zu einer Verschiebung der Wirbel führen. Vor allem junge Turner, Schwimmer und Kampfsportler sollten ihre Rumpfmuskeln kräftigen. Bei einem guten Training ist es unwahrscheinlich, dass der Rücken bei extremen Bewegungen nachgibt.

Gesundheitsexperten haben in den letzten Jahren diskutiert, dass junge Sportler möglicherweise zu viel und ein wenig falsch trainieren, was bedeutet, dass die Muskeln, die den Rücken stabilisieren, vernachlässigt werden. Das Speerwerfen zum Beispiel ist eine schwere Belastung für den Rücken. Wenn schon im Kindesalter mit einer solchen Sportart begonnen wird und man sich nicht ausreichend um die Rückenmuskulatur kümmert, kann ein übermäßiges Training auf Kosten des Rückens gehen. Dies kann neben anderen Erkrankungen das Risiko für Wirbelbrüche erhöhen. Auch bei Gewichthebern werden Wirbelverrenkungen festgestellt, aber sie scheinen keine Probleme zu verursachen. Starke Muskeln scheinen in der Lage zu sein, die Verschiebung auszugleichen.

Worum könnte es sich sonst handeln?

Die Symptome einer Wirbelverschiebung können denen von posturalen Rückenschmerzen ähneln, d. h., der Rücken schmerzt beispielsweise beim Stehen oder Gehen. Wenn die Beugebewegungen eingeschränkt und schmerzhaft sind, haben Sie möglicherweise ein Bandscheibenproblem. Strahlt der Schmerz in den unteren Rücken aus, kann es sich um einen Ischias handeln.

Blockierung des Nackens/Nackensteifheit (Torticollis)

Was ist das und woran erkenne ich eine Blockade im Nacken?

Eine vollständige Blockierung des Nackens kann ein sehr dramatisches Gefühl sein. Der Nacken lässt sich überhaupt nicht bewegen, und die Schmerzen können sehr stark sein, wenn Sie versuchen, die Position Ihres Nackens oder Kopfes zu verändern. Die Sperre kann ohne ersichtlichen Grund erfolgen. Wenn Sie zum Beispiel morgens aus dem Bett aufstehen, kann der Nacken blockiert sein. Das kann auf eine sehr kleine Gelenkblockade oder eine leichte Verstauchung der Bandscheibe zurückzuführen sein.

Ein möglicher Grund dafür ist, dass der Zug des offenen Fensters einen vollständigen Muskelkrampf im Nacken verursacht hat. Das zentrale Nervensystem kann nicht genau feststellen, wo der Fehler liegt, und löst daher (vorsorglich) einen Muskelkrampf in dem Bereich aus, in dem es den Fehler vermutet. Dies ist eine Überreaktion des zentralen Nervensystems.

Eine Blockade im Nacken klingt nach wenigen Tagen ab, und nach einer Woche ist der Zustand in der Regel zu 80% behoben. Es kann zum Beispiel sein, dass Sie nur einmal im Leben eine Blockierung haben. Auch an anderen Stellen des Körpers können Gelenke blockiert werden, z. B. das Lendengelenk im Becken, die Rippen und manchmal auch die Gelenke in den Extremitäten.

Ist es etwas Gefährliches?

Trotz ihrer Dramatik ist eine Blockierung im Halsbereich nicht gefährlich. Ein blockierter Nacken erfordert an sich keine medizinische Behandlung. Sie sollten jedoch sofort einen Arzt aufsuchen, wenn Sie Taubheitsgefühle in den Armen oder Händen haben, Ihre Füße Ihnen beim Gehen nicht gehorchen wollen oder Sie andere Lähmungserscheinungen haben. Sie sollten auch einen Arzt aufsuchen, wenn Sie eine Nackenverstauchung, eine Nackenstarre oder merkwürdige Symptome (wie Schwindel, Sehstörungen oder Taubheitsgefühl in einer Gliedmaße) haben.

Wie wird das Problem behandelt?

In der akuten Phase können Schmerzmittel helfen. Am allerersten Tag sollten Sie versuchen, sich auszuruhen. Am zweiten Tag sollten Sie aufstehen und sich bewegen. Normalerweise tut ein Spaziergang gut, und ein warmes Bad entspannt. Wenn Sie sich nach ein paar Tagen noch nicht besser fühlen, sollten Sie einen Physiotherapeuten, Chiropraktiker oder Osteopathen aufsuchen. Auch Massagen können helfen.

Kann das Problem verhindert werden?

Es ist nicht ungewöhnlich, dass man in den letzten Tage mal etwas Schweres gehoben oder den ganzen Tag im Garten gearbeitet hat. Möglicherweise hat Ihr Hals auch einen Zug bekommen. Oder der Hals hat sich etwas verkrampft, als das Auto eine plötzliche Bewegung machte. Die Beschwerden können aber auch durch eine Überbeweglichkeit der Gelenke verursacht werden.

Der beste Weg, Nackensteifigkeit zu vermeiden, besteht darin, die Beweglichkeit und Muskelkraft des Nackens zu erhalten. Auf diese Weise gewöhnt sich der Nacken an ein breites Spektrum von Reizen und zuckt bei unerwarteten Bewegungen nicht zusammen. Gruppenturnen, Fitnessstudio, Laufen und jede Form von Gymnastik sind eine gute Wahl.

Worum könnte es sich sonst handeln?

Ein Bandscheibenvorfall kann auf ähnliche Weise beginnen wie eine Nackenstarre. Wenn der Schmerz in die oberen Gliedmaßen ausstrahlt oder ein Taubheitsgefühl in den Fingern auftritt, handelt es sich um eine eingeklemmte Nervenwurzel. Dann sollten Sie einen Therapeuten aufsuchen.

Die üblichen Muskelverspannungen und Steifheit im Nacken sind häufig, aber diese Zustände treten nicht so plötzlich, unerwartet und gewaltsam auf wie eine Nackenstarre.

Kopfschmerzen durch Nacken- und Halsverspannungen (zervikogene Kopfschmerzen)

Was ist das und woran erkenne ich »Spannungskopfschmerzen« oder »Nackenkopfschmerzen«?

Es gibt viele verschiedene Arten von Kopfschmerzen. Migräne, Spannungskopfschmerzen und Kopfschmerzen auf Grund von Nackenverspannungen machen zwei Drittel aller Kopfschmerzarten aus.

Nacken- und Spannungskopfschmerzen sind sehr häufige Beschwerden. Sie entwickeln sich allmählich über Monate hinweg, und wenn der Schmerz auftritt, ist er nicht unbedingt intensiv. Viele Betroffene begeben sich erst dann in eine Behandlung, wenn die Kopfschmerzen schon seit längerer Zeit immer wieder auftreten.

Nackenkopfschmerz ist daran zu erkennen, dass der Nacken schmerzt und steif ist. Der Kopfschmerz beginnt im Nacken und breitet sich vom Hinterkopf bis zu den Schläfen aus. Die Schmerzen treten oft nur auf einer Seite des Kopfes auf. Spannungskopfschmerzen gehen mit Verspannungen und Druckempfindlichkeit im Nacken und auf der Kopfhaut einher. Diese Art von Kopfschmerzen ist häufig mit Stress verbunden. Spannungskopfschmerzen treten häufig auf, wenn man schlecht geschlafen hat oder einen anstrengenden Arbeitstag hinter sich hat. Nackenkopfschmerzen und Spannungskopfschmerzen treten häufig auch gemeinsam auf. Häufig leiden Menschen mit Migräne auch unter Nacken- oder Spannungskopfschmerzen.

Ist es etwas Gefährliches?

Nacken- und Spannungskopfschmerzen sind nicht gefährlich und können gut behandelt werden. Im Allgemeinen sind Kopfschmerzen nur selten auf eine wirklich gefährliche Erkrankung zurückzuführen. Kopfschmerzen sind zum Beispiel kein typisches Symptom eines Hirntumors.

Wie wird das Problem behandelt?

Es ist ratsam, einen Arzt aufzusuchen, um die Ursache für Ihre Kopfschmerzen herauszufinden. Wenn der Arzt schwerwiegendere Erkrankungen ausschließt, lautet die Diagnose häufig entweder »Spannungskopfschmerz« oder »Nackenkopfschmerz«.

Die Behandlung von Spannungskopfschmerzen basiert auf der Identifizierung der Faktoren, die Stress verursachen. Ist es zum Beispiel zu hektisch im Job, haben Sie Beziehungsprobleme oder verlangen Sie zu viel von sich selbst? Stressabbau, Entspannung, Urlaub und Ruhe lindern in der Regel die Spannungskopfschmerzen.

Nackenkopfschmerzen hingegen werden mit manueller Therapie behandelt. Diese Therapie wird von Physiotherapeuten, Chiropraktikern und Osteopathen durchgeführt. Auch Massagen können nützlich sein, die Behandlung und Mobilisierung der Halswirbel ist in der Regel aber effektiver. Die tiefe Nackenmuskulatur muss gestärkt und auch die oberflächliche Nackenmuskulatur gedehnt und entspannt werden.

Nackenkopfschmerzen müssen behandelt werden, vor allem, wenn sie länger andauern, da sie sich nicht von selbst bessern. Sie sind viel häufiger, als man denkt, da sie von Ärzten oft nur unzureichend erkannt werden und leider nicht alle Physiotherapeuten wissen, wie sie zu behandeln sind. Man geht davon aus, dass bis zu ein Drittel der Kopfschmerzen durch Nackenverspannungen verursacht wird.

Kann das Problem verhindert werden?

Spannungs- und Nackenkopfschmerzen werden häufig mit einer schlechten Sitzhaltung, monotoner (sitzender) Arbeit und geringer körperlicher Aktivität in Verbindung gebracht. Die beste Vorbeugung ist also Bewegung, die Erhaltung des Muskeltonus und die Vermeidung, Erkennung und Kontrolle von Stress.

Worum könnte es sich sonst handeln?

Menschen mit Kopfschmerzen können oft viele verschiedene Arten von Kopfschmerzen haben. Die Kopfschmerzen können durch nur eine oder mehrere Arten von Kopfschmerzen gleichzeitig verursacht werden. Bei Migräne zum Beispiel kann ein Teil der Kopfschmerzen ein Nackenkopfschmerz sein. Wenn bei jemandem Migräne diagnostiziert wird, können andere Kopfschmerzarten manchmal unter einer Diagnose »begraben« und nicht bemerkt werden.

Wenn die Kopfschmerzen durch eine Verletzung verursacht wurden, z. B. durch einen leichten Autounfall, einen Sturz vom Pferd oder einen Sturz auf der Skipiste, sollten Sie einen Arzt aufsuchen, um sicherzustellen, dass keine Fraktur im Nacken vorliegt.

Verspannte Schulter-Nacken-Region (Spannungsnacken)

Was ist und woran erkenne ich eine verspannte Schulter-Nacken-Region?

Verspannungen und Schmerzen im Nacken- und Schulterbereich sind sehr häufig. Nacken- und Schulterverspannungen und -schmerzen sind zum Beispiel für viele Büroangestellte ganz alltäglich. Das liegt daran, dass sich die Muskeln vor dem Computer aufgrund der monotonen Arbeitshaltung verspannen. Schlechte Arbeitsergonomie, übermäßiges Sitzen und zu wenig Bewegung sind häufig die Ursache für Nacken- und Schulterschmerzen.

Ist es etwas Gefährliches?

Verspannungen im Nacken und in den Schultern sind ein muskuläres Problem und in keiner Weise gefährlich.

Wie wird das Problem behandelt?

Verspannungen im Nacken- und Schulterbereich werden in der Regel mit Massage oder manueller Therapie behandelt. Diese helfen, allerdings nur für kurze Zeit. Eine Massage behandelt das Problem, beseitigt aber nicht die Ursache.

Richtig loswerden können Sie die Beschwerden nur, wenn Sie Ihre Arbeitsweise ändern: Sie müssen Pausen einlegen, Ihren Arbeitsplatz und Ihre Arbeitshaltung überprüfen und sich Ruhezeiten gönnen. Auch muskuläre Dysbalancen können zu Verspannungen führen. In diesem Fall sind die oberen Nackenmuskeln angespannt und die tiefen vorderen Nackenmuskeln schwach. Die Muskeln, die das Schulterblatt in einer guten Position halten, können ebenfalls schwach sein, während die Muskeln, die die Schulter anheben, steif und angespannt sein können.

Ein Physiotherapeut kann Ihnen genaue Anweisungen geben und Übungen vorschlagen, die Sie ausführen sollten. Jede Art von Bewegung und Sport ist gut für Sie und führt oft zu einem besseren Wohlbefinden. Denn Verspannungen und Schmerzen im Nacken- und Schulterbereich sind auf die mangelnde Durchblutung der Muskulatur zurückzuführen. Je mehr sich die Muskeln bewegen, desto besser funktioniert die Durchblutung.

Einen Arzt müssen Sie nur dann aufsuchen, wenn Sie Taubheitsgefühle oder ein Kribbeln in den Armen oder Händen haben. Die Einnahme von Medikamenten lohnt sich nicht, da das Problem muskulär ist. Der Schmerz ist in der Regel nicht stark, und es liegt keine Entzündung oder Verletzung des Gewebes vor.

Kann das Problem verhindert werden?

Es ist wichtig, übermäßiges Sitzen zu vermeiden, Pausen einzulegen und die Arbeitsposition immer wieder zu verändern. Ein höhenverstellbarer Schreibtisch, an dem man im Stehen arbeiten kann, ist eine hervorragende Hilfe. Auch Bewegung und Sport sind ausgezeichnete Präventivmaßnahmen. Mit folgenden Übungen können Sie Ihren Nacken- und Schulterbereich auch zu Hause gut trainieren:

- Stehen Sie auf. Strecken Sie die Arme so weit wie möglich zur Decke und ziehen Sie die Schultern leicht zu den Ohren. Führen Sie mindestens 20 Wiederholungen aus.

- Greifen Sie ein Gummiband mit beiden Händen. Ziehen Sie die Arme auseinander, sodass sich das Gummiband dehnt. Halten Sie die Spannung fünf Sekunden lang und lassen Sie dann wieder locker. Machen Sie 15 Wiederholungen.
- Kreisen Sie die Schultern. Kleine Gewichte, zum Beispiel ein bis zwei Kilo, sind eine gute Ergänzung. Heben Sie die Gewichte immer wieder in alle Richtungen und machen Sie kleine Armbeugen. Machen Sie so lange weiter, bis Ihre Schultern müde werden.
- Auch die Durchblutung der Beine sollte angeregt werden. Stellen Sie sich dafür mindestens 20-mal auf die Zehenspitzen oder führen Sie 10–20 Kniebeugen aus.

Worum könnte es sich sonst handeln?

Wenn die Bewegungen des Halses und des Kopfes eingeschränkt und steif sind, liegt wahrscheinlich eine Blockade im Nackenbereich vor. Sie können die Blockierung lösen, indem Sie einen Chiropraktiker, Osteopathen oder Physiotherapeuten aufsuchen. Strahlen die Schmerzen in die oberen Gliedmaßen aus, kann die Nervenwurzel im Nacken oder in der Halswirbelsäule eingeklemmt sein. Auch dafür benötigen Sie die oben genannten Behandlungen. Kommen auch Kopfschmerzen hinzu, gilt dasselbe: ab zur therapeutischen Behandlung. Wenn die Schmerzen nicht verschwinden, sollten Sie einen Arzt aufsuchen, um die Ursache der Kopfschmerzen herauszufinden.

Engpass-Syndrom/Schulterenge (Impingement)

Was ist das und woran erkenne ich das Engpass-Syndrom der Schulter?

Das Engpass-Syndrom der Schulter, auch Impingement genannt, ist eine sehr häufige Erkrankung. Bei schmerzenden Schultern wird in den meisten Fällen ein Impingement diagnostiziert. Ein und dieselbe Diagnose kann aber eine Reihe von unterschiedlichen Beschwerden bedeuten. Eine eingeklemmte Schulter verursacht in der Regel Schmerzen und Bewegungseinschränkungen in der Schulter. Die Schmerzen können aus den geringsten Gründen auftreten, z. B. wenn Sie lange Tennis spielen oder alle Fenster in Ihrer Wohnung auf einmal putzen. Die Schulter wurde also einer Belastung ausgesetzt, an die sie nicht gewöhnt ist.

Das Engpass-Syndrom ist eine funktionelle Störung, es muss also nichts in der Schulter gebrochen sein. Aus irgendeinem Grund wird der Raum zwischen dem Kopf des Oberarmknochens und dem Schulterblatt eingeengt und die am Oberarmkopf ansetzende Supraspinatussehne wird gequetscht, was Schmerzen verursacht.

Dafür gibt es viele Gründe. Wenn die Schulter im Alltag nicht viel beansprucht wird, werden die Sehnen spröde und dünn. Belastet man die Schulter dann plötzlich stark und viel, werden die Sehnen gereizt und entzünden sich. Eine solche Verletzung kann aber umgekehrt auch durch konstante Überlastung ausgelöst werden, beispielsweise im Malerberuf. Wenn sich die Sehne entzündet, schwillt sie an und verdickt sich. Der Raum zwischen dem Oberarmkopf und der Schulterpfanne ist ohnehin schon eng, und wenn die Sehne anschwillt, wird er noch enger.

Die entzündlichen Schmerzen halten in der Regel einige Wochen lang an. Die Sehnenentzündung wird offiziell als Tendinitis bezeichnet. »Tendo« bedeutet »Sehne«, und das »-itis« am Ende des Wortes bedeutet »Entzündung«. Bei einer Sehnenentzündung schmerzt die Sehne auch nachts und wenn die Schulter nicht bewegt wird.

Die Sehnenentzündung kann sich bessern und die Symptome können verschwinden. Die Schulter kann jedoch weiterhin in ihrer Beweglichkeit eingeschränkt sein, und die Muskeln um die Schulter herum funktionieren möglicherweise nicht normal. Das bedeutet, dass es zwar keine Ruheschmerzen mehr in der Schulter gibt und sie nachts nicht mehr schmerzt, Sie aber immer noch Schmerzen spüren, wenn Sie Ihren Arm bewegen. Wenn die Entzündung abgeklungen ist, weiterhin aber Bewegungseinschränkungen und Schmerzen bestehen, spricht man von Tendinopathie. Das »-pathie« am Ende des Wortes bedeutet »Schmerz«. Eine Tendinopathie ist eine schmerzhafte nichtentzündliche Sehnenerkrankung, die durch Bewegung verursacht wird. Die Folge ist ein Impingement, ein Reiben zwischen dem Kopf des Oberarmknochens und dem Schulterblatt.

Auch eine steife oder überlastete Schulter kann eine Ursache sein. Durch übermäßige Beweglichkeit kann es zu Reibungen bzw. Abschürfungen zwischen dem Schulterblatt und den Sehnen kommen. Das Problem kann auch durch eine Entzündung und Verdickung des Schleimbeutels oberhalb der Sehne verursacht werden, was zu plötzlichen Schmerzen führt. Der Schleimbeutel wird am häufigsten durch Überlastung beansprucht. Die Diagnose eines entzündeten Schleimbeutels lautet »Bursitis«.

So viele Diagnosen, ein gemeinsamer Faktor. Sie alle haben das gleiche Problem: eine eingeengte Schulter.

Ist es etwas Gefährliches?

Es ist nichts Gefährliches daran.

Wie wird das Problem behandelt?

Die Entzündung der Sehne klingt in ein paar Wochen ab. In der akuten Phase können nichtsteroidale Antirheumatika (NSAR) helfen. Es ist nicht notwendig, einen Arzt aufzusuchen, es sei denn, Sie benötigen verschreibungspflichtige Medikamente gegen starke Schmerzen oder eine Überweisung zur Physiotherapie.

Kommt es nach einer Entzündung zu Bewegungseinschränkungen und Schmerzen in der Schulter, sollten Sie einen Therapeuten aufsuchen. Eine Schulterenge ist immer ein funktionelles Problem. Die Beschwerden sind oft mit einer schlechten Bewegungskontrolle des Schulterblatts verbunden. Wenn zum Beispiel einige der Schulterblattmuskeln schwach und andere angespannt sind, ziehen sie das Schulterblatt in eine falsche Position und verursachen eine enge Schulter. Wenn die Muskeln, die das Schulterblatt stützen, schwach sind, neigen sie dazu, überdehnt zu werden. Auch in dieser Situation kann es zu Abschürfungen und Entzündungen der Schulter und schließlich zu einer Bewegungseinschränkung und einer steifen Schulter kommen.

Es gibt also viele verschiedene Diagnosen für eine eingeengte Schulter, allgemein lässt sich aber sagen, dass sich ein Impingement der Schulter mit einer ein- bis dreimonatigen Therapie deutlich bessert. Ein Physiotherapeut wird die Schulter dehnen und ihr mit manueller Therapie Platz schaffen. Er gibt auch Übungen, um die Position des Schulterblatts und wichtiger Schultermuskeln zu korrigieren. Das Engpass-Syndrom ist so einfach zu diagnostizieren, dass keine Bildgebung erforderlich ist. Ausnahmen sind, wenn der Arm überhaupt nicht bewegt werden kann oder wenn die Schmerzen durch einen Unfall verursacht wurden, z. B. durch einen Sturz mit dem Motorrad, auf der Skipiste oder am Berg. In diesem Fall muss ein möglicher Sehnenriss durch Bildgebung bestätigt werden. Auch in diesen Fällen ist Physiotherapie die Behandlung der Wahl.

Kann das Problem verhindert werden?

Die Sehnen in der Schulter sind sehr dünn und werden mit zunehmendem Alter dünner und schwächer. Spätestens ab dem 40. Lebensjahr sollten Sie mit dem Training Ihrer Schultermuskulatur beginnen.

Wenn Sie die Schulter nicht aktiv beanspruchen, werden die Sehnen brüchig, und das Risiko, dass sie reißen, steigt erheblich. So zeigen Studien, dass jeder zweite Mann über 60 leichte Risse in der Rotatorenmanschette hat. Vorbeugende Übungen sind Schwimmen, Gymnastik, Fitnesstraining. Wenn Sie nach einer längeren Pause wieder Sport treiben wollen, wärmen Sie Ihre Schultermuskulatur vor dem Training gut auf. Gummibandübungen und Liegestützen sind gute Aufwärmübungen.

Schultersteife (Frozen Shoulder)

Was ist das und woran erkenne ich eine Schultersteife?

Bei der Frozen Shoulder handelt es sich um eine Versteifung der Schulter durch eine Schrumpfung der Schultergelenkkapsel. Zunächst schmerzt die Schulter, dann wird sie allmählich steif. Die Schultersteife verläuft in der Regel in drei Phasen. Jede Phase kann bis zu sechs Monate dauern, was bedeutet, dass das gesamte Problem insgesamt eineinhalb Jahre andauern kann.

Zunächst gibt es häufig eine schmerzhafte Phase, die mit einer Entzündung beginnt und etwa drei bis sechs Monate andauert. Die Entzündung kann z. B. durch eine Überlastung der Schulter ausgelöst worden sein. In diesem Stadium sind die Betroffenen oft vorsichtig, wenn sie ihre Schulter benutzen, was zu einer Versteifung der Sehnen führt. Es folgt die steife Phase, in der die Schulter zwar nicht mehr schmerzt, aber die Bewegungseinschränkung und die Steifheit das Leben erschweren. Möglicherweise können Sie Ihren Arm nicht mehr über die Horizontale heben, und es kann schwierig sein, sich die Haare zu waschen. In der dritten Phase beginnt sich die Mobilität allmählich wieder zu verbessern. In der Regel heilt die Schulter im Laufe der Zeit von selbst, Physiotherapie kann die Zeit bis zur Heilung aber auf die Hälfte verkürzen.

Manchmal kann eine Schultersteife die Folge einer Verletzung oder einer Operation sein. Wenn die Schulter aufgrund von Schmerzen nicht bewegt wird, versteift sie sich oder »friert ein«.

Ist es etwas Gefährliches?

Eine Frozen Shoulder ist nicht gefährlich. Sie erschwert jedoch das tägliche Leben, da die normale Bewegung der Schulter für überraschend viele alltägliche Aufgaben erforderlich ist.

Wie wird das Problem behandelt?

Trotz der Schmerzen sollten Sie Ihre Schulter innerhalb der Schmerzgrenzen bewegen. In der ersten Phase, der Schmerzphase, können Sie gegebenenfalls Entzündungshemmer einnehmen. Bewegung kann die zunehmende Steifheit verhindern.

Im zweiten Stadium, wenn das Gelenk steif geworden ist, sollten Sie einen Physiotherapeuten aufsuchen, der Ihnen zu Übungen rät. Eine »eingefrorene« Schulter heilt mit Physiotherapie schneller, trotzdem wird es Monate dauern, bis sie sich vollständig erholt. Manchmal handelt es sich auch nur um eine sogenannte »Reflexversteifung« der Schulter, ohne dass die Gelenkkapsel geschrumpft ist. In diesen Fällen wirkt die Behandlung schneller.

Bei einer Schultersteife brauchen Sie keinen Arzt. Die Ausnahme ist, wenn der Schmerz durch eine Verletzung verursacht wurde. In diesem Fall sollte die Schulter geröntgt werden, um festzustellen, ob eine Fraktur oder ein anderer struktureller Schaden vorliegt.

Kann das Problem verhindert werden?

Die Ursache der Schultersteife ist nicht bekannt. Es ist schwer zu sagen, wer die Beschwerden bekommt und warum. Der typische Patient ist ein Mann mittleren Alters, der sich nicht sportlich betätigt, und auch Diabetiker haben ein erhöhtes Risiko, eine Schultersteife zu entwickeln.

Bei akuten Schulterschmerzen sowie nach Verletzungen und Operationen ist es wichtig, zu beobachten, ob die Schulter wieder normal funktioniert oder versteift. Ist Letzteres der Fall, ist es ratsam, frühzeitig mit einer Therapie zu beginnen, um die Schmerzen und die Beweglichkeit der Schulter zu verbessern.

Worum könnte es sich sonst handeln?

Die häufigste Schulterbeschwerde ist das Impingement. Auch hier fühlt sich die Schulter steif an, aber eher wegen der Schmerzen als wegen der eigentlichen Steifheit.

Probleme mit der Rotatorenmanschette (Rotatorenmanschettenruptur)

Was ist das und woran erkenne ich Probleme mit der Rotatorenmanschette?

Die Rotatorenmanschette ist eine Umhüllung des Schultergelenks aus Muskeln und Sehnen. Sie hat die Aufgabe, das Schultergelenk zu stabilisieren oder zu stützen. Die Rotatorenmanschette setzt sich aus insgesamt vier verschiedenen Sehnen zusammen. Die dünnen Sehnen sind so miteinander verwachsen, dass sie nur schwer zu trennen sind.

Die Rotatorenmanschette ist etwas kompliziert: Sie kann sowohl durch zu wenig als auch durch zu viel Einsatz gereizt und verletzt werden. Da diese Sehnen dünn und daher schwach sind, werden sie bei Überbeanspruchung gereizt. Andererseits sind sie, weil sie dünn sind, relativ schlecht durchblutet. Daher werden die Sehnen auch irritiert, wenn sie nicht genügend Bewegung und Stimulation erhalten. Sehnen werden mit zunehmendem Alter schwächer und immer anfälliger für Risse. Risse müssen jedoch keine Symptome verursachen.

Bei Menschen unter 50 Jahren handelt es sich in der Regel um eine entzündliche Erkrankung des Sehnenansatzes, die einige Wochen andauern kann. Die Entzündung äußert sich in Schulterschmerzen, auch nachts. In diesem Fall lautet die offizielle Bezeichnung der Erkrankung »Tendinitis« oder »Sehnenentzündung«. Wenn die Entzündung abgeklungen ist, aber immer noch Schmerzen bei Bewegung auftreten, spricht man von Tendinopathie oder Sehnenschmerzen. Bei älteren Menschen kann auch ein kleiner Riss vorhanden sein, der die Entzündung verursacht. In beiden Fällen sind Schmerzen und die Unfähigkeit, den Arm zu heben, die Symptome.

Ist es etwas Gefährliches?

Probleme der Rotatorenmanschette sind häufig, aber in den meisten Fällen nicht schwerwiegend. In extremen Fällen können sie mit einer Operation behandelt werden.

Wie wird das Problem behandelt?

Schmerzen und Bewegungseinschränkungen veranlassen Menschen mit Problemen der Rotatorenmanschette häufig, einen Arzt aufzusuchen. Ein Arzt kann jedoch nicht viel tun. In der akuten Phase kann eine einwöchige Behandlung mit entzündungshemmenden Medikamenten angebracht sein. Wenn die Schmerzen so stark sind, dass Sie beispielsweise nachts nicht schlafen können, kann eine Kortisonspritze erforderlich sein. Kortisoninjektionen sollten, wenn möglich, jedoch vermieden werden, da sie die ohnehin schon dünnen und schwachen Sehnen zusätzlich schwächen. Das Risiko eines Sehnenrisses ist dann hoch.

In der akuten Phase sind die Probleme der Rotatorenmanschette oft sehr unangenehm. Die beste Behandlung ist jedoch, die natürliche Heilung abzuwarten. Sie sollten Ihre Schulter so viel bewegen, wie es der Schmerz zulässt, damit das Gelenk nicht versteift. Wenn die Schmerzen nicht innerhalb einiger Wochen abklingen, sollten Sie sich an einen Physiotherapeuten wenden. Der Therapeut wird das Schultergelenk mobilisieren und Übungen für die Sehnen durchführen. In manchen Fällen kann auch eine Elektrotherapie hilfreich sein. Eine Bildgebung ist nur erforderlich, wenn das Problem durch einen Unfall verursacht wurde. Bei jüngeren Menschen sollten auch Schulterverrenkungen und -risse durch bildgebende Verfahren bestätigt werden.

Die Beschwerden der Rotatorenmanschette können sehr lange anhalten. Selbst ein Riss kann repariert werden, erfordert aber eine Therapie und eine mehrmonatige Erholungsphase. Die Schulter sollte nicht vorzeitig operiert werden, es ist ratsam, mindestens drei Monate zu warten. Wissenschaftliche Studien zeigen übereinstimmend, dass eine Therapie genauso gute oder bessere Ergebnisse erzielt als die Operation. Tatsächlich ist die Zahl der Operationen in den letzten Jahren drastisch zurückgegangen.

Was können Sie selbst gegen das Problem tun?

Die beste Behandlung sind Übungen zu Hause. Dazu gehören leichte Kräftigungsübungen mit elastischen Bändern und verschiedene Dehn- und Mobilisationsübungen.

Hier ein Beispiel: Ziehen Sie das Gummiband in verschiedene Richtungen, halten Sie die Spannung etwa fünf Sekunden lang und entspannen Sie dann. Machen Sie dreimal 15 Wiederholungen. Führen Sie die Übungen anfangs täglich durch, mit der Zeit reicht es aus, sie dreimal pro Woche durchzuführen.

Kann das Problem verhindert werden?

Bewegung ist die beste Vorbeugung. Schwimmen und Gymnastik sind sehr gute Übungen für die Schultern – vorausgesetzt, man fängt leicht genug an und steigert die Belastung mit der Zeit. Die Schultern lieben Liegestütze, Hantelstöße, Tennis und Volleyball. Wenn Sie aber schon über 30 Jahre alt sind, sollten Sie nicht mehr anfangen, mit Speeren zu werfen oder Baseball zu spielen, wenn Sie das nicht schon in Ihrer Jugend getan haben.

Worum könnte es sich sonst handeln?

Es kann Geschmackssache sein, ob man Schulterprobleme als Impingement, Tendinitis, Tendinopathie, Bursitis, Periarthritis humeroscapularis (PHS) oder Ruptur bezeichnet. Alle Diagnosen liegen sehr nahe beieinander. Es können auch mehrere Diagnosen gleichzeitig gestellt werden, und es ist nicht immer bekannt, welches das zugrundeliegende Problem war. Allen gemeinsam ist, dass es sich um Erkrankungen des Weichteilgewebes handelt. Alle Beschwerden werden in der Regel auch auf dieselbe Weise behandelt, beispielsweise durch die Untersuchung des Muskelgleichgewichts: Welche Muskeln sind schwach und welche sind angespannt, welche müssen gestärkt und welche gedehnt werden?

Wenn Sie einen Unfall oder eine Verletzung hatten, kann auch eine gerissene Bizepssehne, ein Knochenbruch oder ein luxiertes (verrenktes) Gelenk vorliegen.

Ausrenkung der Schulter (Luxation)

Was ist das und woran erkenne ich eine ausgekugelte Schulter?

Eine Verrenkung der Schulter, eine sogenannte Luxation, kann nicht unbemerkt bleiben. Es gibt zwei Arten: traumatische und habituelle. Bei einer traumatischen Luxation wird das Schultergelenk durch einen Unfall, z. B. einen Sturz, ausgekugelt. Die Auskugelung ist sehr schmerzhaft. Bei einer traumatischen Verrenkung kehrt das Schultergelenk normalerweise nicht in seine ursprüngliche Position zurück. Aus diesem Grund wird die Schulter in der Notaufnahme manuell wieder eingerenkt.

Die habituelle Luxation oder wiederkehrende Verrenkung ist mit einer Überbeweglichkeit verbunden, die ein leichtes Auskugeln des Gelenks ermöglicht. Eine kontinuierliche Verrenkung ist nicht unbedingt schmerzhaft. Sie kann angeboren oder durch exzessiven Sport verursacht worden sein. Bei vielen Schwimmern und Turnern beispielsweise sind die Schultern so beweglich, dass sie sich in alle Richtungen auskugeln können. Das liegt daran, dass die Beweglichkeit der Schulter durch Dehnungsübungen stark verbessert wurde.

Ist es etwas Gefährliches?

Eine ausgekugelte Schulter ist an sich nicht gefährlich. Bei einer traumatischen Verrenkung ist jedoch eine Erstversorgung erforderlich, d. h., der Arzt bringt die Schulter wieder in die richtige Position. In den meisten Fällen bricht bei einer traumatischen Verrenkung der Knorpelring um die äußere Schale der Gelenkfläche, der das Gelenk stützt. Es kann auch ein kleines Loch in der Sehne vorhanden sein. Bei einer dauerhaften Verrenkung kann zwar nichts brechen, die Gelenkkapsel ist aber sehr locker und stützt das Gelenk daher nicht ausreichend.

Im schlimmsten Fall ist die Verrenkung mit einem Knochenbruch verbunden. Dann ist eine genaue Diagnose wichtig.

Wie wird das Problem behandelt?

Im Falle einer traumatischen oder versehentlichen Luxation müssen Sie schnell einen Arzt aufsuchen. Die Schmerzen sind stark und Sie können Ihre obere Extremität überhaupt nicht mehr bewegen, daher ist ganz klar, dass Sie ohne einen Arzt nicht zurechtkommen. Die Erste-Hilfe-Teams in Skigebieten sind mit solchen Fällen bestens vertraut.

Die Genesung nach einer traumatischen Schulterluxation dauert in der Regel 6–12 Wochen. In den ersten zwei Wochen treten Schmerzen auf, anschließend lassen sie nach. Die normale Beweglichkeit der oberen Gliedmaßen wird innerhalb weniger Wochen wiederhergestellt und erfordert in der Regel einige Stunden Physiotherapie. Ihr Physiotherapeut wird Sie beraten, wie stark Sie das Gelenk in der jeweiligen Phase bewegen können und sollten. In den ersten vier bis sechs Wochen sollten Sie vorsichtig sein. Die Bewegung sollte sich innerhalb der Schmerzgrenzen bewegen, Sie sollten z. B. eine Hand zu Hilfe nehmen. Am besten ist es, sich in den ersten Wochen nicht zu viel zu bewegen, geschweige denn zu mobilisieren, denn die Gelenkkapsel hatte noch keine

Zeit, sich zu stabilisieren, und kann wieder verrutschen.

Nach sechs Wochen sollten Sie dann aber anfangen, Sport zu treiben, und nach etwa 8–10 Wochen ist Ihre Beweglichkeit so gut wie wiederhergestellt. Nun folgen Übungen zur Muskelstärkung. Bei jungen, sportlichen Patienten kann eine traumatische Verrenkung durch eine Operation korrigiert werden. Manchmal ganz die Genesung einige Zeit, bis zu einem Jahr, andauern. In manchen Fällen kann sich auch eine Operation lohnen: Ein chirurgischer Eingriff verringert das Risiko einer Verrenkung erheblich. Studien zeigen, dass 5–10% der operierten Patienten ein erneutes Luxationsereignis erleiden, verglichen mit bis zur Hälfte der nicht operierten Patienten.

Bei einer dauerhaften Verrenkung hingegen tritt häufig keinerlei Verbesserung ein, der Zustand verursacht aber nicht unbedingt Probleme. Physiotherapie kann oftmals helfen. Die Physiotherapie bietet Übungen zur Unterstützung des Schultergelenks und zur Verbesserung der Kontrolle und Koordination der Bewegungen von Schulter und Schulterblatt. Bei einer ständig ausgekugelten Schulter kann ein Arzt nicht viel ausrichten. Er kann den Patienten höchstens an einen Physiotherapeuten oder einen Chirurgen überweisen, der beurteilt, ob die Schulter operiert werden muss.

Eine dauerhaft ausgekugelte Schulter wird seltener operiert als eine traumatisch ausgekugelte Schulter. Die Hauptursache für diese Erkrankung ist genetisch bedingt – das heißt, dass die Bänder des Schultergelenks locker sind und sich nach der Operation wahrscheinlich wieder lockern werden. Die Betroffenen neigen zu hypermobilen Gelenken, d. h., ihre Gelenke sind beweglicher als gewöhnlich.

Unabhängig davon, ob es sich um eine traumatische oder habituelle Verrenkung handelt, kann die Schulter in der Regel wieder in einen guten, alltagstauglichen Zustand versetzt werden. Bei harten Wurf- und Schlagsportarten wie Tennis und Volleyball kann es zu Schwierigkeiten kommen. Es hängt sowohl von der Sportart als auch vom Niveau ab, ob Sie zu »härteren« Sportarten zurückkehren können.

Kann das Problem verhindert werden?

Theoretisch beugen eine gute Muskelkraft und starke Muskeln in der Schulter und den Schultermuskeln einer Verrenkung vor. Wenn Sie jedoch unglücklich stürzen und Pech haben, können auch die stärksten Muskeln ein Ausrenken nicht verhindern.

Worum könnte es sich sonst handeln?

Wenn die Schmerzen durch einen Sturz oder einen anderen Unfall verursacht werden, könnte der Oberarmknochen gebrochen sein. Die Diagnose wird durch Bildgebung bestätigt. Der Nacken kann auch eingeklemmt sein, was zu Nervenschäden im Nackenbereich führt. Wenn es einen Schlag auf den Kopf gegeben hat, sollte dies unbedingt untersucht werden. Ein Unfall kann auch zu einer Schultersteife und Schulterstenose führen, oder die Rotatorenmanschette kann gerissen sein. Ein Besuch beim Arzt ist immer eine gute Idee.

Tennisellenbogen (Epikondylitis)

Was ist das und woran erkenne ich einen Tennisellenbogen?

Der Tennisellenbogen ist ein schmerzhafter Bereich an der Außenseite des Ellenbogens. Typischerweise handelt es sich um eine Entzündung der Ansatzstelle der langen Muskeln des Handgelenks und der Finger, die am Oberarmkopf ansetzen.

Meistens wird die Entzündung durch eine plötzliche Überlastung verursacht. Wenn Sie zum Beispiel jahrelang kein Tennis mehr gespielt haben und dann zwei Stunden lang auf dem Platz stehen, können Sie einen Tennisellenbogen bekommen. Die Beschwerde kann jedoch bei jeder Tätigkeit entstehen, bei der die Hand stark beansprucht wird, z. B. auch bei Garten- und Bauarbeiten.

Ist es etwas Gefährliches?

Ein Tennisellenbogen kann sehr schmerzhaft sein, ist aber keineswegs gefährlich. Es handelt sich um eine Entzündung des Sehnenansatzes.

Wie wird das Problem behandelt?

Die Schwierigkeit beim Tennisellenbogen besteht darin, dass die Hand für fast alles im täglichen Leben gebraucht wird. Vom Öffnen einer Tür bis zum Öffnen einer Flasche, vom Händeschütteln bis zum Tragen von Einkaufstüten und Zuknöpfen einer Jacke. Mit einemTennisellenbogen schmerzen all diese Dinge.

Im Anfangsstadium sollte alles vermieden werden, was Schmerzen verursacht. Schienen und Tapes können helfen. In der akuten Phase, wenn Sie es schaffen, Ihren Arm nicht zu benutzen und Ihre obere Extremität nicht zu belasten, kann das Problem in zwei oder drei Wochen verschwinden. Nehmen Sie die Schmerzen ernst, denn ohne Ruhe wird der Tennisellenbogen nicht heilen und der Zustand dauert länger an.

Ihr Arzt kann nur wenig tun, außer entzündungshemmende Medikamente zu verschreiben. Eine entzündungshemmende Creme beispielsweise hilft bei einem Tennisellenbogen direkt. Eine Kortisoninjektion hilft zwar vorübergehend, ist aber auf Dauer keine gute Behandlung. Wenn Sie allerdings zufällig ein Weltklasse-Geiger sind und am nächsten Tag ein wichtiges Konzert haben, ist eine Kortison-Spritze wahrscheinlich die einzige Option.

Wenn die Schmerzen nicht innerhalb von drei bis vier Wochen abklingen, sollten Sie sich an einen Physiotherapeuten wenden. Er kann eine Vielzahl von Massage- und Faszientechniken anwenden. Denn ein Tennisarm kann leicht chronisch, d. h. langwierig werden. In diesem Fall handelt es sich nicht mehr um eine Entzündung, sondern um eine mangelnde Durchblutung. Die Behandlung des akuten und des chronischen Tennisellenbogen ist daher unterschiedlich.

Wenn der Tennisellenbogen prolongiert ist, also länger als drei Monate andauert, ändert sich der Verlauf der Behandlung. Dann müssen Sie beginnen, die Muskeln Ihrer Hand und Ihres Unterarms zu trainieren. Die Behandlung eines langwierigen Tennisellenbogens erfordert Geduld, da sie im schlimmsten Fall bis zu eineinhalb Jahre dauern kann. Physiotherapie beschleunigt die Genesung, aber auch ohne Behandlung ist der Arm in der Regel nach durchschnittlich einem Jahr wieder voll belastbar. Studien zeigen, dass 90 % der Beschwerden spätestens nach einem Jahr verschwunden sind.

Kann das Problem verhindert werden?

Für die Vorbeugung gegen einen Tennisellenbogen gelten dieselben Regeln wie für viele andere Beschwerden: Trainieren Sie und halten Sie Ihren Körper fit: durch Krafttraining, Joggen, Liegestütze. Sorgen Sie dafür, dass verschiedene Körperteile unterschiedliche Reize erhalten. Kaufen Sie kleine Hanteln und heben Sie sie, während Sie fernsehen. Wenn Sie nach jahrelanger Pause etwas Neues mit Ihrem Körper machen, übertrieben Sie es aber nicht gleich, sonst rebelliert er mit Schmerzen.

Worum könnte es sich sonst handeln?

Tritt der Schmerz an der Innenseite des Ellenbogens auf, spricht man von einem Golferellenbogen. Es ist das Gleiche wie ein Tennisellenbogen, nur an einer anderen Stelle. Auch ausstrahlende Schmerzen vom Nacken bis zum Ellenbogen können auftreten. Es kann sich auch um Schmerzen aufgrund von Druck auf die Nervenwurzeln im Nacken handeln.

Karpaltunnelsyndrom (Canalis-carpi-Syndrom)

Was ist das und woran erkenne ich ein Karpaltunnelsyndrom?

Die typischen Symptome des Karpaltunnelsyndroms sind: Daumen, Zeige- und Mittelfinger werden vollständig oder teilweise taub und können sogar gefühllos werden. Typischerweise treten die Symptome gleich morgens beim Aufwachen auf, d.h., die Hand wacht sozusagen etwas später auf als die Person. Das Symptom wird dadurch verursacht, dass der Mittelhandnerv (N. medianus) im Handgelenkstunnel (Karpaltunnel) zwischen den Knochen im Handgelenk und dem Band, das das Handgelenk zusammenhält, eingeklemmt wird.

Der Karpaltunnel kann sich verengen, z.B. während einer Schwangerschaft, wenn sich Flüssigkeit im Körper ansammelt. Die Symptome klingen nach der Geburt ab. Bei Menschen, die bei der Arbeit zupacken müssen, kann der Karpaltunnel auch dadurch verengt werden, dass die Sehnen, die durch den Karpaltunnel verlaufen, verdicken, was zu Druck auf den Nerv führt.

Ist es etwas Gefährliches?

Das Canalis-carpi-Syndrom, wie es medizinisch genannt wird, ist eine häufige Erkrankung. Es ist nicht gefährlich und verschwindet oft von selbst nach ein paar Tagen oder mit Physiotherapie. Es ist jedoch nach wie vor einer der häufigsten Gründe für orthopädische Operationen.

Wie wird das Problem behandelt?

Wenn die Beschwerden nicht innerhalb einiger Wochen von selbst abklingen, lohnt es sich, die betroffene Hand mit Nachtruhe und Physiotherapie zu behandeln. Wenn Sie das Handgelenk während der Nacht gerade halten, können Sie einer Verengung vorbeugen. Mit Physiotherapie kann das Handgelenk mobilisiert werden, um den Raum im Kanal zu vergrößern und dem Nerv mehr Platz zu geben. Sie sollten auch Ihre Hand bewegen und Ihr Handgelenk selbst strecken.

Wenn Ihre Hand und Ihre Finger nur morgens taub sind und die Beschwerden im Laufe des Tages abklingen, können Sie ohne Operation auskommen. Manchmal wird der Zustand jedoch so schlimm, dass die Hand den ganzen Tag über taub bleibt. In diesem Fall ist ein chirurgischer Eingriff erforderlich, um das Problem zu behandeln. Dabei handelt es sich um eine sehr einfache Operation: Das Karpalband über dem Handgelenk wird durchtrennt und der Nerv erhält wieder Platz. Der Eingriff dauert zehn Minuten, und Sie erholen sich innerhalb weniger Tage.

Kann das Problem verhindert werden?

Die beste Vorbeugung besteht darin, das Handgelenk zu bewegen. Menschen, die viel körperliche Arbeit verrichten, wie z.B. Tischler, sollten die Muskeln in ihren Händen und Handgelenken dehnen.

Worum könnte es sich sonst handeln?

Es ist wichtig, das Karpaltunnelsyndrom von zervikalen radikulären Schmerzen zu unterscheiden. Der zervikale radikuläre Schmerz wird durch eine Nervenklemme im Nacken verursacht. In diesem Fall ist auch der Nacken leicht steif und schmerzt.

Sehnenscheidenentzündung (Tenosynovitis/ Tendovaginitis) im Bereich des Handgelenks

Was ist das und woran erkenne ich eine Sehnenscheidenentzündung?

Die langen Sehnen der Fingermuskeln sind im Bereich des Handgelenks von einer Sehnenscheide umgeben. Im Inneren dieser Schutzhülle befindet sich Gelenkflüssigkeit, die sich entzünden kann. Dies geschieht in der Regel, wenn die Finger und das Handgelenk überlastet sind. Es tut weh, die Finger und das Handgelenk zu bewegen, und möglicherweise ist auch die Beweglichkeit des Handgelenks eingeschränkt.

Wenn Sie Ihrer Hand Ruhe gönnen können, ist die Sehnenentzündung in ein oder zwei Wochen vorbei. Oft nehmen Betroffene die Beschwerde aber nicht ernst genug und schonen sich nicht. Es kann einige Wochen dauern, bis dem Zustand mehr Aufmerksamkeit geschenkt wird. Dann ist er unter Umständen bereits chronisch geworden.

Ist es etwas Gefährliches?

Eine Sehnenscheidenentzündung ist nicht gefährlich, kann aber unangenehm sein.

Wie wird das Problem behandelt?

In der akuten Phase erfordert eine Sehnenentzündung etwa eine Woche Ruhe. Entzündungshemmende Medikamente können helfen. Schmerzsalben können ebenfalls helfen, sollten aber nicht zu stark auf die Hand gerieben werden, sonst wird die Sehne nur noch mehr gereizt.

Wenn die Sehnenentzündung nicht verschwindet, sollten Sie einen Hand- oder Physiotherapeuten aufsuchen. Er kann Ihnen helfen, eine für Ihre Hand geeignete Schiene anzufertigen. Auch eine Ultraschalltherapie kann hilfreich sein, sie sollte zwei bis drei Wochen lang täglich durchgeführt werden.

Wenn der Schmerz nachlässt, müssen die Muskeln im Unterarm und in den Fingern gestärkt werden, zum Beispiel durch das Zusammendrücken eines Gummiballs. Hält der Schmerz an, wird er zu einem unangenehmen Begleiter. Ein Arzt könnte Ihnen Kortison injizieren und hoffen, dass es wirkt. Eine Kortisonspritze hilft allerdings nur für kurze Zeit. Um beispielsweise einen wichtigen Arbeitstermin am nächsten Tag zu bewältigen, kann eine Injektion angebracht sein.

Kann das Problem verhindert werden?

Die Beschwerde kann durch ein Training der Muskeln und Sehnen im Bereich des Handgelenks und der Hand verhindert werden. Alltägliche Aktivitäten tragen dazu bei, die Hände fit zu halten.

Worum könnte es sich sonst handeln?

Beim Karpaltunnelsyndrom werden Daumen, Zeige- und Mittelfinger taub. Die Blockierung der kleinen Gelenke des Handgelenks verursacht eine Bewegungseinschränkung, aber kein »Knarren« und keine Ruheschmerzen. Die Arthrose des Daumengrundgelenks (Rhizarthrose) ist in der Daumenbasis lokalisiert und verursacht Schmerzen und Steifheit in diesem Bereich, aber ebenfalls kein Knarren. Liegt beispielsweise eine Verletzung durch einen Sturz vor, ist eine Röntgenaufnahme ratsam, da das Handgelenk gebrochen sein könnte. Ein Sturz kann bei fast jedem eine Fraktur verursachen, besonders aber bei älteren Frauen.

Arthrose im Handgelenk

Was ist das und woran erkenne ich eine Arthrose im Handgelenk?

Arthrose ist eine sehr häufige Erkrankung. Manche Menschen haben eine Arthrose im Handgelenk, meist am Daumengrundgelenk. Je älter man wird, desto häufiger tritt das Problem auf. Denn mit zunehmendem Alter werden die Gelenkflächen spröde, die Gelenkflüssigkeit kann dickflüssiger werden und die Bänder werden schwächer. Der Daumen gerät ein wenig außer Kontrolle.

Die Symptome der Arthrose treten schleichend auf. Die Erkrankung beeinträchtigt die Handbewegungen, und es tut weh, eine Hand zu schütteln, eine Tür zu öffnen oder beispielsweise einen Flaschenverschluss zu drehen. Da die Hand für alltägliche Aufgaben benötigt wird, sind die Schmerzen, die sehr stark sein können, in der Regel jeden Tag spürbar. Eine Arthrose geht in der Regel mit einer Hypermobilität des Daumen- oder Handgelenks einher.

Ist es etwas Gefährliches?

Eine Arthrose im Handgelenk ist zwar unangenehm und schmerzhaft, aber nicht gefährlich. Ist die Arthrose erst einmal da, heilt sie nicht mehr aus. Es stellt sich also die Frage, was man dagegen tun und wie man damit leben kann.

Wie wird das Problem behandelt?

Ihr Arzt wird Ihre Arthrose diagnostizieren und Behandlungsmöglichkeiten mit Ihnen besprechen. Akute Schmerzen können mit Tabletten und entzündungshemmenden Cremes gelindert werden. Medikamente heilen das Problem aber nicht, sie lindern nur die Symptome.

Die primäre Form der Behandlung besteht darin, dass ein Handtherapeut eine individuell angepasste Schiene anfertigt, damit eine Fehlstellung der Hand vermieden wird. Es ist ratsam, die Schiene schnell anzulegen, bevor die Hand zu sehr gereizt wird. Mit etwas Glück wird sich das Gelenk allmählich beruhigen und keine weiteren Probleme verursachen.

Sie können versuchen, die Arthrose im Handgelenk selbst zu behandeln, indem Sie etwas am Daumen ziehen. Dadurch wird das Gelenk von der Belastung befreit und die Gelenkflüssigkeit kann sich normal bewegen. Zusätzlich kann das Daumengrundgelenk mit Sport- oder Kinesiotape unterstützt werden. Ein Manual-, Hand- oder Physiotherapeut berät Sie über die richtige Art und Weise, das Tape anzubringen.

In den schwersten Fällen schmerzt die Hand lange Zeit so sehr, dass es fast unmöglich ist, sie zu benutzen. In diesem Fall kann eine Operation erforderlich sein. Der Handchirurg versteift oder stützt die Bänder um das Gelenk. Das Verfahren hilft oft. Nach der Operation sind Geduld und Therapie gefragt.

Kann das Problem verhindert werden?

Wahrscheinlich nicht. Die Ursachen einer Handgelenksarthrose sind wahrscheinlich meist erblich bedingt. Sie sollten die Beweglichkeit des Handgelenks und des Daumens sowie die Muskelkraft der Hand und der Finger aufrechterhalten, indem Sie zum Beispiel die Hand und die Finger strecken und einen Gummiball drücken. Jüngste Forschungen deuten sogar darauf hin, dass das bakterielle Milieu im Darm mit der Entstehung von Arthrose in Verbindung steht. Man geht davon aus, dass eine ungünstige Bakterienpopulation oder ein ungünstiges Mikrobiom im Darm eine stille Entzündung verursacht, die wiederum Beschwerden und Schmerzen in den Gelenken hervorrufen kann. Dies würde bedeuten, dass eine ballaststoffreiche, pflanzliche und obstreiche Ernährung eine präventive Maßnahme darstellt. Wahrscheinlich wird man in Zukunft mehr darüber sprechen.

Worum könnte es sich sonst handeln?

Bei einem Karpaltunnelsyndrom kommt es zu Taubheitsgefühlen in Daumen, Zeige- und Mittelfinger. Eine Handgelenksarthrose verursacht diese Symptome nicht. Eine Sehnenscheidenentzündung befindet sich knapp oberhalb des Handgelenks. Sie ist durch ein Knarren der Sehne bei der Bewegung des Handgelenks gekennzeichnet. Wenn das Problem durch einen Sturz verursacht wurde, kann das Handgelenk gebrochen sein. Ein Röntgenbild wird dies bestätigen.

Knochenbruch (Fraktur)

Was ist das und woran erkenne ich eine Fraktur?

Ein Knochenbruch ist in der Regel leicht zu erkennen. Die Verletzung wird typischerweise durch einen Unfall verursacht, z. B. durch einen Sturz oder Zusammenstoß. Die Frakturstelle ist in der Regel sehr schmerzhaft und geschwollen. Der Körperteil, in dem sich die Fraktur befindet, kann kein Gewicht halten. Er ist nicht belastbar und kann sich vielleicht nicht einmal viel bewegen.

Ein Knochenbruch wird immer durch Röntgenaufnahmen diagnostiziert. In manchen Fällen kann ein Bruch aber auch unbemerkt bleiben. Das kann passieren, wenn kein wirklicher Unfall vorliegt, sondern Sie zum Beispiel zu viel Sport getrieben haben und ein kleiner Ermüdungsbruch im Knochen aufgetreten ist. Bei einer schweren Osteoporose kann es sogar bei einer einfachen Alltagsbewegung zu einem Knochenbruch kommen.

Ist es etwas Gefährliches?

Ein Knochenbruch kann gefährlich sein, wenn er z. B. im Bereich der Wirbelsäule oder des Halses auftritt. Das kann passieren, wenn Sie sich bei einem Unfall an Kopf, Hals oder Wirbelsäule verletzen. In diesem Fall müssen Sie sich dringend in die Notaufnahme eines Krankenhauses begeben.

Die häufigsten Frakturen betreffen Arm, Handgelenk, Fuß und Knöchel. Bei diesen Körperteilen ist die Verletzung nicht sehr schwerwiegend und der Knochen wird mit einem Gipsverband repariert.

Wie wird das Problem behandelt?

Wenn Sie stürzen oder sich verletzen und Ihr Bein nicht belasten oder die Verletzungsstelle nach dem Unfall nicht bewegen können, sollten Sie einen Arzt aufsuchen. Die meisten Frakturen sind auf einfachen Röntgenbildern zu erkennen. In einigen wenigen Fällen ist eine Computertomographie (CT) oder Magnetresonanztomographie (MRT) erforderlich. Diese werden eingesetzt, wenn die Bruchstelle sehr klein ist, an einer ungewöhnlichen Stelle liegt oder die Verletzung nicht zu heilen beginnt, obwohl auf dem Röntgenbild nichts zu sehen war.

Die meisten Frakturen werden mit einer etwa sechswöchigen Ruhigstellung behandelt. In der Regel wird die Bruchstelle mit einem Gips versorgt, manchmal kann aber auch eine Schiene ausreichen.

Bei einer Fraktur der Wirbelsäule ist ein Korsett erforderlich, um Bewegungen des Rückens zu verhindern. Bei Halsfrakturen wird eine enge Manschette zur Stabilisierung des Bruchs verwendet. Sobald die Bruchstelle eingegipst ist, kann und darf sie nicht mehr bewegt werden. Wenn Ihr Handgelenk eingegipst ist, sollten Sie Ihre Finger, Ellbogen und Schultern jedoch bewegen, um zu verhindern, dass sich diese versteifen.

Nachdem der Gips abgenommen wurde, können Sie beginnen, die Verletzungsstelle nach und nach zu bewegen. Die Mobilität kehrt in der Regel innerhalb von ein paar Tagen zurück. Je länger die Zwangspause dauert, desto wahrscheinlicher ist es, dass ein Therapeut benötigt wird, um die Mobilität und Kraft des verletzten Körperteils wiederherzustellen. Wenn die Knochen sich dort befinden, wo sie sein sollen, und keine Operation erforderlich ist, heilt die Fraktur in der Regel innerhalb von sechs Wochen. Sind die Knochen hingegen verschoben und die Bruchstelle muss mit Schrauben und Metallplatten repariert werden, dauert die Genesung länger. In diesen Fällen wird der Chirurg eine weitere Behandlung anordnen, die Wochen bis Monate dauern kann.

Kann das Problem verhindert werden?

Wahrscheinlich nicht, denn niemand verletzt sich absichtlich. Das Wichtigste ist, dass Sie sich fit halten. Wenn Ihre Muskulatur, Ihre Reaktionsfähigkeit und Ihr Gleichgewicht in Ordnung sind, ist das Verletzungsrisiko geringer.

Vor allem Senioren sind besonders gefährdet, sich bei Stürzen auf glatten Straßen Knochenbrüche zuzuziehen. Gerade für sie ist es sehr wichtig, auf ihr Gleichgewicht, ihren Muskeltonus und ihre Reaktionsfähigkeit zu achten. Das Gleichgewicht kann geübt werden, indem man zwei- bis dreimal am Tag jeweils eine halbe Minute auf einem Bein steht.

Worum könnte es sich sonst handeln?

Ein Bruch ist immer die Folge einer offensichtlichen Verletzung, wohingegen ein Muskel oder eine Sehne z. B. durch Überlastung schmerzen können. Da eine Fraktur als Folge einer Verletzung auftritt, kann sie auch zu Problemen in anderen Geweben führen, insbesondere zu Schmerzen in den Weichteilen, also in Muskeln und Sehnen. In diesem Fall schwillt die Verletzungsstelle an und es bildet sich ein Bluterguss.

Chronische Schmerzen

Was ist das und woran erkenne ich chronischen Schmerz?

Chronische Schmerzen sind anhaltende Schmerzen, die deutlich länger andauern als die normale Erholung von einer Verletzung oder einem Symptom. Schmerz ist chronisch, wenn er länger als drei Monate oder länger, als es die normale Heilung des Gewebes erfordern würde, anhält. Länger anhaltende Schmerzen, die sich nicht allein durch Gewebebefunde erklären lassen, werden als chronische Schmerzen bezeichnet.

Jedes Problem des Bewegungsapparats kann zu langanhaltenden chronischen Schmerzen führen. Beispielsweise sind etwa 10 % der Rückenschmerzen langanhaltend und chronisch.

Ist es etwas Gefährliches?

Chronische Schmerzen sind an sich nicht gefährlich, aber sie führen in der Regel zu erheblichen Einschränkungen im alltäglichen Leben und manchmal sogar zu Arbeitsunfähigkeit. Bei den meisten Menschen, die unter chronischen Schmerzen leiden, hält der Schmerz schon seit Jahren an. Je länger die Schmerzen schon bestehen, desto schlechter ist die Prognose. Jüngste Forschung bringt jedoch Licht ins Dunkel, da die Faktoren, die mit chronischen Schmerzen in Verbindung stehen, in den letzten Jahren besser verstanden worden sind.

Wie wird das Problem behandelt?

Jemand mit chronischen Schmerzen war wahrscheinlich schon bei vielen verschiedenen Ärzten. In der Regel stellen verschiedene Ärzte unterschiedliche Diagnosen und Erklärungen. Dies führt häufig zu Unsicherheit, Ungewissheit und Angst. Die Menschen haben oftmals das Gefühl, dass niemand sie versteht oder weiß, wie man ihnen helfen kann. Im schlimmsten Fall führt die Angst zu Katastrophisierung – man befürchtet das Schlimmste, die Schmerzen scheinen immer schlimmer zu werden und man ist ohne Hoffnung. Chronische Schmerzen lassen sich am besten mit einem multidisziplinären Ansatz – durch ein Team aus einem Arzt (vorzugsweise ein Schmerzspezialist), einem Psychologen, einem Physiotherapeuten und einem Ergotherapeuten behandeln.

Gegen chronische Schmerzen gibt es kein Patentrezept, die Behandlung muss auf den Einzelnen zugeschnitten sein. Körperliche Bewegung, das Erlernen von Bewältigungsstrategien und psychologische Unterstützung sind wichtige Elemente der Behandlung. Die Rolle der Medikamente ist erstaunlich gering. Medikamente helfen etwa nur 30–50 % der Patienten mit chronischen Schmerzen, und viele dieser Patienten leiden zusätzlich unter den Nebenwirkungen der Medikamente.

Was können Sie selbst gegen das Problem tun?

Das Wichtigste ist, dass Sie versuchen, die Schmerzen selbst in den Griff zu bekommen. Es lohnt sich, nach Möglichkeiten zur Erleichterung der Situation zu suchen – vor allem nach nichtmedikamentösen. Die eigene Einstellung und die eigene Fähigkeit, mit Schmerzen umzugehen, bestimmen maßgeblich, wer das Schmerzproblem bewältigt und wer nicht. Wenn Sie daran glauben, dass sich die Situation eines Tages bessern wird, werden Sie sich selbst helfen, mit dem Schmerz fertigzuwerden. Es lohnt sich, den Schmerz herauszufordern.

Wenn Ärzte und Therapeuten festgestellt haben, dass es keine gefährliche gewebebedingte Ursache für die Schmerzen gibt, können z. B. körperliche Aktivität und Sport die Schmerzen nicht weiter verschlimmern. Beginnen Sie jedoch langsam mit dem Training und strengen Sie sich nicht zu sehr an.

Kann das Problem vermieden werden?

Wenn wir wüssten, wie wir chronischen Schmerzen vorbeugen könnten, dann wäre das ganze Problem nicht so groß, wie es ist. Laut verschiedenen Berichten leidet etwa jeder Fünfte im erwerbsfähigen Alter an chronischen Schmerzen.

Wir wissen jedoch etwas: Wenn der Schmerz zum ersten Mal auftritt, sollte er schnell unter Kontrolle gebracht werden, zum Beispiel innerhalb der ersten sechs Wochen. Wenn die Schmerzen und Beschwerden in den ersten vier Wochen überhaupt nicht abklingen, sollten Sie sich in fachübergreifende Behandlung begeben. Spezialisierte Schmerzärzte und Therapeuten für chronische Schmerzen sind eine gute Anlaufstelle. Ein aktives und selbständiges Leben, eine positive Einstellung und Vertrauen in die eigene Genesung sind die wichtigsten Faktoren dafür, um anhaltenden Schmerzen vorzubeugen.

Das Problem ist oft, dass niemand im Voraus wissen kann, wer an chronischen Schmerzen leiden wird. Chronische Schmerzen stehen beispielsweise nicht im Zusammenhang mit dem Ausmaß einer Verletzung oder der Schwierigkeit der Operation. Manchmal können schon kleine Probleme wie ein Hexenschuss, ein gebrochenes Handgelenk oder ein verstauchter Knöchel zu chronischen Schmerzen führen.

Wenn Sie eine akute Verletzung haben oder eine Operation bevorsteht, sollten Sie sich bei Ihrem Arzt oder Therapeuten erkundigen, wie die normale Heilungsprognose aussieht und was Sie in der Akutphase selbst tun können. Vor einer Operation ist es außerdem ratsam, sich körperlich und geistig zu schonen. Es gibt Hinweise darauf, dass die Einnahme von Vitamin C bei akuten Verletzungen und nach Operationen das Risiko der Entwicklung einer chronischen Erkrankung verringern kann.

Worum könnte es sich sonst handeln?

Typische chronische Schmerzzustände sind Fibromyalgie, CRPS (Complex Regional Pain Syndrome, komplexes regionales Schmerzsyndrom) und anhaltende Rückenschmerzen. Es ist wichtig festzustellen, ob eine Grunderkrankung wie Morbus Bechterew oder eine andere systemische entzündliche Erkrankung vorliegt.

Manche Verletzungen und Probleme brauchen lange, um zu heilen, wie z. B. schwere Brüche der Schulter oder des Oberschenkels. In diesen Fällen handelt es sich nicht um chronische Schmerzen. Die Heilung eines ausgekugelten Gelenks, eines Tennisarms oder einer Schultersteife kann bis zu anderthalb Jahre dauern, aber mit der Zeit und etwas Übung verbessert sich der Zustand.

Arthrose der Hüfte

Was ist das und woran erkenne ich eine Hüftarthrose?

Die Arthrose des Hüftgelenks ist eine der häufigsten orthopädischen Erkrankungen. Die Symptome treten typischerweise um das 60. Lebensjahr herum auf. Eine Hüftarthrose entwickelt sich allmählich im Laufe einiger Jahre. Das Leiden erkennt man daran, dass die Hüfte allmählich steifer wird und beispielsweise das Sockenanziehen schwieriger wird, weil sich die Hüfte nicht genug bewegt.

Typische Symptome einer Hüftabnutzung sind sogenannte »Anlaufschmerzen«, also Schmerzen zu Beginn der Bewegung, vor allem nach längerem Sitzen oder morgens nach dem Aufstehen. Oftmals tritt auch leichtes Hinken oder Humpeln beim Gehen auf.

Eine Hüftarthrose wird nicht besser, sondern mit der Zeit eher schlechter. Durch Therapie, Krafttraining und eine verbesserte Hüftbeweglichkeit lässt sich jedoch der Verlauf verlangsamen und vor allem die Beschwerden mildern.

Wenn sich der Zustand nicht innerhalb von ein bis zwei Jahren bessert, muss ein künstliches Hüftgelenk eingesetzt werden. Die Hüftoperation ist eine der häufigsten Operationen bei Senioren. Die Arthrose verursacht aber nicht unbedingt immer Schmerzen. Wird das verschlissene Gelenk jedoch überlastet, kann es zu Entzündungen kommen. Dann ist der Schmerz in Bewegung und eventuell auch nachts zu spüren.

Ist es etwas Gefährliches?

Eine Hüftarthrose ist nicht gefährlich, aber ein unangenehmes und störendes Leiden.

Wie wird das Problem behandelt?

Die Diagnose und Erkennung einer Arthrose ist für jeden Arzt und Therapeuten einfach. Wenn eine Person über 55 Jahre eine steife und vielleicht schmerzhafte Hüfte hat, ist die Diagnose eindeutig. Sie wird durch eine Röntgenaufnahme bestätigt.

Bei fast allen Menschen über 50 Jahren lassen sich auf Röntgenbildern Abnutzungserscheinungen erkennen, unabhängig davon, ob die Hüfte steif ist oder nicht. Wenn Sie das Gefühl haben, dass etwas mit Ihrem Hüftgelenk nicht stimmt, sollten Sie einen Arzt aufsuchen. Vor einer Operation lohnt es sich aber, andere Möglichkeiten auszuprobieren. Ein Therapeut kann die Gelenke mobilisieren und die Gelenkflächen der Hüfte auseinanderziehen. Letzteres verbessert die Verteilung der Gelenkflüssigkeit im Gelenk und kann in den frühen Stadien des Verschleißes sehr hilfreich sein. Die Hüftmuskulatur sollte nach den Anweisungen des Therapeuten gekräftigt und gedehnt werden. Auch andere Muskeln sollten gestärkt werden, nämlich die vordere und hintere Oberschenkelmuskulatur, die Gesäßmuskeln sowie die Bauch- und Rückenmuskeln. Radfahren oder Strampeln auf dem Heimtrainer sind eine gute Grundübung für alle, die unter Hüftverschleiß leiden.

Wenn sich die Symptome trotz Training und Therapie in einigen Jahren nicht bessern, ist eine Hüftoperation oft der nächste Schritt.

Die Operation ist in der Regel sehr effektiv: Die Schmerzen verschwinden sofort und die Gehfähigkeit wird schnell wiederhergestellt. In der Regel können Sie nach 4–6 Wochen wieder normal und schmerzfrei gehen.

Auch nach der Operation sind Bewegung und Gymnastik erforderlich. Ein Therapeut zeigt Ihnen die notwendigen Übungen. Heutige Hüftprothesen halten bis zu 20 Jahre und müssen unter Umständen nur einmal ausgetauscht werden. Von einer Operation vor dem Rentenalter ist deshalb abzuraten.

Kann das Problem verhindert werden?

Es ist schwer zu sagen, ob einer Hüftarthrose vorgebeugt werden kann. Ein Großteil der Arthrose ist wahrscheinlich auf Vererbung zurückzuführen. Aber auch eine Fehlstellung der Hüfte bei der Geburt, jahrelanges Fußballspielen oder Verletzungen in der Jugend können ebenfalls zu Verschleißerscheinungen führen.

Der beste Weg, einem Hüftverschleiß vorzubeugen, besteht darin, die Hüfte auf vielfältige Weise zu benutzen. Walken, Laufen, Radfahren, Wandern und Skifahren sind gute Beispiele für Bewegung. Es lohnt sich auch, auf die Muskelkraft und Beweglichkeit der Hüftmuskulatur zu achten.

Worum könnte es sich sonst handeln?

In sehr seltenen Fällen kann es sich um eine Hüftkopfnekrose (oder Femurkopfnekrose/absterbender Hüftkopf) handeln. In diesem Fall entwickeln sich die Schmerzen innerhalb von nur zwei oder drei Wochen und werden so stark, dass das Gehen schwerfällt oder sogar eine Krücke erforderlich ist.

Selbst eine kleine Hüftfraktur kann Schmerzen verursachen, die denen einer Arthrose ähneln. Dies wird in der Regel durch eine Verletzung, einen Unfall oder eine übermäßige Anstrengung wie einen Marathonlauf verursacht. Wenn die Schmerzen beispielsweise durch einen Sturz verursacht wurden, kann durch eine bildgebende Untersuchung festgestellt werden, ob es sich um eine Fraktur handelt. Schmerzen an Muskelansatzpunkten können ebenfalls einer Abnutzung ähneln, treten aber auch bei jungen Menschen auf. Junge Menschen haben jedoch keine Arthrose.

Engpass-Syndrom der Hüfte (Hüftimpingement)

Was ist das und woran erkenne ich ein Hüftimpingement?

Bei einem Hüftimpingement schmerzt die Hüfte und bestimmte Bewegungen, wie z. B. die Hüftbeugung, sind beschwerlich. Die Schmerzen treten hauptsächlich in der Leiste an der Vorderseite der Hüfte auf. Die Schmerzen sind jedoch nicht allzu stark, sodass Sie gehen, sich anziehen und alltäglichen Tätigkeiten nachgehen können.

Obwohl das Impingement strukturell bedingt ist, treten die Schmerzen typischerweise auf, wenn die Weichteile – die Sehnenansatzpunkte und die Gelenkkapsel – gereizt werden. In der akuten Phase handelt es sich meist um eine kleine Entzündung des Gewebes, das das Gelenk umgibt. Sobald die Entzündung abgeklungen ist, sind die Schmerzen längst nicht mehr so stark. Das Wichtigste ist die Korrektur des Muskelgleichgewichts.

Die Diagnose wird durch Bildgebung der Hüfte gestellt. Röntgenaufnahmen zeigen, ob entweder der Oberschenkelhals verdickt ist oder die Ränder der Hüftpfanne (Beckengelenk) höher als üblich sind. Beide Befunde führen zu einer Hüfteinengung, die sich durch Bewegungseinschränkung und Schmerzen (meist in der Leiste) bemerkbar macht. Das Hüftimpingement ist eine sehr häufige Erkrankung, insbesondere bei jungen Sportlern, die hüftbelastende Sportarten wie Tanzen, Eishockey und Karate ausüben.

Ist es etwas Gefährliches?

Das Hüftimpingement ist eine harmlose Erkrankung. Es handelt sich um eine Modediagnose der letzten Jahre, da sie heute viel häufiger vorkommt als in der Vergangenheit. Dies ist wahrscheinlich darauf zurückzuführen, dass sich die bildgebenden Verfahren verbessert haben und mehr Bildgebungen durchgeführt werden. Das Hüftimpingement hat es sicherlich schon immer gegeben, aber in der Vergangenheit wurde es eher als muskuläres Problem angesehen.

Studien haben gezeigt, dass der Befund bei Hockeyspielern, Balletttänzern und Rugbyspielern sehr häufig auftritt. Bildgebende Befunde stehen jedoch nur in geringem Zusammenhang mit den Beschwerden der Patienten. Das bedeutet, dass viele Menschen mit Hüftproblemen keinen bildgebenden Befund haben und andererseits viele Menschen ohne Beschwerden einen bildgebenden Befund haben.

Wie wird das Problem behandelt?

In der akuten Phase können entzündliche Schmerzen mit Medikamenten behandelt werden. Es kann sein, dass die Schmerzen mit der Zeit von selbst verschwinden; wenn sie aber innerhalb eines Monats nicht abklingen, sollten Sie eine Physiotherapie beginnen, da die Beschwerden ohne Hilfe wohl nicht besser werden.

Mit Hilfe eines Physiotherapeuten oder Osteopathen lassen sich die meisten Fälle innerhalb weniger Wochen gut in den Griff bekommen. Die Hüfte kann zunächst mit Manueller Therapie behandelt und mobilisiert werden. Nach der Behandlung der akuten Schmerzen durch Massage und Sehnen- und Muskelbehandlung kann mit dem Muskeltraining begonnen werden.

Menschen mit Hüftimpingement haben oft verkürzte Oberschenkelmuskeln und schwache Gesäßmuskeln und Hüftbeuger. (Betroffene haben häufig verspannte Hüftbeugemuskeln sowie schwache Gesäßmuskeln und Hüftstrecker [Gluteus].) Die Hüftstrecker können angespannt sein, während der Beckenboden und die tiefen Bauchmuskeln schwach sein können. Die Behandlung eines Hüftimpingements erfolgt durch Kräftigung der Hüftmuskulatur, Verbesserung des Muskelgleichgewichts und Dehnung der verkürzten Muskeln.

Wenn der Zustand über Monate hinweg anhält, kann die Diagnose durch eine Bildgebung der Hüfte bestätigt werden. Tritt keine Linderung der Symptome ein, kann die Hüfte gegebenenfalls operiert werden. Ein orthopädischer Chirurg wird das strukturelle Problem in der Hüfte korrigieren. Die Operation erfolgt minimalinvasiv und man erholt sich schnell davon. Eine Operation ist jedoch nur in seltenen Fällen notwendig.

Kann das Problem verhindert werden?

Hüftprobleme können durch die Aufrechterhaltung des muskulären Gleichgewichts verhindert werden. Bei Sportarten, die die Hüfte stark beanspruchen – wie Hockey, Eislaufen, Tanzen oder Fußball –, ist es wichtig, die Gesäßmuskulatur, insbesondere die Hüftbeuger, stark zu halten. Die Hüftbeuger müssen gedehnt und die tiefen Muskeln des Beckenbodens und des Bauches gestärkt werden. Wenn Sie zu hart trainieren und zu wenig auf den Erhalt der Muskeln achten, können Sie Hüftschmerzen bekommen.

Worum könnte es sich sonst handeln?

Bei Menschen über 50 kann es sich bereits um Hüftverschleiß handeln. Wenn der Hüftschmerz relativ plötzlich auftritt, handelt es sich wahrscheinlich um muskel- oder sehnenbedingte Beschwerden. Es kann auch zu ausstrahlenden Schmerzen im Rücken und im Iliosakralgelenk kommen, ähnlich wie bei einem Hüftimpingement. Die Diagnose dieser Erkrankung kann dadurch erschwert werden, dass das Röntgenbild Veränderungen an der Hüfte zeigt. In diesem Fall kann der Zustand fälschlicherweise auf ein Hüftimpingement zurückgeführt werden.

Sehnenverletzung der Hüfte (Tendinopathie)

Was ist das und woran erkenne ich eine Sehnenerkrankung?

Eine Hüftsehnenentzündung ist eine häufige Erkrankung, die mit zunehmendem Alter häufiger auftritt. Die Tendinopathie unterscheidet sich von der Arthrose dadurch, dass die Bewegung der Hüfte an sich nicht eingeschränkt ist, der äußere Hüftrand aber sehr schmerzhaft ist. Der Schmerz ist in der Seite der Hüfte lokalisiert. Das Gehen ist schmerzhaft, das Laufen fällt schwer und selbst in Ruhe sind Schmerzen zu spüren. Auch das Liegen auf der Seite ist oft schwierig.

Bei jungen, sportlichen Menschen wird eine Hüfttendinopathie in der Regel durch Überlastung verursacht. Bei älteren Menschen besteht das Problem in einer geschwächten Hüftmuskulatur. Die Sehne wird überlastet, weil sie schwach und dünn ist.

Im Anfangsstadium handelt es sich um eine Entzündung des Sehenansatzes, die als Tendinitis bezeichnet wird. Die Erkrankung kann jedoch so weit fortschreiten, dass die Sehne zwar nicht mehr entzündet ist, weiterhin bei Bewegung aber Schmerzen auftreten. Dies wird dann als Tendinopathie bezeichnet. Bei einer Tendinopathie ist die Ursache eher eine schlechte Durchblutung, eine schwache Gesäßmuskulatur und eine dünne Sehne. Die Sehne muss schrittweise durch Training gestärkt werden.

Sehnenerkrankungen sind oft langwierig und brauchen Wochen oder sogar Monate, um zu heilen. Der Schmerz wird vergehen, aber es braucht viel Geduld.

Ist es etwas Gefährliches?

Tendinopathien sind nicht gefährlich. Sie sind jedoch unangenehm und beeinträchtigen den Alltag in der Regel erheblich.

Wie wird das Problem behandelt?

Akute Schmerzen werden mit Ruhe behandelt, daher sollten Sie Bewegungen vermeiden, bei denen Sie die größten Schmerzen verspüren. Bei akuten, starken Schmerzen kann Ihr Arzt ein entzündungshemmendes Medikament verschreiben. Eine entzündungshemmende Creme ist ebenfalls eine gute Behandlung. Sie sollte vor dem Schlafengehen auf die Hüfte aufgetragen werden.

In schlimmeren Fällen sind Kortisoninjektionen erforderlich. Röntgenaufnahmen oder MRTs sind nicht erforderlich, da das Problem Weichteile betrifft. Wenn die Beschwerden durch Ruhe und Medikamente nicht innerhalb von drei Wochen gelindert werden, ist ein aktives Hüfttraining erforderlich. Ein Physiotherapeut kann Ihnen raten, was zu tun ist. Das Problem wird häufig durch schwache Gesäßmuskulatur und dünne Sehnen in der Hüfte verursacht. Bei Frauen über 70 können die Sehnen so schwach werden, dass sie reißen. Aber auch gerissene Sehnen heilen und vernarben.

Kann das Problem verhindert werden?

Die beste Vorbeugung ist, die Gesäßmuskulatur in Form zu halten. Die Gesäßmuskeln sind bei den meisten Menschen schwach. Kniebeugen, Treppensteigen, Crosstrainer, Walken und Hüftmuskelkräftigung sind effektive Übungen. Es lohnt sich, den Rücken und die Seiten der Hüfte schon in jüngeren

Jahren zu stärken, und nicht erst, wenn das Problem bereits besteht. Eine gute Übung ist es, sich im Vierfüßlerstand auf den Boden zu begeben oder sich in Bauchlage auf den Boden zu legen und die Beine abwechselnd anzuheben. Auch in der Seitenlage ist es wirksam, das obere Bein hochzuheben.

Worum könnte es sich sonst handeln?

Handelt es sich um einen Hüftarthrose, so ist die Beweglichkeit der Hüfte stark eingeschränkt. Es gibt keinen Ruheschmerz in der Hüfte, und man kann den Schmerz nicht durch Berührung finden. Ein Hüftimpingement verursacht Schmerzen in der Leiste und nicht an der Außenseite der Hüfte.
Es kann auch zu ausstrahlenden Schmerzen vom Rücken bis zum äußeren Rand der Hüfte kommen. In diesem Fall sind die Sehnen bei Berührung nicht schmerzhaft.

Arthrose des Knies

Was ist das und woran erkenne ich eine Kniearthrose?

Ein abnutzungsbedingter Knieverschleiß bzw. Eine Kniearthrose ist eine häufige Erkrankung. Die Symptome treten in der Regel nach dem 60. Lebensjahr auf. Die Arthrose ist an der Versteifung des Kniegelenks zu erkennen. In die Knie oder in die Hocke zu gehen fällt schwer, weil sich das Knie nicht ausreichend bewegt. Ein Röntgenbild bestätigt den Befund. Wenn das Röntgenbild zwar Anzeichen einer Arthrose aufzeigt, aber keine Symptome vorliegen, sollte der Befund nicht ignoriert werden.

Zu den typischen Symptomen gehören sogenannte »Anlaufschmerzen«, also Schmerzen zu Beginn der Bewegung, vor allem nach längerem Sitzen oder morgens nach dem Aufstehen. Das Gehen wird mühsam, und das Knie kann auch beim Gehen schmerzen.

Ist es etwas Gefährliches?

Arthrose im Knie ist an sich keine gefährliche Erkrankung, sondern nur ärgerlicher Begleiter im Alltag. Das Harken im Garten fällt schwer und man hat Schwierigkeiten beim Aufräumen und Treppensteigen.

Wie wird das Problem behandelt?

Jeder Arzt und Therapeut ist in der Lage, eine Arthrose des Knies zu erkennen. Wenn die Schmerzen stark sind und Sie auch in Ruhe beeinträchtigen, kann eine medizinische Behandlung hilfreich sein.

Arthrose kann nicht geheilt werden, aber sie kann, vor allem im Anfangsstadium, mit Physiotherapie, Krafttraining und Verbesserung der Beweglichkeit behandelt werden. In den meisten Fällen kann die Erkrankung durch regelmäßiges Training gelindert werden, das bedeutet, dass Sie über mehrere Monate hinweg zwei- bis dreimal pro Woche trainieren sollten. Krafttraining zum Beispiel führt zu guten Ergebnissen. Beim Training werden die Muskeln um das Knie und die Muskeln der Hüften und des Beckens gestärkt. Das Treten in die Pedale eines Fahrrads oder Heimtrainers ist ebenfalls eine sehr gute Übung und es lohnt sich, jeden Tag auf dem Fahrrad zu sitzen. Außerdem sollte das Knie mobilisiert und gedehnt werden, um die Beweglichkeit zu verbessern. Das alles kann gerade in der Anfangsphase sehr hilfreich sein.

Die Intensität des Trainings sollten Sie stets überwachen. Wenn das Knie beim Gehen oder Trainieren anschwillt, ist die Belastung zu hoch und sollte reduziert werden. Schwellungen können mit Hausmitteln wie Wickeln behandelt werden. Wenn die Schmerzen nach ein bis zwei Jahren immer noch anhalten, sollte eine prothetische Operation in Betracht gezogen werden. Sie ist ein fast so häufiger Eingriff wie eine Hüftoperation.

Kann das Problem verhindert werden?

Wahrscheinlich ist die Entstehung einer Arthrose zu einem großen Teil auf Vererbung zurückzuführen. Schwere Verletzungen und frühere Operationen scheinen die Entwicklung von Arthrose zu begünstigen. Die beste Vorbeugung ist Bewegung: Walken, Laufen und Radfahren. Die Knie sollten auf vielfältige Weise beansprucht werden, und Muskelkraft und Beweglichkeit sollten erhalten bleiben.

Worum könnte es sich sonst handeln?

Junge Menschen leiden nicht unter Arthrose. Wenn ein junger Mensch Knieschmerzen hat, sind diese wahrscheinlich auf Muskeln oder Sehnen zurückzuführen. Auch die Kniescheibe kann schmerzhaft sein. Wenn das Knie blockiert, könnte es sich um ein Problem mit der Synovialmembran handeln. Muskel- und Sehnenansätze können zum Beispiel durch Sport schmerzhaft sein. In diesem Fall sprechen wir vom Läuferknie, das heißt, der Schmerz ist etwas unterhalb des Knies an der Außenseite des Oberschenkels. Das Springerknie hingegen verursacht Schmerzen an der Vorderseite des Knies und am Unterrand der Kniescheibe an der Sehnenansatzstelle.

Knieprobleme (Tendinopathie)

Was ist das und woran erkenne ich Kniesehnenprobleme?

Sehnenprobleme im Knie sind häufig. Ein Sehnenproblem lässt sich durch Schmerzen in der Knievorderseite um die Kniescheibe herum erkennen.

Der Schmerz ist recht oberflächlich und kann durch Berührung der Schmerzstelle ausgelöst werden. Treppensteigen beispielsweise kann aufgrund der Schmerzen fast unmöglich sein. Der kleine entzündliche Zustand der Sehnenansatzstelle entsteht durch Überlastung. Dies kann durch plötzliche Überanstrengung oder z. B. durch das Gehen in neuen, schweren Schuhen verursacht werden. Bei Menschen, die Sport treiben, kann es zu einem Läuferknie oder einem Springerknie kommen. Bei einem Läuferknie befinden sich die Schmerzen unterhalb des Knies am äußeren Oberschenkel. Das Springerknie hingegen verursacht Schmerzen vorn am Knie unterhalb der Kniescheibe, wo die Sehne ansetzt.

Ist es etwas Gefährliches?

Es handelt sich um ein Weichteilproblem, es ist also nichts im Knie gebrochen. Die Schmerzen und Beschwerden können trotzdem sehr unangenehm sein.

Wie wird das Problem behandelt?

Eine akute Entzündung kann innerhalb von etwa einer Woche unter Kontrolle gebracht werden. Dazu muss alles vermieden werden, was Schmerzen verursacht. Treppengehen und Sport sollten vermieden werden, und die Schuhe sollten gewechselt werden, wenn sie die die Ursache für die Beschwerden waren.

Der Schmerz sollte schnell behandelt werden, damit er nicht chronisch und langanhaltend wird. Auf meiner Reise nach China schmerzten meine Kniesehnen vom vielen Gehen in schweren Winterschuhen. Tigerbalsam half gegen die Schmerzen.

Auch entzündungshemmende Medikamente helfen gegen die Schmerzen. Ein Arzt ist in der Regel nicht erforderlich, aber Kinesiologie und Massagen durch einen Physiotherapeuten können sehr hilfreich sein. Der Physiotherapeut dehnt auch die Muskeln des Oberschenkels und prüft die Ausrichtung der Beinachse. Sind beispielsweise die Hüftbeuger schwach, kann der Therapeut Ihnen spezielle Übungen für sie geben. Das Wichtigste ist, sich zu entspannen, auszuruhen und daran zu denken, dass das Problem vorübergehen wird.

Kann das Problem verhindert werden?

Die beste Vorbeugung ist es, die Muskeln in den Beinen und vor allem im Kniebereich stark zu halten. Sie sollten aber nie übertreiben: Wenn Ihre letzte Wanderung zehn Jahre zurückliegt, sollten Sie rechtzeitig mit dem Training für eine 25-Kilometer-Wanderung mit einem schweren Rucksack beginnen. Wenn Sie untrainiert sind, sollten Sie sich nicht auf eine lange Wanderung begeben.

Auch bei der Wahl der Laufschuhe sollten Sie vorsichtig sein. Liegt eine deutliche Überpronation vor, d. h., der Fuß dreht sich beim Auftreten zu stark nach innen, benötigen Sie stabilere Laufschuhe. Gute Sportgeschäfte sind sich des Problems durchaus bewusst. Gegebenenfalls können auch unterstützende Einlagen erforderlich sein. Diese werden am besten von einem Orthopädietechniker oder Physiotherapeuten angefertigt, der in der Herstellung von Einlagen geschult ist.

Worum könnte es sich sonst handeln?

Schmerzen an der Vorderseite des Knies können durch eine leichte Fehlstellung der Kniescheibe oder ein Problem mit der Gelenkkapsel verursacht werden. Wenn es sich um ein Problem mit dem Gelenk handelt, kann der Schmerz nicht durch Fingerdruck ausgelöst werden. Wenn die Schmerzen durch eine Verletzung, z. B. einen Sturz, verursacht werden, kann es zu einem Bänderriss im Knie kommen. Bei Menschen über 45 Jahren können auch Veränderungen der Abnutzung des Knies, d. h. das Auftreten von Arthrose, Schmerzen im vorderen Kniebereich verursachen. Manchmal können Knieschmerzen mehrere Diagnosen haben, die alle falsch sind. Ein qualifizierter Physiotherapeut kann feststellen, wo das Problem liegt.

Kreuzbandverletzung (Kreuzbandriss)

Was ist das und woran erkenne ich eine Kreuzbandverletzung?

Die vorderen und hinteren Kreuzbänder sind wichtige Stützen des Kniegelenks. Kreuzbandverletzungen sind eine der häufigsten Sportverletzungen. Sie können durch ein Tackling auf einem Fußballplatz oder einen Sturz auf der Skipiste entstehen. Typischerweise wird das Knie durch den Unfall sowohl verdreht als auch zur Seite gebeugt. Das Knie schmerzt unmittelbar nach dem Unfall und schwillt meist stark an. Eine Verletzung des vorderen Kreuzbandes ist achtmal häufiger als eine Verletzung des hinteren.

Ist es etwas Gefährliches?

Eine Kreuzbandverletzung ist an sich nicht gefährlich, kann aber ein schwerwiegendes Problem beim Sport verursachen. Fast alle Menschen erholen sich ohne Operation schnell, sodass die üblichen Aufgaben des Tages leicht erledigt werden können. Die Genesung und Rehabilitation nach einer Operation dauern etwa ein Jahr. Nur etwa die Hälfte der Profisportler in kniebelastenden Sportarten (Skifahren, Fußball) sind nach einer Kreuzbandverletzung wieder in der Lage, ihre Höchstleistung zu erbringen, unabhängig davon, ob sie operiert werden oder nicht.

Wie wird das Problem behandelt?

Eine Kreuzbandverletzung erfordert einen Arztbesuch. Die Verletzung ist durch eine klinische Untersuchung leicht zu diagnostizieren. In der Regel wird die Diagnose einer Kreuzbandverletzung durch eine Mangnetresonanztomografie gesichert.

In der akuten Phase wird eine Schiene angelegt, um das Knie zu stützen. Gegen die Schmerzen kann ein entzündungshemmendes Medikament eingenommen werden. Das Knie wird einige Tage bis Wochen lang geschwollen sein, aber Sie sollten es so viel bewegen, wie es die Schmerzen zulassen. Auch die Oberschenkelmuskulatur sollten durch Anspannen aktiviert werden. Mit der Physiotherapie sollte innerhalb von 1–2 Wochen begonnen werden. In der Therapie geht es in zunächst darum, die Schwellung zu beseitigen. Solange das Knie geschwollen ist, sollte es nicht belastet werden, und es sollten Krücken verwendet werden. Sobald die Schwellung abgeklungen ist, wird die Beweglichkeit des Knies wiederhergestellt. Dies dauert in der Regel etwa 2–4 Wochen.

Sobald die Schwellung vollständig abgeklungen ist und die Beweglichkeit (vor allem in Streckrichtung) wieder normal ist, können Sie damit beginnen, zunächst Muskelkraft und dann Gleichgewicht und Reaktionsfähigkeit zu trainieren. Danach werden Sprünge in das Programm aufgenommen, gefolgt vom Laufen. Der gesamte Trainingsablauf dauert zwischen 4 und 8 Monate. Bei harten Sportarten wie Fußball kann es 9–10 Monate dauern, bis man wieder mit dem Sport beginnen kann.

Kreuzbandverletzungen können ebenfalls durch eine Operation behandelt werden. Sie sollten aber mindestens vier Wochen abwarten, bevor Sie sich einer Knieoperation unterziehen. Sobald die Schwellung zurückgeht und der Bewegungsumfang wieder relativ normal ist, verschwinden oft auch die

Schmerzen. In diesem Fall ist eine Operation nicht erforderlich. Bleibt das Knie jedoch wackelig und unzuverlässig, das heißt, es fühlt sich manchmal an, als gäbe es nach, sollte eine Operation in Betracht gezogen werden. Für Hochleistungssportler, insbesondere für junge Sportler, kann eine Operation auch eine bessere Option für die Zukunft sein. Nach der Operation wird das Knie auf die gleiche Weise rehabilitiert wie ohne Operation. Langfristig ist die Häufigkeit von Knieschmerzen bei operierten Knien etwas höher als bei nicht operierten Knien.

Kann das Problem verhindert werden?

Theoretisch können Kreuzbandverletzungen verhindert werden. Gute Sportmannschaften achten auf die muskuläre Kondition, die Reaktionsfähigkeit und die Belastbarkeit der unteren Gliedmaßen der Sportler. Eine gute Kondition der Hüft- und Rumpfmuskulatur ist ebenfalls wichtig. Wenn Sie nicht sehr sportlich sind und einen Skiurlaub in den Bergen planen, sollten Sie frühzeitig mit dem Training Ihrer Beinmuskulatur beginnen.

Der Internationale Fußballverband hat ein Programm zur Prävention von Knieverletzungen mit dem Namen FIFA11+ veröffentlicht. Das Programm hilft gut, wenn Sie die Übungen regelmäßig durchführen. Es kann online kostenlos heruntergeladen werden.

Worum könnte es sich sonst handeln?

Eine Knieverletzung kann auch zu einer Beschädigung der Gelenkkapsel oder zu einem Knochenbruch führen. Ist das Symptom die Folge einer längeren Belastung ohne direkte Verletzung, ist das Problem höchstwahrscheinlich muskel- oder sehnenbedingt.

Meniskusproblem

Was ist das und woran erkenne ich Probleme mit Menisken?

Meniskusprobleme sind weit verbreitet. Typischerweise verursachen sie eine Einschränkung der Kniebewegung, eine Blockierung und auch Schmerzen. Auch leichte Schwellungen können auftreten. Es ist schwierig, vollständig in die Hocke zu gehen, und das Knie kann möglicherweise nicht vollständig gestreckt werden, was beim Gehen zu einem Hinken führt.

Meniskusprobleme lassen sich in zwei Bereiche unterteilen: Sie können entweder durch normalen Verschleiß oder durch eine Verletzung verursacht werden. Die Funktion der Menisken besteht darin, die Belastung und den Aufprall auf das Knie zu dämpfen. Sie nutzen sich ab wie die Bremsbeläge eines Autos. Es ist davon auszugehen, dass bei jeder Person ab 50 Jahren gewisse Verschleißerscheinungen in den Menisken vorliegen.

In der Regel bemerkt man die Abnutzung der Menisken nicht, und die meisten Leute kommen ein Leben lang mit ihnen aus. Wenn Sie aber sehr sportlich sind, können die Meniskusbeschwerden sehr lästig werden. Egal, ob es sich um ein Meniskusproblem handelt, das durch eine Verletzung oder durch Abnutzung verursacht wurde, die wichtigste Behandlung ist Zeit. In den häufigsten Fällen wird das Problem durch Abwarten geheilt, bei den meisten Patienten dauert die Genesung etwa drei Monate.

Ist es etwas Gefährliches?

Meniskusbeschwerden sind zwar nicht gefährlich, können das tägliche Leben aber erheblich beeinträchtigen. Die Bewegungen des Knies können eingeschränkt sein und unerwartete Schmerzen verursachen.

Wie wird das Problem behandelt?

Die Meniskusprobleme verschwinden mit der Zeit, bei den meisten Menschen nach etwa drei Monaten. In den ersten Wochen können Sie Ihr Knie »schütteln« – stellen Sie sich also vor, Sie hätten etwas in Ihrem Hosenbein, das Sie abschütteln wollen. Wenn sich die Beschwerden nicht innerhalb von ein paar Wochen bessern, sollten Sie einen Physiotherapeuten aufsuchen. Mit Bewegung und Physiotherapie lassen sich erstaunlich gute Ergebnisse erzielen.

Ein leicht angerissener Meniskus wird in der Regel zwischen den Gelenken eingeklemmt, wodurch die Beweglichkeit des Knies eingeschränkt wird. Sie können zum Beispiel nicht tief in die Hocke gehen, nicht auf den Knien sitzen, wenn die Fersen am Gesäß anliegen, oder Sie können Ihr Knie nicht strecken. Der Physiotherapeut kann das Knie bearbeiten und so bewegen, dass der Meniskus hoffentlich wieder seinen Platz findet.

Fahrradfahren, Wassergymnastik und Schwimmen sind gute Übungen. Im Fitnessstudio sollten Sie versuchen, die Muskulatur der unteren Gliedmaßen in guter Verfassung zu halten, also die Oberschenkelmuskulatur, die Kniebeuger und die Hüftstrecker. Wenn das Problem nach drei Monaten immer noch besteht, sollten Sie einen Orthopäden aufsuchen. Vor einer MRT-Untersuchung ist es ratsam, sich zu schonen.

Bei normaler altersbedingter Abnutzung kann es zu Gelenkrissen im Knie kommen, die aber schon vor dem Auftreten der Schmerzen auf dem MRT-Scan zu sehen gewesen wären. Studien ergaben, dass bei einem Verschleißproblem keine Operation notwendig ist, da sich das Knie mit Zeit und Therapie genauso gut erholt wie bei einer Operation. Handelt es sich hingegen um einen traumatischen Riss, wird das Knie in manchen Fällen operiert.

Kann das Problem verhindert werden?

Um den verschleißbedingten Veränderungen vorzubeugen, die mit dem Verlust der Beweglichkeit einhergehen, sollten Sie Ihre Knie auf vielfältige Weise einsetzen. Gehen Sie spazieren, laufen, trainieren Sie und gehen Sie ins Fitnessstudio. Heutzutage wird vor allem das Laufen beim Knieverschleiß empfohlen. Wenn Sie noch nie viel gejoggt sind, fangen Sie langsam an und steigern Sie Ihr Laufpensum allmählich.

Worum könnte es sich sonst handeln?

Steckt hinter den Beschwerden eine Verletzung, z. B. ein stark verdrehtes Knie, das Schmerzen verursacht, kann es sich um eine Bänder- oder Kreuzbandverletzung handeln. Wenn das Knie anschwillt, ist etwas im Inneren des Gelenks beschädigt. Es könnte sich dann um einen Kreuzbandriss oder den Riss eines anderen Bandes handeln. Knieschmerzen, die mit zunehmendem Alter auftreten, können auf eine Art von Verschleiß zurückzuführen sein und ab dem 40. Lebensjahr auftreten.

Alles in allem ist es bei Knieschmerzen am besten, maßvoll vorzugehen. Sie werden mit der Zeit gut ausheilen, solange Sie aktiv bleiben und nicht auf der Couch sitzen und jammern. Lassen die Symptome nicht nach, weder mit der Zeit noch mit einer Therapie, sollten Sie eine Operation in Erwägung ziehen.

Probleme der Kniescheibe (Patella)

Was ist das und woran erkenne ich Probleme mit der Kniescheibe?

Probleme mit der Kniescheibe sind ein häufiges Leiden. Sie treten am häufigsten bei heranwachsenden Mädchen und jungen Frauen auf. Im höheren Alter können auch die Kniescheiben Arthrose entwickeln.

Probleme mit der Kniescheibe verursachen Schmerzen in der Vorderseite des Knies. Gehen, Treppensteigen, Knien, Hocken und eventuell Radfahren und Laufen sind nicht mehr problemlos möglich. Die Kniescheiben können auch knacken und knirschen.

Es handelt sich meist um eine funktionelle Störung, die mit einer erhöhten Beweglichkeit der Kniescheibe, einer Schwäche der Oberschenkelmuskulatur und Problemen mit der Beinachse einhergeht. Die Ausrichtung der Beinachse bedeutet, dass die Beine gerade gehalten werden. Wenn Sie zum Beispiel leicht in die Hocke gehen, sollten die Kniescheiben in die gleiche Richtung wie die Füße weisen. Wenn die Ausrichtung korrekt ist, sind Füße, Kniescheiben und Hüfte gut zueinander ausgerichtet.

Ist es etwas Gefährliches?

Kniescheibenprobleme sind nicht gefährlich, können aber im Alltag und beim Sport Kopfzerbrechen bereiten.

Wie wird das Problem behandelt?

Ein Physiotherapeut ist die beste Anlaufstelle bei einer Kniescheibenproblematik. Schmerzen in der Kniescheibe werden häufig durch eine Fehlstellung der Beinachse verursacht. Ein geschultes Therapeutenauge kann erkennen, ob Becken, Hüfte, Knie und Fuß nicht richtig ausgerichtet sind. Dies zeigt sich beim Stehen und Gehen, vor allem aber beim Stehen auf einem Bein und bei einer leichten Hockbewegung. Eine Fehlstellung der unteren Gliedmaßen hat in der Regel eine oder mehrere der folgenden Ursachen oder alle zugleich:

- Die Kniescheibe bewegt sich zu stark, zum Beispiel nach außen.
- Die Oberschenkelmuskulatur und die Hüftstrecker sind schwach. Dadurch kann sich das Knie nach innen drehen.
- Der Hüftbeugemuskel, der obere Teil des Oberschenkelmuskels, ist häufig verspannt. Auch die Achillessehne und die Wadenmuskeln können angespannt sein.
- Der Knöchel und der Fuß fallen nach innen.
- Die Muskeln, die das Sprunggelenk stützen, sind schwach.

Alle oben beschriebenen Probleme können durch Übungen, die ein Physiotherapeut anleitet, korrigiert werden. Die Knie- und Muskelkraft sowie eventuelle Muskelverspannungen müssen mehrere Wochen lang trainiert werden, aber die Ergebnisse sind in der Regel gut. Bei jungen Menschen können Kniescheibenprobleme mehrere Monate lang anhalten. In den meisten Fällen können jedoch gezielte Übungen helfen, das Problem zu beheben.

Bei älteren Menschen ist die Situation etwas anders, wenn bereits Abnutzungserscheinungen an der Unterseite der Kniescheibe vorhanden sind. Diese können an sich nicht mehr korrigiert werden, aber wenn das

Muskelgleichgewicht und die Ausrichtung der unteren Gliedmaßen verbessert werden, sind die Ergebnisse oft trotzdem recht gut.

Ein Arzt kann bei Kniescheibenproblemen wenig tun. Eine Operation ist nur erforderlich, wenn die Kniescheibe häufig verrutscht (luxiert). Bei älteren Menschen können auch Injektionen zur Unterstützung der Gelenkflüssigkeit ausprobiert werden. Bei jüngeren Menschen sind die Schmerzen selten so stark, dass eine medizinische Behandlung erforderlich ist. Manchmal entwickeln Jugendliche, insbesondere Jungen, auch eine kleine Wachstumsstörung unterhalb der Kniescheibe, die zu den gleichen Schmerzen führt (Morbus Osgood-Schlatter). Der Zustand vergeht mit der Zeit.

Kann das Problem verhindert werden?

Theoretisch ja. Sie müssen Ihre Hüft- und Oberschenkelmuskulatur stark und kräftig halten. Probleme entstehen zum Beispiel, wenn Sie eine neue Sportart beginnen und Ihre unteren Gliedmaßen nicht richtig ausgerichtet sind. Deshalb ist es besonders für junge Sportler wichtig, auf die Bewegungskontrolle und das Muskelgleichgewicht zu achten.

Worum könnte es sich sonst handeln?

Wenn die Probleme mit einer Verletzung begonnen haben, kann es sich um Bänderrisse handeln, z. B. Risse der Kreuzbänder oder Seitenbänder. Ist der Schmerz vorwiegend lokal, handelt es sich wahrscheinlich um ein Problem mit einem einzelnen Sehnenansatz. Bei älteren Menschen kann es sich um Arthrose handeln und nicht nur um ein Problem mit der Kniescheibe.

Nachbehandlung nach einer Prothesenoperation

Was ist eine Prothesenoperation, und was ist danach zu tun?

Die prothetische Chirurgie an den unteren Gliedmaßen, also an Knie und Hüfte, ist ein medizinischer Triumph. Wenn Ihr Knie oder Ihre Hüfte schon seit mehreren Jahren schmerzt, Sie voraussichtlich nur noch etwa 20 Jahre leben, oft zur Physiotherapie gegangen sind, Ihre unteren Gliedmaßen trainiert haben und die Schmerzen trotzdem nicht verschwinden, ist eine Prothese eine gute Option. Diese Operationen sind fast immer erfolgreich und führen zu guten Ergebnissen. Die Schmerzen verschwinden und die Gehfähigkeit kehrt zurück. Die Genesung nach einer prothetischen Operation dauert etwa 2–3 Monate.

Ist es etwas Gefährliches?

Alles in allem: nein. Ein chirurgischer Eingriff ist jedoch immer mit einem Risiko verbunden, und bei etwa 5 % der Operierten treten kleinere Komplikationen wie Narbeninfektionen und Entzündungen auf. Die schlimmeren Risiken wie Thrombose durch Blutgerinnsel oder Lungenembolie sind sehr selten.

Wie wird das Problem behandelt?

Meist muss man auf einen Operationstermine eine ganze Weile warten. Diese Zeit können Sie nutzen, um die Beinmuskulatur und die Beweglichkeit zu trainieren. Nach der Operation müssen Sie nur ein paar Tage im Krankenhaus bleiben. Unmittelbar nach der Operation können Sie mit Krücken gehen.

Sie sollten sich so bald wie möglich bewegen, aber nur so viel, wie Ihr Arzt es Ihnen rät, und innerhalb Ihrer Schmerzgrenzen. Da es sich um eine größere Operation handelt, werden auch die Wunden und Narben danach entsprechend groß sein; sie sollten mindestens 2–3 Wochen lang abheilen können. Am Anfang sollten Sie es also ruhig angehen lassen, aber Sie können und sollten zumindest das Bein bewegen. So können Sie zum Beispiel das Knie strecken und bis zu einem Winkel von 90 Grad beugen. Das Gleiche gilt für die Hüfte – es sei denn, der Chirurg sagt etwas anderes. Vertrauen Sie ihm. Die Krücken werden 4–6 Wochen benötigt, danach können Sie wieder normal und ohne Unterstützung gehen.

Eine Physiotherapie ist nicht immer notwendig, hilft aber in jedem Fall. Der Physiotherapeut wird Ihnen einfache Übungen zeigen und darauf achten, dass Sie keine Fehlstellungen und -haltungen entwickeln. Etwa drei Monate nach der Operation ist alles wieder wie zuvor.

Welche Probleme gibt es bei der Operation?

Das einzige Problem bei künstlichem Gelenkersatz ist, dass die Operation möglicherweise zu früh durchgeführt wird. Bei Knie- oder Hüftproblemen, die durch Arthrose verursacht sind, ist es möglich, eine Operation mit Hilfe von Bewegung und Therapie um Monate oder sogar Jahre hinauszuschieben.

Osteoporose oder Knochenschwund

Was ist das und woran erkenne ich Osteoporose?

Osteoporose ist bei Frauen nach der Menopause relativ häufig, und ihre Häufigkeit nimmt mit dem Alter zu. Osteoporose an sich verursacht keine Schmerzen oder Probleme, erhöht aber das Risiko von Knochenbrüchen. Normalerweise brechen Knochen bei Stürzen, aber wenn eine Osteoporose fortgeschritten ist, kann ein Knochen auch bei alltäglichen Aktivitäten brechen. Bei Menschen mit Osteoporose heilen Knochenbrüche zudem langsamer als bei anderen. Osteoporose wird durch die Messung der Knochendichte diagnostiziert. Die Vorstufe der Osteoporose wird als Osteopenie, also verminderte Knochendichte, bezeichnet.

Ist es etwas Gefährliches?

Osteoporose ist gefährlich, weil die Knochen bei einem Sturz eher brechen können. Typische osteoporotische Frakturen treten an der Hüfte und am Handgelenk auf.

Osteoporose kann für ältere Menschen in schlechtem Gesundheitszustand ein besonders lästiger Begleiter sein. Wenn sie zum Beispiel stürzen und sich die Hüfte brechen, können sie sich aufgrund der Verletzung wochenlang nicht bewegen. Das schwächt den ohnehin schon schlechten Allgemeinzustand. Die Genesung kann enorm langwierig sein.

Wie wird das Problem behandelt?

Osteoporose kann nicht geheilt werden, aber der Rückgang der Knochendichte kann mit modernen Medikamenten bis zu einem gewissen Grad verlangsamt werden. Die Behandlung dauert Jahre und kann teuer sein. Der beste Weg, mit dem Leiden umzugehen, ist die Früherkennung und Prävention. Wenn Sie vermuten, dass Sie in Zukunft an Osteoporose erkranken könnten, lohnt es sich, frühzeitig mit einem Orthopäden über Ihr Osteoporoserisiko zu sprechen. Eine familiäre Vorbelastung durch Osteoporose erhöht Ihr Risiko. Bestimmte Krankheiten und Medikamente, wie zum Beispiel die langfristige Einnahme von Kortison, erhöhen ebenfalls das Osteoporoserisiko.

Kann das Problem verhindert werden?

Einer Osteoporose kann teilweise vorgebeugt werden. Ein gesunder Lebensstil, eine ausreichende Zufuhr von Vitamin D und Kalzium sowie eine gute körperliche Fitness spielen eine große Rolle. Es ist wichtig, dass Sie Ihre Knochen und Ihren gesamten Bewegungsapparat trainieren. Für ältere Menschen ist Gleichgewichtstraining sehr wichtig, um das Sturzrisiko zu minimieren.

Worum könnte es sich sonst handeln?

Osteoporose verursacht keine Schmerzen. Wenn Sie zum Beispiel nicht gestürzt sind, aber einen schmerzenden Rücken haben, können die Schmerzen durch ein Rückenproblem verursacht werden. Das Problem liegt unter Umständen also darin, dass ein bildgebendes Verfahren zwar Osteoporose aufzeigt, dies aber nicht die Ursache der Schmerzen erklärt.

Verstauchter Knöchel (Distorsion)

Was ist das und woran erkenne ich einen verstauchten Knöchel?

Ein verstauchter Knöchel kann nicht unbemerkt bleiben. Der Knöchel verdreht sich bei einer plötzlichen Bewegung nach innen, was zu starken Schmerzen und Schwellungen führt. Der Knöchel wird häufig beim Tennis oder bei Ballspielen verstaucht, kann aber auch beim Laufen oder Gehen verstaucht werden, zum Beispiel wenn man stolpert. Eine Knöchelverstauchung ist eine der häufigsten orthopädischen Verletzungen. Unmittelbar nach der Verletzung ist das Gehen sehr schwierig und oft werden Krücken benötigt. Innerhalb weniger Tage tritt an der Verletzungsstelle auch ein Bluterguss auf.

In der Praxis kann eine Verstauchung zweierlei bedeuten: Die Bänder des Sprunggelenks sind entweder gedehnt oder gerissen. Die Behandlung ist in beiden Fällen gleich. Bei einer Überdehnung der Bänder beträgt die durchschnittliche Erholungszeit nur zwei Wochen. Wenn die Bänder hingegen gerissen sind, dauert der Heilungsprozess etwas länger, aber die Bänder vernarben und werden mit der Zeit stärker. Das Risiko, dass die Bänder erneut reißen, steigt.

Ist es etwas Gefährliches?

Ein verstauchter Knöchel kann zwar sehr schmerzhaft sein, ist aber keine gefährliche Verletzung. Schwellungen des Knöchels sollte jedoch genau beobachtet werden. Die Schwellung sollte innerhalb weniger Tage zurückgehen. Wenn die Schwellung und die Schmerzen über mehrere Wochen anhalten, sich der Fuß kalt oder heiß anfühlt und sich die Farbe verändert (Rötung oder Bläue), sollten Sie so schnell wie möglich einen Arzt aufsuchen. Ein paar Prozent der Menschen mit Fußverletzungen entwickeln nämlich das sogenannte komplexe regionale Schmerzsyndrom (CRPS). Die wichtigste Behandlung ist die frühzeitige Erkennung und sofortige Einleitung einer Therapie.

Wie wird das Problem behandelt?

Es ist ratsam, den Knöchel von einem Arzt untersuchen zu lassen. Es werden Röntgenaufnahmen des Knöchels gemacht, um sicherzustellen, dass es sich nicht um einen Bruch des Sprunggelenks handelt. Eine Fraktur sollte ausgeschlossen werden, da die Fraktur immer vergipst werden muss. Bleibt der Bruch unbemerkt, ist die Heilung des Beins langwierig und der Bruch kann zu Komplikationen wie dem CRPS führen.

Verstauchte Knöchel heilen in der Regel gut und schnell. Der Fuß ist normalerweise nur etwa 2–5 Tage lang sehr schmerzhaft. Gehen und Aufstehen fallen anfangs schwer, und der Knöchel kann stark geschwollen sein. In der akuten Phase kann eine elastische Bandage oder eine leichte Schienung des Knöchels helfen.

Obwohl es sich lohnt, anfangs eine Pause einzulegen, sollten Sie den Knöchel von Anfang an innerhalb der Schmerzgrenzen bewegen. Die Gehfähigkeit verbessert sich in der Regel innerhalb weniger Tage, und nach etwa einer Woche sollten Sie in der Lage sein, ohne Krücken zu gehen. Die Schwellung kann bis zu einigen Wochen anhalten. Schwellungen können mit entzündungshemmenden Medikamenten, Kühlgel, Kompressionsverbänden und Lymphdrainage behandelt werden. Auch eine erhöhte Position ist in den ersten Tagen gut. Die Belastung des Fußes kann je nach Schmerz angepasst werden. Sobald Sie wieder gehen können und die Schwellung zurückgegangen ist, sollten Sie sich etwas Zeit für eine Physiotherapie nehmen. Der Therapeut wird Ihnen Anweisungen für das Training Ihres Gleichgewichts und Ihrer Reaktionsfähigkeit geben. Die beste Übung ist, auf einem Bein zu stehen. Zur Verbesserung der Muskel- und Sehnenkoordination können auch verschiedene Balanceboards verwendet werden. Diese schützen den Fuß vor weiteren Verletzungen.

Alles in allem brauchen Bänder mehrere Wochen, um zu heilen. Es wird Monate dauern, bis die ursprüngliche Belastbarkeit wieder erreicht wird. Wenn das Bein zu versteifen beginnt, die normale Beweglichkeit also innerhalb eines Monats nicht wiederhergestellt ist, kann eine Manuelle Therapie erforderlich sein.

Kann das Problem verhindert werden?

Insbesondere Menschen, die Tennis und Ballspiele spielen, sollten das Gleichgewicht und die Propriozeption, also die Koordination der Muskeln und Sehnen des Fußes, trainieren. Einbeiniger Stand und verschiedene Balancebretter eignen sich hervorragend dafür.

Worum könnte es sich sonst handeln?

Wenn der Unfall schon einige Tage zurückliegt und Sie Ihr Bein immer noch nicht belasten können, liegt möglicherweise eine Fraktur vor. Wenn der Knöchel nicht heilt und z. B. nach vier Wochen immer noch Schmerzen und Schwellungen im Knöchel vorhanden sind, könnte es sich um das CRPS oder eine Heilungsstörung handeln. Sie sollten sofort die Unterstützung eines Physiotherapeuten in Anspruch nehmen.

Entzündung und Riss der Achillessehne (Ruptur)

Was ist das und woran erkenne ich Achillessehnenschmerzen?

Achillessehnenprobleme sind relativ häufig. Die Beschwerden werden in der Regel durch eine plötzliche Überlastung ausgelöst. Wenn Sie z. B. viel laufen, rennen oder springen, entzündet sich Ihre Achillessehne. Normalerweise kann man zwar noch gehen, die Bewegung verursacht aber Schmerzen. Auch die Achillessehne kann reißen, doch dazu ist in der Regel eine eindeutige Verletzung erforderlich. In diesem Fall kann ein Knacken im Knöchel zu hören sein, und Sie können überhaupt nicht mehr gehen.

Ist es etwas Gefährliches?

Eine Achillessehnenentzündung ist nicht gefährlich, verursacht aber starke Schmerzen und erschwert das Gehen. Wenn die Achillessehne reißt, strömt viel Blut in das Gewebe. Diese großen Blutströme können problematisch sein, da sie sich zu Blutgerinnseln, Verstopfungen und im schlimmsten Fall zu Thrombosen entwickeln können. Bei einer Thrombose bildet sich ein Blutgerinnsel, das über die Blutbahn in die Lunge gelangen und sehr gefährlich werden kann.

Wie wird das Problem behandelt?

Wenn Ihre Achillessehne allmählich schmerzt und keine offensichtliche Verletzung vorliegt, müssen Sie nicht unbedingt einen Arzt aufsuchen. Es handelt sich wahrscheinlich um eine Entzündung, die mit Ruhe und Schonung behandelt werden kann. Das Wichtigste ist es, die Belastung so weit zu reduzieren, dass die Sehne in Ruhe heilen kann.

Jede Aktivität, die Schmerzen verursacht, wie z. B. schnelles Gehen und Laufen, sollte für mindestens 2–3 Wochen vermieden werden. Taping kann unterstützend hilfreich sein, da es die Belastung der Sehne reduziert. Sobald die Schmerzen nachlassen, kann das Bein allmählich wieder belastet werden. Das Dehnen der Fußsohlen und Waden ist ein gutes Mittel, eine Bewegungseinschränkung des Sprunggelenks zu vermeiden. Wenn die Schmerzen nach einigen Wochen nicht abklingen, ist es ratsam, einen Physiotherapeuten aufzusuchen. Ein Arzt kann auch entzündungshemmende Medikamente und in extremen Fällen eine Kortisonspritze verschreiben.

Wenn die Beschwerden jedoch durch eine Verletzung verursacht wurden, z. B. durch eine Verletzung auf dem Spielfeld, sollten Sie direkt einen Arzt aufsuchen. Ein möglicher Riss der Achillessehne kann durch eine MRT-Untersuchung diagnostiziert werden. Die Erholung von einem Achillessehnenriss dauert länger als die Erholung von einer Entzündung. Risse können ohne Operation heilen, aber das Risiko eines erneuten Auftretens ist geringer, wenn eine Operation durchgeführt wird.

Ein Orthopäde wird beurteilen, ob eine Operation erforderlich ist oder nicht. Bei jungen Sportlern kann es sinnvoll sein, die Verletzung zu operieren, um die Sehne langfristig in einem besseren Zustand zu halten. Bei Menschen mittleren und höheren Alters, die keinen Sport treiben, ist eine Operation in der Regel nicht erforderlich. Die Genesung der Verletzung geht ohne Operation etwas schneller. Wenn die Sehne operiert wird, wird nach der Operation eine bewegliche Schiene (Vacoped) angelegt, damit sich das Sprunggelenk ein wenig bewegen kann. Sie sollten Ihren Fuß dann so viel bewegen, wie der Arzt es Ihnen sagt.

Etwa sechs Wochen nach der Operation können Sie beginnen, den Fuß voll zu belasten. Mit Hilfe eines Physiotherapeuten werden Bewegungsumfang und Kraft wieder auf ein gutes Niveau gebracht. Wenn die Verletzung länger braucht, um zu heilen, spricht man von einer Tendinopathie, die Sehne ist dann nicht mehr entzündet. Der derzeitige Behandlungsansatz ist isometrisches (statische Halteübungen statt Bewegung) oder exzentrisches Training (Kraft- und Dehnungsübungen). Dafür sollten Sie sich von einem Physiotherapeuten beraten lassen. Auch die Stoß- oder Druckwellentherapie hat einige vielversprechende Ergebnisse gezeigt. Die Behandlung ist zwar teuer, sie kann aber helfen. Wenn die Behandlung anschlägt, sind die Ergebnisse nach etwa drei Sitzungen sichtbar. Wenn der Knöchel stark anschwillt, sollten Sie wegen der Gefahr einer Thrombose (Verschluss eines Blutgefäßes durch ein Blutgerinnsel) einen Arzt aufsuchen.

Kann das Problem verhindert werden?

Für das Wohlbefinden der Achillessehne ist es wichtig, dass sie durch Gehen, Laufen und Muskeltraining belastet wird. Wenn Sie eine neue Sportart beginnen, sollten Sie vorsichtig vorgehen. Der Umfang der sportlichen Betätigung, z. B. des Laufens, sollte nicht um mehr als 10 % pro Woche erhöht werden. Wenn es Jahre her ist, dass Sie das letzte Mal Fußball oder Badminton gespielt haben, sollten Sie zumindest ein gutes Aufwärmtraining absolvieren, bevor Sie in die Vollen gehen. Andernfalls besteht ein hohes Verletzungsrisiko. und auch wenn es nur einen Monat her ist, dass Sie das letzte Mal Sport getrieben haben, ist es eine gute Idee, vorsichtig anzufangen.

Worum könnte es sich sonst handeln?

Wenn das Problem durch einen Unfall verursacht wurde, kann es sich auch um eine Fraktur oder einen Bänderriss handeln. Ihr Arzt wird dies mit Hilfe von Bildgebungsverfahren bestätigen können. Symptome, die allmählich auftreten, können auf eine Knochenhautentzündung hinweisen – allerdings an der Innenseite des Beins, nicht hinten. Es kann auch zu ausstrahlenden Schmerzen um die Achillessehne herum kommen. Manchmal kann auch der Nervus suralis leicht gereizt sein, das ist allerdings selten. Die Beschwerden können auch durch eine Durchblutungsstörung, eine Thrombose oder eine Neuropathie verursacht werden, insbesondere bei älteren Menschen, Diabetikern oder wenn die Beine anderweitig geschwollen sind.

Plattfuß

Was ist das und woran erkenne ich einen Plattfuß?

Ein Plattfuß ist ein Zustand, bei dem die gesamte Fußsohle den Boden berührt, wenn der Fuß belastet wird. Wenn Sie also mit einem nassen Fuß auf den Boden treten und er ein breites, flaches Muster hinterlässt, haben Sie wahrscheinlich Plattfüße.

Es gibt zwei Arten von Plattfüßen. Der strukturelle Plattfuß ist sehr selten und wird durch eine Veränderung der knöchernen Struktur verursacht. In diesem Fall ist das knöcherne Fußgewölbe zusammengebrochen.

Eine häufigere Form ist der funktionelle Plattfuß, bei dem das knöcherne Fußgewölbe aufgrund einer Muskelschwäche abgesenkt ist. In Fuß und Bein gibt viele kleine Muskeln, Sehnen und Bänder, die den Fuß zusammenhalten.

Am einfachsten lässt sich der Unterschied feststellen, indem Sie versuchen, das Fußgewölbe nach oben zu bringen. Halten Sie Ihr Gewicht auf dem ganzen Fuß, die große Zehe immer auf dem Boden und strecken Sie den Knöchel, drehen Sie das Gewicht des Fußrückens also nach außen. Wenn sich das Fußgewölbe hebt, handelt es sich um einen funktionellen Plattfuß.

Ist es etwas Gefährliches?

Viele Menschen haben von Natur aus Plattfüße. Der Zustand ist harmlos. Er kann Schmerzen und Müdigkeit verursachen, ist aber oft symptomlos. Statt Schmerzen kann es vielmehr ein Problem sein, geeignete Schuhe zu finden.

Wie wird das Problem behandelt?

Ein struktureller Plattfuß heilt nicht von selbst, und eine Therapie wird die Form des Fußes nicht verändern. Wenn der Fuß Probleme bereitet, können orthopädische Einlagen zur Unterstützung des Fußgewölbes und Übungen zur Stärkung der Fußmuskulatur helfen. Stark ausgeprägte Plattfüße können durch eine Operation behoben werden. Die Genesung dauert allerdings mindestens ein Jahr.

Funktionelle Plattfüße bessern sich, wenn die Fußmuskulatur gestärkt wird und auf natürliche Weise arbeiten kann. Übungen, insbesondere Barfußlaufen oder leichtes Gehen, stärken die Fußmuskulatur und vergrößern das Fußgewölbe. Bei einem funktionellen Plattfuß sollte man keine stützende Einlegesohle oder einen stützenden Schuh anziehen, da diese nur die ohnehin schon schwachen Muskeln unterstützen. Manche Menschen haben zwar das Gefühl, dass sie helfen, die Einlagen beheben aber nicht die Ursache des Problems, die Muskelschwäche, sondern können die Beschwerden stattdessen sogar noch verschlimmern.

Kann das Problem verhindert werden?

Achten Sie beim Kauf auf gutes Schuhwerk, das die Funktion des Fußes unterstützt. Wichtig ist, dass der Schuh vorn breit ist, eine dickere Sohle hat und den Fuß stützt.

Barfuß oder in leichten Schuhen gehen stärkt die Bein- und Fußmuskulatur. Ist das

Problem angeboren, lohnt es sich, schon im Schulalter Einlagen zu tragen und Übungen zu machen.

Ein qualifizierter Podologe oder Physiotherapeut kann Sie zu einer optimalen Haltung anleiten, von den Füßen bis zu den Hüften und zum Becken. Beim Stehen sollte das Gewicht gleichmäßig auf den ganzen Füßen verteilt sein, nicht nur auf den Fersen.

Die beste Übung ist das richtige Gehen. Dabei berührt die Ferse zuerst den Boden, dann die Fußsohle, und schließlich drücken die Fersen den Fuß wieder nach oben. Die Großzehe gibt den letzten Anstoß.

Worum könnte es sich sonst handeln?

Schmerzhafte Beinleiden können auch durch Hallux, Überlastungsschäden, Marschfrakturen (Stressfrakturen oder Ermüdungsbrüche des Mittelfußes) und Verstauchungen von Sehnen und Bändern verursacht werden. Bei älteren Menschen und Diabetikern treten auch Neuropathien, also Nervenschmerzen in den Beinen, auf.

Hallux valgus

Was ist das und woran erkenne ich einen Ballenzeh?

Ein Hallux ist leicht zu erkennen: Das Großzehengrundgelenk ist vergrößert und die Großzehe neigt sich in die falsche Richtung, d. h., sie drückt gegen die anderen Zehen.

Das Problem selbst muss nicht unbedingt Schmerzen verursachen. Die Schmerzen werden in der Regel dadurch verursacht, dass das geschwollene Mittelfußgelenk auf den Schuh drückt und an ihm reibt. Der schmerzhafte Knochen entwickelt sich allmählich über Jahrzehnte. Die ersten Symptome können sehr gering sein. Wenn der Hallux anfängt, Sie zu stören, ist er wahrscheinlich schon seit 20 Jahren vorhanden.

Bei vielen beginnt der Hallux ab dem 30. Lebensjahr langsam symptomatisch zu werden und wird dann im Alter von 50–60 Jahren operiert. Es ist ein langer Weg für die Betroffenen. Ein Hallux tritt häufiger bei Frauen auf, kommt aber auch bei Männern vor.

Meistens handelt es sich um erbliche Ursachen, wie z. B. eine Überbeugung der Gelenke. Aber auch eine geschwächte Beinmuskulatur und das Tragen von zu engen Schuhen kann zur Entstehung eines Ballenzehs beitragen.

Ist es etwas Gefährliches?

Ein Hallux ist kein gefährlicher Zustand. Vielmehr handelt es sich um einen schmerzhaften und für manche auch unästhetischen Zustand.

Wie wird das Problem behandelt?

Ein Hallux wird nicht von sich aus mit der Zeit besser, sondern verschlimmert sich, wenn nichts unternommen wird. Ein Hallux kann aber mit Übungen zur Stärkung der Beinmuskulatur, einem korrekten Gang und den richtigen Schuhen gut behandelt werden. Lassen Sie sich von einem spezialisierten Podologen oder Physiotherapeuten beraten.

Wenn Sie zum Beispiel lernen, Ihren großen Zeh mit Hilfe Ihrer eigenen Muskeln aktiv in die richtige Position zu ziehen, wird er sich erholen. Solche Übungen sollten in einem sehr frühen Stadium begonnen und ein Leben lang fortgesetzt werden.

In vielen Fällen macht sich ein Hallux erst bemerkbar, wenn es schon jahrelang im Fuß steckt. Oft ist der Zeh bereits so stark verformt, der Schuh sitzt so unbequem und der Fuß schmerzt so sehr, dass außer einer Operation nicht mehr viel getan werden kann. Es lohnt sich aber nicht, einen schmerzlosen Hallux zu operieren. Massage, manuelle Therapie und vielleicht auch Ultraschalltherapie können hier helfen. Sie können auch verschiedene Bandagen und Schuheinlagen ausprobieren. Die richtigen Schuhe sind wichtig, das heißt, sie müssen in allen Richtungen genügend Platz bieten und weich sein, damit sie nicht auf den Fuß drücken. Schuhe mit hohen Absätzen sollten Sie am besten meiden.

Wenn Ihr Hallux Sie ständig stört und schmerzt, ist die einzige Behandlung eine Operation. Bei der Operation entfernt ein

Fußchirurg den überschüssigen Knochen und korrigiert die Stellung des Zehs. In der Regel wird ein Nagel durch den Zeh und das Gelenk getrieben, um die Position des Gelenks zu korrigieren. Die Genesung dauert Wochen und sogar Monate.

Kann das Problem verhindert werden?

Einem Hallux kann man zumindest vorbeugen, indem man sich Schuhe in der richtigen Größe zulegt. Wenn Sie Ihre Fuß- und Zehenmuskulatur frühzeitig trainieren, können Sie die Entwicklung des Hallux zumindest verlangsamen und vielleicht sogar verhindern.

Worum könnte es sich sonst handeln?

Sie können den Hallux sehen. Schmerzen in den Füßen und Zehen können auch durch Haarrisse, Morton-Neurome und Neuropathien (Nervenschmerzen) verursacht werden.

Zum Schluss

Wenn Sie das nächste Mal ein Spinnennetz in der Ecke Ihres Hauses sehen, zerstören Sie es nicht sofort. Bewundern Sie es zumindest eine Weile. Schließlich ist ein Spinnennetz eine unglaublich schöne Sache.

Spinnen bauen ihre Netze aus wasserabweisenden Proteinen. Das Netz ist stärker als Stahl, stärker als das in kugelsicheren Westen verwendete Kevlar, aber dennoch flexibel und belastbar. Es kann sich um mehr als 30 % seiner Länge dehnen, ohne zu reißen.

Die Natur ist zu vielen verblüffenden Dingen fähig, von denen der menschliche Verstand nur träumen kann. Bindegewebe, Gehirn, Blut und Knochen sind allesamt »Hightech«.

Die Natur ist auch am besten in der Lage, den Menschen wieder gesund zu machen – natürlich mit Hilfe des Menschen selbst. Der Schlüssel zur Genesung liegt in der Zusammenarbeit der beiden, nicht in Medikamenten oder Spritzen.

Wir Menschen neigen dazu, uns auf die Zukunft vorzubereiten. Wir kaufen Aktien, Versicherungen und Häuser. Eine der besten Möglichkeiten, sich auf die Zukunft vorzubereiten, besteht aber darin, sich um den eigenen Körper und Geist zu kümmern.

Muskeln, Knochen, Zehen und ein schlagendes Herz begleiten uns und dienen uns von der Wiege bis zur Bahre. Aktiengeschäfte können fabelhafte Gewinne – oder Verluste – bringen, aber es gibt eine garantierte kurz- und langfristige Rendite beim Sport. Ein Spaziergang oder Tennisspiel geben Ihnen immer ein gutes Gefühl.

Das Schreiben dieses Buches könnte man mit einer sportlichen Betätigung vergleichen, vor allem mit einem Marathonlauf. Am Anfang fühlt man sich euphorisch, dann wird man genervt, aber am Ende ist man erleichtert, verschwitzt und glücklich. Als das Buch kurz vor der Fertigstellung stand, sagte ein enger Freund, der das Projekt beobachtete, halb im Scherz: »Toll, 90 % des Buches sind fertig! Nur noch die letzten 90 %!« Woher wusste er das?

Endlich haben wir unseren Traum verwirklicht: ein Buch über die Gesundheit des Bewegungsapparats, das für »normale« Menschen geschrieben wurde. Wir möchten jedem Einzelnen von Ihnen, der uns auf diesem Weg eine unschätzbare Unterstützung und Hilfe war, unseren herzlichen Dank aussprechen.

Vielen Dank an Seppo Jyrkilä, Ulla-Maija Sievinen, Kaisa Kauppila, Joel Vainonen, Satu Marttinen, Georg Schleifer, Ari Langinkoski, Jukka-Pekka Kouri, Heli Hyytiäinen, Markku Niskanen, Riikka Ilmivalta, Jukka Nordström, Annikka Mutanen, Tuuli Kassila, Anders Paetau, Jaakob und allen anderen, die uns ihre Gedanken und ihre Zeit geschenkt haben.

Vielen Dank, lieber Leser, dass Sie dieses Buch mit uns geteilt haben.

Quellenangaben

Ahtiainen, J.P., et al.: Heterogeneity in resistance training-induced muscle strength and mass responses in men and women of different ages. Age (Dordr), 2016. 38(1): p. 10.

American Scientific: The naked truth. Our nearly hairless skin was a key factor in the emergence of other human traits. November 2012. Available from: https://www.scientificamerican.com/article/the-naked-truth/ (letzter Zugriff: 30.03.2022)

Beetz, A., et al.: Psychosocial and psychophysiological effects of human-animal interactions: the possible role of oxytocin. Front Psychol, 2012. 3: p. 234.

Begalle, R.L., et al.: Ankle Dorsiflexion Displacement During Landing is Associated With Initial Contact Kinematics but not Joint Displacement. J Appl Biomech, 2015. 31(4): p. 205–210.

Behrend, C., et al.: Smoking Cessation Related to Improved Patient-Reported Pain Scores Following Spinal Care. J Bone Joint Surg Am, 2012. 94(23): p. 2161–2166.

Benedetti, F.: How the doctor's words affect the patient's brain. Evaluation & the health Professions, 2002. 25.

Benedetti, F., et al.: The biochemical and neuroendocrine bases of the hyperalgesic nocebo effect. J Neurosci, 2006. 26(46): p. 12014–12022.

Benedetti, F., et al.: Conscious expectation and unconscious conditioning in analgesic, motor, and hormonal placebo/nocebo responses. J Neurosci, 2003. 23(10): p. 4315–4323.

Benedetti, F., et al.: When words are painful: unraveling the mechanisms of the nocebo effect. Neuroscience, 2007. 147(2): p. 260–271.

Bingel, U., et al.: The effect of treatment expectation on drug efficacy: imaging the analgesic benefit of the opioid remifentanil. Sci Transl Med, 2011. 3(70): p. 70ra14.

Bisset, L., et al.: Mobilisation with movement and exercise, corticosteroid injection, or wait and see for tennis elbow: randomised trial. BMJ, 2006. 333(7575): p. 939.

Bisset, L., B. Coombes, and B. Vicenzino: Tennis elbow. BMJ Clin Evid, 2011. 2011.

Blair, S.N.: Physical inactivity: the biggest public health problem of the 21st century. Br J Sports Med, 2009. 43(1): p. 1–2.

Brinjikji, W., et al.: Systematic Literature Review of Imaging Features of Spinal Degeneration in Asymptomatic Populations. AJNR Am J Neuroradiol, 2014.

Brox, J.I.: Regional musculoskeletal conditions: shoulder pain. Best Pract Res Clin Rheumatol, 2003. 17(1): p. 33–56.

Brox, J.I., et al.: Arthroscopic surgery compared with supervised exercises in patients with rotator cuff disease (stage II impingement syndrome). BMJ, 1993. 307(6909): p. 899–903.

Buchbinder, R., et al.: Low back pain: a call for action. Lancet, 2018.

Buchbinder, R., S. Green, and J.M. Youd: Corticosteroid injections for shoulder pain. Cochrane Database Syst Rev, 2003(1): p. CD004016.

Butler, D.: The sensitive nervous system. 2000, Adelaide, Australia: Noigroup publications.

Butler, D., and L. Moseley: Explain pain. 2003: Noi Publications.

Butler, D., Moseley, L.: The explain pain workbook: Protectometer. 2015, Adelaide, Australia: NOI Publications.

Carragee, E., et al.: Are first-time episodes of serious LBP associated with new MRI findings? Spine J, 2006. 6(6): p. 624–635.

Childs, J.D., et al.: Neck pain – Clinical practice guidelines linked to the International Classification of Functioning, Disability, and Health from the Orthopedic Section of the American Physical Therapy Association. J Orthop Sports Phys Ther, 2008. 38(9): p. A1–A34.

Comerford, M., and S. Mottram: Kinetic Control – The Management of Uncontrolled Movement. 2012: Elsevier.

Cools, A.M., D. Cambier, and E.E. Witvrouw: Screening the athlete's shoulder for impingement symptoms: a clinical reasoning algorithm for early detection of shoulder pathology. Br J Sports Med, 2008. 42(8): p. 628–635.

Coombes, B.K., L. Bisset, and B. Vicenzino: Efficacy and safety of corticosteroid injections and other injections for management of tendinopathy: a systematic review of randomised controlled trials. Lancet, 2010. 376(9754): p. 1751–1767.

Coppieters, M.W., et al.: Description, reliability and validity of a novel method to measure carpal tunnel pressure in patients with carpal tunnel syndrome. Man Ther, 2012. 17(6): p. 589–592.

Cordain, L., et al.: The paradoxical nature of hunter-gatherer diets: meat-based, yet non-atherogenic. Eur J Clin Nutr, 2002. 56 Suppl 1: p. S42–52.

Cordain, L., et al.: Origins and evolution of the Western diet: health implications for the 21st century. Am J Clin Nutr, 2005. 81(2): p. 341–54.

Dagenais, S., S. Garbedian, and E.K. Wai: Systematic review of the prevalence of radiographic primary hip osteoarthritis. Clin Orthop Relat Res, 2009. 467(3): p. 623–637.

de Campos, T.F.: Low back pain and sciatica in over 16s: assessment and management NICE Guideline [NG59]. J Physiother, 2017. 63(2): p. 120.

Deyo, R.A., et al.: Overtreating chronic back pain: time to back off? J Am Board Fam Med, 2009. 22(1): p. 62–68.

Dirks, M.L., et al.: One Week of Bed Rest Leads to Substantial Muscle Atrophy and Induces Whole-Body Insulin Resistance in the Absence of Skeletal Muscle Lipid Accumulation. Diabetes, 2016. 65(10): p. 2862–2875.

Dubois, B., and J.F. Esculier: Soft-tissue injuries simply need PEACE and LOVE. Br J Sports Med, 2020. 54(2): p. 72–73.

Emery, D.J., et al.: Overuse of magnetic resonance imaging. JAMA Intern Med, 2013. 173(9): p. 823–825.

Englund, M., et al.: Incidental meniscal findings on knee MRI in middle-aged and elderly persons. N Engl J Med, 2008. 359(11): p. 1108–1115.

Faster Higher Stronger. The Conversation; Available from: https://theconversation.com/faster-higher-stronger-science-shows-why-triple-jumpers-may-be-the-ultimate-olympians-63975 (letzter Zugriff: 30.03.2022)

Finni, T., et al.: Non-uniform displacement and strain between the soleus and gastrocnemius subtendons of rat Achilles tendon. Scandinavian Journal of Medicine & Science in Sports, 2018. 28(3): p. 1009–1017.

Fleming, K.C., and M.M. Volcheck: Central sensitization syndrome and the initial evaluation of a patient with fibromyalgia: a review. Rambam Maimonides Med J, 2015. 6(2): p. e0020.

Foster, N.E., et al.: Prevention and treatment of low back pain: evidence, challenges, and promising directions. Lancet, 2018. 391(10137): p. 2368–2383.

Foster, N.E., et al.: Prevention and treatment of low back pain: evidence, challenges, and promising directions. Lancet, 2018.

Friberg, O.: Leg length inequality and low back pain. Lancet, 1984. 2(8410): p. 1039.

Fritz, J.M., J. Kim, and J. Dorius: Importance of the type of provider seen to begin health care for a new episode low back pain: associations with future utilization and costs. J Eval Clin Pract, 2015.

Frobell, R.B., et al.: A randomized trial of treatment for acute anterior cruciate ligament tears. N Engl J Med, 2010. 363(4): p. 331–342.

Girish, G., et al.: Ultrasound of the shoulder: asymptomatic findings in men. AJR Am J Roentgenol, 2011. 197(4): p. W713–W719.

Green, S., R. Buchbinder, and S. Hetrick: Physiotherapy interventions for shoulder pain. Cochrane Database Syst Rev, 2003(2): p. CD004258.

Guardian, T.: Tim Cook hails Apple Watch health benefits: ›Sitting is the new cancer‹, in The Guardian. 2015.

Guermazi, A., et al.: Prevalence of abnormalities in knees detected by MRI in adults without knee osteoarthritis: population based observational study (Framingham Osteoarthritis Study). BMJ, 2012. 345: p. e5339.

Gumina, S., et al.: The effects of rotator cuff tear on shoulder proprioception. Int Orthop, 2019. 43(1): p. 229–235.

Haig, A.J., Diagnostic tests the NASS stenosis guidelines. Spine J, 2014. 14(1): p. 200–201.

Hansen, A: The Real Happy Pill: Power Up Your Brain by Moving Your Body. Simon & Schuster N.Y. 2017.

Hartvigsen, J., et al.: What low back pain is and why we need to pay attention. Lancet, 2018.

Henschke, N., et al.: Prevalence of and screening for serious spinal pathology in patients presenting to primary care settings with acute low back pain. Arthritis & Rheumatism, 2009. 60(10): p. 3072–3080.

Herzog, R., et al.: Variability in diagnostic error rates of 10 MRI centers performing lumbar spine MRI examinations on the same patient within a 3-week period. Spine J, 2017. 17(4): p. 554–561.

Hole, J., et al.: Music as an aid for postoperative recovery in adults: a systematic review and meta-analysis. Lancet, 2015. 386(10004): p. 1659–1671.

Holmgren, T., et al.: Effect of specific exercise strategy on need for surgery in patients with subacromial impingement syndrome: randomised controlled study. BMJ, 2012. 344: p. e787.

Huotilainen, M: Näin aivot oppivat. 2019: Ps-Kustannus.

Huttunen, J.: Elinikä ja elinajanodote. 2018; Available from: https://www.terveyskirjasto.fi/terveyskirjasto/tk.koti?p_artikkeli=dlk01025 (letzter Zugriff: 30.03.2022)

Hyytiäinen, H., Väitös: Developing a physiotherapeutic testing battery for dogs with stifle dysfunction. 2015.

Jenni, B.: Mielenterveyden häiriöistä johtuvien sairauspoissaolojen kasvu jatkuu jyrkkänä. 2020.

Juel, N.G., et al.: Very High Prevalence of Frozen Shoulder in Patients With Type 1 Diabetes of ›/=45 Years' Duration: The Dialong Shoulder Study. Arch Phys Med Rehabil, 2017. 98(8): p. 1551–1559.

Kapron, A.L., et al.: Isolated focal cartilage and labral defects in patients with femoroacetabular impingement syndrome may represent new, unique injury patterns. Knee Surg Sports Traumatol Arthrosc, 2018.

Karjalainen, T.V., et al.: Subacromial decompression surgery for rotator cuff disease. Cochrane Database Syst Rev, 2019. 1: p. CD005619.

Karlsson, H., et al.: Association of Cumulative Paternal Early Life Stress With White Matter Maturation in Newborns. JAMA Network Open, 2020. 3(11): p. e2024832–e2024832.

Katz, J.N., et al.: Surgery versus physical therapy for a meniscal tear and osteoarthritis. N Engl J Med, 2013. 368(18): p. 1675–1684.

Kaukinen, P.T., et al.: Intertester and intratester reliability of a movement control test battery for patients with knee osteoarthritis and controls. J Musculoskelet Neuronal Interact, 2017. 17(3): p. 197–208.

Käypähoito. Osteoporoosi. 2020; Available from: https://www.kaypahoito.fi/hoi24065 (letzter Zugriff: 30.03.2022)

Käypä hoito -suositus. 2016 Liikunta. Suomalaisen Lääkäriseuran Duodecimin ja Käypä hoito -johtoryhmän asettama työryhmä. Helsinki: Suomalainen Lääkäriseura Duodecim, 2016 (viitattu 05.08.2019). Saatavilla internetissä: www.kaypahoito.fi (letzter Zugriff: 30.03.2022)

Kelley, M.J., P.W. McClure, and B.G. Leggin: Frozen shoulder: evidence and a proposed model guiding rehabilitation. J Orthop Sports Phys Ther, 2009. 39(2): p. 135–148.

Kerkhoffs, G.M., et al.: Diagnosis, treatment and prevention of ankle sprains: an evidence-based clinical guideline. Br J Sports Med, 2012. 46(12): p. 854–860.

Ketola, S., et al.: Does arthroscopic acromioplasty provide any additional value in the treatment of shoulder impingement syndrome?: a two-year randomised controlled trial. J Bone Joint Surg Br, 2009. 91(10): p. 1326–1334.

Ketola, S., et al.: No evidence of long-term benefits of arthroscopicacromioplasty in the treatment of shoulder impingement syndrome: Five-year results of a randomised controlled trial. Bone Joint Res, 2013. 2(7): p. 132–139.

Ketola, S., et al.: Which patients do not recover from shoulder impingement syndrome, either with operative treatment or with nonoperative treatment? Acta Orthop, 2015. 86(6): p. 641–646.

Ketola, S., et al.: No difference in long-term development of rotator cuff rupture and muscle volumes in impingement patients with or without decompression. Acta Orthop, 2016. 87(4): p. 351–355.

Ketola, J.H., Jaana, Selkäkipu ja mielen voima. 2017: Otava.

Kibler, W.B.: The scapula in rotator cuff disease. Med Sport Sci, 2012. 57: p. 27–40.

Kibler, W.B., et al.: Clinical implications of scapular dyskinesis in shoulder injury: the 2013 consensus statement from the ›Scapular Summit‹. Br J Sports Med, 2013. 47(14): p. 877–885.

Kipu, Käypä hoito -suositus. Suomalaisen Lääkäriseuran Duodecimin, Suomen Anestesiologiyhdistyksen ja Suomen Yleislääketieteen yhdistyksen asettama työryhmä. Helsinki: Suomalainen Lääkäriseura Duodecim, 2015. Saatavilla internetissä: https://www.kaypahoito.fi/ (letzter Zugriff: 30.03.2022)

Kirkley, A., et al.: A randomized trial of arthroscopic surgery for osteoarthritis of the knee. N Engl J Med, 2008. 359(11): p. 1097–107.

Kivimaki, M., et al.: Increased absence due to sickness among employees with fibromyalgia. Ann Rheum Dis, 2007. 66(1): p. 65–69.

Koes, B.W., D. Backes, and P.J.E. Bindels: Pharmacotherapy for chronic non-specific low back pain: current and future options. Expert Opin Pharmacother, 2018. 19(6): p. 537–545.

Koho, P., et al.: Association of fear of movement and leisure-time physical activity among patients with chronic pain. J Rehabil Med, 2011. 43(9): p. 794–799.

Koponen, P., Borodulin, K., Lundqvist, A., Sääksjärvi, K., Koskinen, S. (toim.), Terveys, toimintakyky ja hyvinvointi Suomessa. FinTerveys 2017-tutkimus. FinTerveys 2017

Kukkonen, J., et al.: The effect of tear size on the treatment outcome of operatively treated rotator cuff tears. Knee Surg Sports Traumatol Arthrosc, 2015. 23(2): p. 567–72.

Kukkonen, J., et al.: Treatment of Nontraumatic Rotator Cuff Tears: A Randomized Controlled Trial with Two Years of Clinical and Imaging Follow-up. J Bone Joint Surg Am, 2015. 97(21): p. 1729–1737.

Lahdeoja, T., et al.: Subacromial decompression surgery for adults with shoulder pain: a systematic review with meta-analysis. Br J Sports Med, 2019.

Larssen, E.B.: Hell Week: Seven Days to Be Your Best Self. Gallery Books 2016.

Lehtola, V., et al.: Sub-classification based specific movement control exercises are superior to general exercise in sub-acute low back pain when both are combined with manual therapy: A randomized controlled trial. BMC Musculoskelet Disord, 2016. 17(1): p. 135.

Lenzlinger-Asprion, R., et al.: Intertester and intratester reliability of movement control tests on the hip for patients with hip osteoarthritis. BMC Musculoskelet Disord, 2017. 18(1): p. 55.

Leppäluoto, M.J.: Askelmäärien lisäksi myös kävelynopeudella on merkitystä, in HS. 2020.

Lewis, J.S.: Rotator cuff tendinopathy/subacromial impingement syndrome: is it time for a new method of assessment? Br J Sports Med, 2009. 43(4): p. 259–264.

Lewis, J.S.: Rotator cuff tendinopathy. Br J Sports Med, 2009. 43(4): p. 236–241.

Lewis, J.: Rotator cuff related shoulder pain: Assessment, management and uncertainties. Man Ther, 2016. 23: p. 57–68.

Lin, I., et al.: What does best practice care for musculoskeletal pain look like? Eleven consistent recommendations from high-quality clinical practice guidelines: systematic review. Br J Sports Med, 2020. 54(2): p. 79–86.

Linton, S.J., I.K. Flink, and J.W.S. Vlaeyen: Understanding the Etiology of Chronic Pain From a Psychological Perspective. Physical Therapy, 2018. 98(5): p. 315–324.

Loosemore, M.: Stand up for 3 hours a day for benefits of ten marathons, in The Telegraph. 2014.

Lopez, R., I. Jaussent, and Y. Dauvilliers: Pain in Sleepwalking: A Clinical Enigma. Sleep, 2015. 38(11): p. 1693–1698.

Ludewig, P.M., and J.P. Braman: Shoulder impingement: biomechanical considerations in rehabilitation. Man Ther, 2011. 16(1): p. 33–39.

Luomajoki, H., et al.: Reliability of movement control tests in the lumbar spine. BMC Musculoskelet Disord, 2007. 8: p. 90.

Luomajoki, H., et al.: Movement control tests of the low back; evaluation of the difference between patients with low back pain and healthy controls. BMC Musculoskelet Disord, 2008. 9: p. 170.

Luomajoki, H.: Movement control impairment as a subgroup of non-specific Low Back Pain. 2010: University of eastern Finland.

Luomajoki, H.: Subacromiales Impingement. Fisio Active, 2015(1): p. 7–13.

Luomajoki, H.: Kipumallit ja kipumekansimit. Manuaali, 2018(1).

Luomajoki, H.: Liikehäiriöt ja liikekontrollin häiriöt: testit ja harjoitteet selän, niskan, olkapään sekä alaraajan toiminnallisiin ongelmiin. 2018, Lahti. Finnland.: VK-Kustannus. Lahti.

Luomajoki, H.S., R.: Schmerzmechanismen und Clinical Reasoning. Der Schmerzpatient, 2018. 1

Luomajoki, H.A., et al.: Effectiveness of movement control exercise on patients with non-specific low back pain and movement control impairment: A systematic review and meta-analysis. Musculoskelet Sci Pract, 2018. 36: p. 1–11.

Luomajoki, H., and F. Pfeiffer: Fallbuch muskuloskelettale Physiotherapie. 2018: Elsevier.

Luomajoki, H., and F. Zahnd: Körperwahrnehmung bei Rückenschmerzen. Der Schmerzpatient, 2018. 1(03) p. 123–129.

Luomajoki (Ed.); Ojala, T.K., P.; Kouri, JP.; Holopainen, R.; Röning, T.; Takatalo, J.; Tarnanen, S.; Ekström, J.; Mikkonen, J.: Ammattilaisen kipukirja (pain book for professionals). 2020, Lahti, Finland: VK Kustannus.

Maihöfner, C.: Komplexes regionales Schmerzsyndrom. Manuelle Medizin, 2014. 52(5): p. 445–464.

Makhmalbaf, H., et al.: Accuracy of lachman and anterior drawer tests for anterior cruciate ligament injuries. Arch Bone Jt Surg, 2013. 1(2): p. 94–97.

Mayoclinic. Standing several hours a day could help you lose weight, Mayo Clinic research finds. 2018; Available from: https://newsnetwork.mayoclinic.org/discussion/standing-several-hours-a-day-could-help-you-lose-weight-mayo-clinic-research-finds/ (letzter Zugriff: 30.03.2022)

Mellor, R., et al.: Education plus exercise versus corticosteroid injection use versus a wait and see approach on global outcome and pain from gluteal tendinopathy: prospective, single blinded, randomised clinical trial. BMJ, 2018. 361: p. k1662.

Melzack, R., et al.: Central neuroplasticity and pathological pain. Ann N Y Acad Sci, 2001. 933: p. 157–174.

Metyas, S.K., J.S. Solyman, and D.G. Arkfeld: Inflammatory Fibromyalgia: Is it Real? Curr Rheumatol Rev, 2015. 11(1): p. 15–17.

Meunier, A., M. Odensten, and L. Good: Long-term results after primary repair or non-surgical treatment of anterior cruciate ligament rupture: a randomized study with a 15-year follow-up. Scand J Med Sci Sports, 2007. 17(3): p. 230–237.

Miranda, H.: Rethinking pain – How to live well despite pain. Hammersmith Health Books 2019.

Moosmayer, S., et al.: Comparison between surgery and physiotherapy in the treatment of small and medium-sized tears of the rotator cuff: A randomised controlled study of 103 patients with one-year follow-up. J Bone Joint Surg Br, 2010. 92(1): p. 83–91.

Moosmayer, S., A.V. Gartner, and R. Tariq: The natural course of nonoperatively treated rotator cuff tears: an 8.8-year follow-up of tear anatomy and clinical outcome in 49 patients. J Shoulder Elbow Surg, 2017. 26(4): p. 627–634.

Morree, J.J.: Dynamik des menschlichen Bindegewebes. Funktion, Schädigung und Wiederherstellung. 2013: Elsevier.

Moseley, J.B., et al.: A controlled trial of arthroscopic surgery for osteoarthritis of the knee. N Engl J Med, 2002. 347(2): p. 81–88.

Moseley, L.: Unraveling the barriers to reconceptualization of the problem in chronic pain: the actual and perceived ability of patients and health professionals to understand the neurophysiology. J Pain, 2003. 4(4): p. 184–189.

Moseley, G.L.: Why do people with complex regional pain syndrome take longer to recognize their affected hand? Neurology, 2004. 62(12): p. 2182–2186.

Moseley, G.L.: Graded motor imagery is effective for long-standing complex regional pain syndrome: a randomised controlled trial. Pain, 2004. 108(1–2): p. 192–198.

Moseley, L., and D. Butler: Explain pain supercharged. 2017: Noigroup publications.

Mustajoki, P: Paleo-ruoka-miten-metsastaja-kerailijat-elivat. Available from: https://www.pertimustajoki.fi/paleo-ruoka-miten-metsastaja-kerailijat-elivat/ (letzter Zugriff: 30.03.2022)

Nemet, D., et al.: Effect of local cold-pack application on systemic anabolic and inflammatory response to sprint-interval training: a prospective comparative trial. Eur J Appl Physiol, 2009. 107(4): p. 411–417.

Nicholas, M.K., et al.: Normative data for common pain measures in chronic pain clinic populations: closing a gap for clinicians and researchers. Pain, 2019. 160(5): p. 1156–1165.

Nordström, P., et al.: High physical fitness in young adulthood reduces the risk of fractures later in life in men: a nationwide cohort study. J Bone Miner Res, 2013. 28(5): p. 1061–1067.

Norman, L.G.: The health of bus drivers: a study in London transport. Lancet, 1958. 2(7051): p. 807–812.

Opioid Manufacturer Purdue Pharma Pleads Guilty to Fraud and Kickback Conspiracies. 2020, Department of Justice. US Office of Public Affairs.

Oppezzo, M., and D.L. Schwartz: Give your ideas some legs: the positive effect of walking on creative thinking. J Exp Psychol Learn Mem Cogn, 2014. 40(4): p. 1142–1152.

Ojala, T., Kivun kanssa. 2018: Vastapaino.

O'Keeffe, M., et al.: Mass media campaigns are needed to counter misconceptions about back pain and promote higher value care. Br J Sports Med, 2018.

O'Sullivan, K., O'Sullivan P.B., and M. O'Keeffe: The Lancet series on low back pain: reflections and clinical implications. Br J Sports Med, 2019. 53(7): p. 392–393.

O'Sullivan, P., et al.: Unraveling the Complexity of Low Back Pain. J Orthop Sports Phys Ther, 2016. 46(11): p. 932–937.

Pasanen, T.: Everyday physical activity in natural settings and subjective well-being: Direct connections and psychological mediators. 2020: Trepo tampereen yliopisto.

Patroncini, M., et al.: Reliability of movement control tests on the cervical spine. BMC Musculoskelet Disord, 2014. 15(1): p. 402.

Päivikki Koponen, K.B., Annamari Lundqvist, Katri Sääksjärvi, Seppo Koskinen (toim., Terveys, toimintakyky ja hyvinvointi Suomessa FinTerveys 2017 – tutkimus. FinTerveys 2017.

Pedersen, B.K.: Anti-inflammatory effects of exercise: role in diabetes and cardiovascular disease. Eur J Clin Invest, 2017. 47(8): p. 600–611.

Pedisic, Z., et al.: Is running associated with a lower risk of all-cause, cardiovascular and cancer mortality, and is the more the better? A systematic review and meta-analysis. Br J Sports Med, 2020. 54(15): p. 898–905.

Pihlman, M., and T. Luomala, Faskia – terapian ja liikkeen näkökulmasta. 2016: VK – kustannus.

Reiman, M.P., et al.: Diagnostic accuracy of clinical tests for the diagnosis of hip femoroacetabular impingement/labral tear: a systematic review with meta-analysis. Br J Sports Med, 2015. 49(12): p. 811.

Rio, E., et al.: Tendon neuroplastic training: changing the way we think about tendon rehabilitation: a narrative review. Br J Sports Med, 2016. 50(4): p. 209–215.

Ritter, A., et al.: Enhanced Brain Responses to Pain-Related Words in Chronic Back Pain Patients and Their Modulation by Current Pain. Healthcare (Basel), 2016. 4(3).

Ritter, A., et al.: How words impact on pain. Brain Behav, 2019. 9(9): p. e01377.

Rozanski, A., et al.: Association of Optimism With Cardiovascular Events and All-Cause Mortality: A Systematic Review and Meta-analysis. JAMA Netw Open, 2019. 2(9): p. e1912200.

Rundquist, P.J., et al.: Shoulder kinematics in subjects with frozen shoulder. Arch Phys Med Rehabil, 2003. 84(10): p. 1473–1479.

Ryosa, A., et al.: Surgery or conservative treatment for rotator cuff tear: a meta-analysis. Disabil Rehabil, 2016: p. 1–7.

Saari, O., and A. Hintsa: Voittamisen anatomia. 2015: WSOY.

Saner, J., et al.: A tailored exercise program versus general exercise for a subgroup of patients with low back pain and movement control impairment: Short-term results of a randomised controlled trial. J Bodyw Mov Ther, 2016. 20(1): p. 189–202.

Sapolsky, R.M.: Gewalt und Mitgefühl: Die Biologie des menschlichen Verhaltens. 2017. Carl Hanser Verlag

Schmid, A.B., et al.: Effect of splinting and exercise on intraneural edema of the median nerve in carpal tunnel syndrome–an MRI study to reveal therapeutic mechanisms. J Orthop Res, 2012. 30(8): p. 1343–1350.

Schmid, A.B., et al.: Can widespread hypersensitivity in carpal tunnel syndrome be substantiated if neck and arm pain are absent? Eur J Pain, 2012. 16(2): p. 217–228.

Schmid, A.B., R.J. Nee, and M.W. Coppieters: Reappraising entrapment neuropathies–mechanisms, diagnosis and management. Man Ther, 2013. 18(6): p. 449–457.

Schweiz, G.: Gesundheitswirksame Bewegung Grundlagendokument. 2013, Bundesamt für Sport. Schweiz.

Sciencealert 2019; Available from: https://www.sciencealert.com/this-is-how-hard-it-is-to-walk-on-earth-after-half-a-year-in-space (letzter Zugriff: 30.03.2022)

Siemieniuk, R.A.C., et al.: Arthroscopic surgery for degenerative knee arthritis and meniscal tears: a clinical practice guideline. BMJ, 2017. 357: p. j1982.

Sihvonen, R., et al.: Arthroscopic partial meniscectomy versus sham surgery for a degenerative meniscal tear. N Engl J Med, 2013. 369(26): p. 2515–2524.

Silbernagel, K.G., et al.: Continued sports activity, using a pain-monitoring model, during rehabilitation in patients with Achilles tendinopathy: a randomized controlled study. Am J Sports Med, 2007. 35(6): p. 897–906.

Skou, S.T., et al.: The efficacy of 12 weeks non-surgical treatment for patients not eligible for total knee replacement: a randomized controlled trial with 1-year follow-up. Osteoarthritis Cartilage, 2015. 23(9): p. 1465–1475.

Skou, S.T., et al.: A Randomized, Controlled Trial of Total Knee Replacement. N Engl J Med, 2015. 373(17): p. 1597–1606.

Skou, S.T., and E.M. Roos: Good Life with osteoArthritis in Denmark (GLA:D): evidence-based education and supervised neuromuscular exercise delivered by certified physiotherapists nationwide. BMC Musculoskelet Disord, 2017. 18(1): p. 72.

Skou, S.T., et al.: Physical Activity and Exercise Therapy Benefit More Than Just Symptoms and Impairments in People With Hip and Knee Osteoarthritis. J Orthop Sports Phys Ther, 2018. 48(6): p. 439–447.

Smart, K.M., Wand B.M., and N.E. O'Connell: Physiotherapy for pain and disability in adults with complex regional pain syndrome (CRPS) types I and II. Cochrane Database of Systematic Reviews, 2016(2).

Special steel inspired by bone is more resistant to cracking. new scientist Available from: https://www.newscientist.com/article/2124088-special-steel-inspired-by-bone-is-more-resistant-to-cracking/ (letzter Zugriff: 30.03.2022)

Steffens, D., et al.: Do MRI findings identify patients with low back pain or sciatica who respond better to particular interventions? A systematic review. Eur Spine J, 2016. 25(4): p. 1170–1187.

Stochkendahl, M.J., et al.: National Clinical Guidelines for non-surgical treatment of patients with recent onset low back pain or lumbar radiculopathy. Eur Spine J, 2017.

Streich, N.A., et al.: Reconstructive versus non-reconstructive treatment of anterior cruciate ligament insufficiency. A retrospective matched-pair long-term follow-up. Int Orthop, 2011. 35(4): p. 607–613.

Titze, C., et al.: Psychosocial subgroups in high-performance athletes with low back pain: eustress-endurance is most frequent, distress-endurance most problematic! Scand J Pain, 2020.

Tracey, I.: Getting the pain you expect: mechanisms of placebo, nocebo and reappraisal effects in humans. Nat Med, 2010. 16(11): p. 1277–1283.

UKK Instituutti. Aikuisten liikkumisen suositus. 2019; Available from: https://ukkinstituutti.fi/liikkuminen/liikkumisen-suositukset/aikuisten-liikkumisen-suositus/ (letzter Zugriff: 30.03.2022) Hyvinvointi, in HS.

Valtio, Kroonisen kivun ja syöpäkivun hoidon kansallinen toimintasuunnitelma vuosille 2017–2020, ed. S.j.t.r.j. muistioita. 2017.

van Yperen, D.T., et al.: Twenty-Year Follow-up Study Comparing Operative Versus Nonoperative Treatment of Anterior Cruciate Ligament Ruptures in High-Level Athletes. Am J Sports Med, 2018. 46(5): p. 1129–1136.

Vandvik, P.O., et al.: Subacromial decompression surgery for adults with shoulder pain: a clinical practice guideline. BMJ, 2019. 364: p. l294.

Vicenzino, B.: Lateral epicondylalgia: a musculoskeletal physiotherapy perspective. Man Ther, 2003. 8(2): p. 66–79.

Vicenzino, B.: Physiotherapy for tennis elbow. Evid Based Med, 2007. 12(2): p. 37–38.

Vicenzino, B., et al.: No abatement of steroid injections for tennis elbow in Australian General Practice: A 15-year observational study with random general practitioner sampling. PLoS One, 2017. 12(7): p. e0181631.

Viranta-Kovanen, S.: Ihmisen liikuntaelimistön evoluutiohistoria – kävelystä kestävyysjuoksuun. Available from: https://www.terveysportti.fi/xmedia/duo/duo12510.pdf(letzter Zugriff: 30.03.2022)

Vlaeyen, J.W., and S.J. Linton: Fear-avoidance and its consequences in chronic musculoskeletal pain: a state of the art. Pain, 2000. 85(3): p. 317–332.

Vuori, I.: Health effects of living habits. Duodecim, 2015. 131(8): p. 729–736.

Warren, T.Y., et al.: Sedentary Behaviors Increase Risk of Cardiovascular Disease Mortality in Men. Medicine & Science in Sports & Exercise, 2010. 42(5): p. 879–885.

Williams, C.M., et al.: Efficacy of paracetamol for acute low-back pain: a double-blind, randomised controlled trial. Lancet, 2014. 384(9954): p. 1586–1596.

Ylinen, J.: Physical exercises and functional rehabilitation for the management of chronic neck pain. Eura Medicophys, 2007. 43(1): p. 119–132.

Ylinen, J., et al.: Stretching exercises vs manual therapy in treatment of chronic neck pain: a randomized, controlled cross-over trial. J Rehabil Med, 2007. 39(2): p. 126–132.

Ylinen, J., et al.: Effect of neck exercises on cervicogenic headache: a randomized controlled trial. J Rehabil Med, 2010. 42(4): p. 344–349.

Zreik, N.H., Malik, R.A., and C.P. Charalambous: Adhesive capsulitis of the shoulder and diabetes: a meta-analysis of prevalence. Muscles Ligaments Tendons J, 2016. 6(1): p. 26–34.

Stichwortverzeichnis

Bibliografische Information der Deutschen Nationalbibliothek
Die Deutsche Nationalbibliothek verzeichnet diese Publikation in der Deutschen Nationalbibliografie; detaillierte bibliografische Daten sind im Internet über http://dnb.d-nb.de abrufbar.

Programmplanung: Celestina Filbrandt
Projektmanagement: Anja Bippus
Redaktion: Magdalena Kieser
Bildredaktion: Christoph Frick

Umschlaggestaltung: © Thieme
Layout: CYCLUS · Visuelle Kommunikation, Stuttgart

Bildnachweis:
Umschlagmotiv und Bild S. 3: © Thieme
Autorenfotos: S. 2 oben © Gion Pfander, unten © Tarmo Lehtosalo Photography
Zeichnungen: Susi Schaaf, Bellheim

Die finnische Originalausgabe erschien 2021 unter dem Titel »Taltuta Kipu. Istuvan ihmisen käsikirja« bei Tekijät ja WSOY. © Hannu Luomajoki, Anna Sievinen

1. Auflage 2023

TRIAS Verlag in Georg Thieme Verlag KG
Rüdigerstraße 14, 70469 Stuttgart, Germany
www.trias-verlag.de

Printed in Germany

Satz und Repro: Fotosatz Buck, Kumhausen
Druck: Grafisches Centrum Cuno, Calbe

Gedruckt auf chlorfrei gebleichtem Papier

ISBN 978-3-432-11647-1 1 2 3 4 5 6

Auch erhältlich als E-Book:
eISBN (ePub) 978-3-432-11648-8

Thieme Publikationen streben nach einer fachlich korrekten und unmissverständlichen Sprache. Dabei lehnt Thieme jeden Sprachgebrauch ab, der Menschen beleidigt oder diskriminiert, beispielsweise aufgrund einer Herkunft, Behinderung oder eines Geschlechts. Thieme wendet sich zudem gleichermaßen an Menschen jeder Geschlechtsidentität. Die Thieme Rechtschreibkonvention nennt Autor*innen mittlerweile konkrete Beispiele, wie sie alle Lesenden gleichberechtigt ansprechen können. Die Ansprache aller Menschen ist ausdrücklich auch dort intendiert, wo im Text (etwa aus Gründen der Leseleichtigkeit, des Text-Umfangs oder des situativen Stil-Empfindens) z. B. nur ein generisches Maskulinum verwendet wird.

TRIAS, einer der führenden Ratgeberverlage im Bereich Gesundheit, gehört zur Thieme Gruppe, marktführender Anbieter medizinischer Fachinformationen und Services. Anspruch der Thieme Gruppe ist es, den im Gesundheitswesen tätigen Berufsgruppen sowie allen an Gesundheit Interessierten genau die Informationen und Angebote bereitzustellen, die sie in einer bestimmten Arbeitssituation oder Lebensphase benötigen. Durch die hohe Qualität und zielgruppenspezifische Relevanz der angebotenen Leistungen bereitet Thieme den Weg für eine bessere Medizin und mehr Gesundheit im Leben.

Thieme